Konrad Ehlich (Hrsg.)

Kindliche Sprachentwicklung

Konrad Ehlich (Hrsg.)

Kindliche Sprachentwicklung

Konzepte und Empirie

Westdeutscher Verlag

Die Deutsche Bibliothek – CIP-Einheitsaufnahme

Kindliche Sprachentwicklung: Konzepte und Empirie /
Konrad Ehlich (Hrsg.). – Opladen: Westdt. Verl., 1996
ISBN-13: 978-3-531-12399-8 e-ISBN-13: 978-3-322-87630-0
DOI: 10.1007/978-3-322-87630-0
NE: Ehlich, Konrad [Hrsg.]

Alle Rechte vorbehalten
© 1996 Westdeutscher Verlag GmbH, Opladen

Der Westdeutsche Verlag ist ein Unternehmen der Bertelsmann Fachinformation.

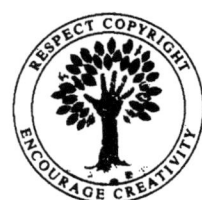
Das Werk einschließlich aller seiner Teile ist urheberrechtlich geschützt. Jede Verwertung außerhalb der engen Grenzen des Urheberrechtsgesetzes ist ohne Zustimmung des Verlags unzulässig und strafbar. Das gilt insbesondere für Vervielfältigungen, Übersetzungen, Mikroverfilmungen und die Einspeicherung und Verarbeitung in elektronischen Systemen.

Umschlaggestaltung: Horst Dieter Bürkle, Darmstadt

Gedruckt auf säurefreiem Papier

ISBN-13: 978-3-531-12399-8

Inhalt

Vorwort VII

Konrad Ehlich (München)
Kindliche Sprachentwicklung, ihre Daten und ihre
Konzeptualisierungen 1

Gisela Klann-Delius (Berlin)
Einige praktische Probleme von Langzeituntersuchungen
und ihre methodologischen Implikationen 17

Rosemarie Tracy (Tübingen)
Grammatikmodell und Empirie: Die Gratwanderung zwischen
Überinterpretation und Reduktion 31

Barbara Kraft (Mannheim)
Das Konzept der Sprechhandlung als Analysekategorie
in entwicklungspragmatischen Untersuchungen 53

Jochen Rehbein (Hamburg)/Wilhelm Grießhaber (Münster)
L2-Erwerb versus L1-Erwerb: Methodologische Aspekte
ihrer Erforschung 67

Inge Schleier (Dortmund)
Phonologie und Kindersprachforschung 121

Klaus R. Wagner (Dortmund)
Die Bedeutung des Korpus für die Theorie des Spracherwerbs 135

Gerd Kegel (München)
Was kann die Spracherwerbsforschung aus der Sprachpathologieforschung lernen? Das Beispiel der Zeitverarbeitung 159

Anne Mills/Barbara Wegener-Sleeswijk (Amsterdam)
Sprachprobleme bei älteren blinden Kindern: Syntax oder
Pragmatik? 173

Iris Füssenich (Reutlingen)
Wissenschaftstheoretische Überlegungen zu Untersuchungen
über gestörte Kindersprache 187

Vorwort

Der Band "Kindliche Sprachentwicklung: Konzepte und Empirie" enthält eine Reihe von Artikeln, die Teil eines verstärkt in Gang gekommenen Diskussionsprozesses sind. Sie sind aus dem Nachdenken über eine sich schnell entwickelnde Disziplin hervorgegangen und möchten einen Beitrag dazu leisten, dieses Nachdenken zu befördern. Daß dabei die *Empirie* der Kindersprachforschung einerseits, ihre allgemeinen *Konzepte* und deren theoretische Hintergründe andererseits im Mittelpunkt stehen, ergibt sich aus den praktischen Erfahrungen der Beiträger und Beiträgerinnen ebenso wie aus den aktuellen Kontroversen der Disziplin.

Die "Dortmunder Gesellschaft für Kindersprachforschung" bot den Anlaß und die Möglichkeit dafür, daß der Diskussionsprozeß, dessen Ergebnisse hier vorgelegt werden, auch "live" und "face to face" stattfinden konnte. Der äußere Rahmen, den die Gesellschaft der Freunde und Förderer der Universität Dortmund mit ihrem "Gästehaus" zur Verfügung stellte, hat die Gespräche erleichtert und zu deren angenehmem Verlauf beigetragen. Ihr sei dafür auch an dieser Stelle gedankt.

Ingeborg und Detlef Fickermann (Kamen/Erfurt) haben es übernommen, das Manuskript in die vorliegende Form zu bringen. Der Dank des Herausgebers gilt ihnen umso mehr, als sie dies uneigennützig und jenseits aller erwartbaren Möglichkeiten getan haben. - Brigitta Rödl hat beim Korrekturlesen geholfen, wofür hier gleichfalls der Dank auch öffentlich ausgesprochen werden soll.

Weithin unerwartete und zum größeren Teil unbeeinflußbare Ereignisse, die die Biographie des Herausgebers direkt und indirekt tangiert haben, haben die Herausgabe des Werks über Gebühr hinausgezögert. Die BeiträgerInnen haben das mit Geduld und Verständnis getragen. Dafür, daß sie dem Band die Treue gehalten haben, möchte ich ihnen an dieser Stelle danken und zugleich um Verständnis bei den BestellerInnen bitten, die aufgrund der Umstände, ohne es zu wollen, beinahe zu "SubskribentInnen" geworden sind. Auch ihnen gilt mein Dank für das beibehaltene Interesse. Ich hoffe, daß sie nun, da das Werk der Öffentlichkeit zugänglich wird, nicht über das Maß hinaus enttäuscht werden, das mit jeder Realisierung einer publikatorischen Erwartung verbunden zu sein pflegt.

Kindliche Sprachentwicklung, ihre Daten und ihre Konzeptualisierungen

Konrad Ehlich

1. Sprache, Sprachwissen, Sprachwissenschaft

Vom Beginn der Untersuchung kindlicher Sprachentwicklung an, etwa den bahnbrechenden Analysen des Ehepaars Stern am Anfang des 20. Jahrhunderts für den Erwerb des Deutschen, sind derartige Arbeiten stark von den jeweils gewählten Untersuchungsmethoden und von den grundlegenden Konzepten bestimmt, mittels derer die Sprachentwicklung theoretisch erfaßt und beschreibbar gemacht wird.

Dieser Aspekt war und ist von einer tiefgreifenden Bedeutung für das, was als Sprachentwicklungsmodelle dann verallgemeinert wurde. Das Interesse der Fachwissenschaft, aber auch - und das gilt für diesen Bereich wie für nur wenige andere linguistische Themen - das Interesse einer breiten Öffentlichkeit hat die Modelle aufgenommen und verfolgt. Arbeiten wie die von Piaget und von Wygotski, von Karl und besonders von Charlotte Bühler, von Skinner und von Chomsky durften auf erhebliche Aufmerksamkeit rechnen. Besonders für die zukünftigen Sprach-Lehrer und -Lehrerinnen ist die Frage der Sprachentwicklung von einer direkten und großen Bedeutung.

Wahrscheinlich hat gerade das breite Interesse dazu beigetragen, daß das, was als wissenschaftliches Modell begann, in der öffentlichen Rezeption häufig ein ganz eigenes Gewicht und anderes Gesicht erhielt. Eben der *Mo-dell*charakter ist nur allzu sehr in der Gefahr verlorenzugehen. Dann werden die Verstehensbemühungen der Wissenschaftler und Wissenschaftlerinnen zu festen Auffassungen, zu einem unhinterfragbaren "positiven Wissen" "umrezipiert". Aus den Modellen werden "unumstößliche Wahrheiten" - die beim Auftreten neuer Gesichtspunkte, neuer Fragestellungen und neuer Erkenntnissse umso schmerzhafter wieder auf den Boden der wissenschaftlichen Verfahrensweisen geholt werden müssen.

Bis heute ist die Erforschung der kindlichen Sprachentwicklung keineswegs abgeschlossen. Neue methodologische Erkenntnisse ermöglichen neue

Einsichten - und ein neues Verstehen dessen, was bereits frühere Beobachtungen und Experimente, Einsichten und Konzeptualisierungen an Erkenntnissen gebracht haben.

Dabei hat die Sprachentwicklungsforschung in besonderem Maß teil an den allgemeinen Veränderungen der linguistischen Erkenntnisgewinnung.

Diese Situation macht es sinnvoll, ein neues Verständnis für den Methodenbezug der Erkenntnisse zur Sprachentwicklung zu gewinnen. Diesem Ziel widmet sich der vorliegende Band. Exemplarisch kommen Autoren und Autorinnen zu Wort, die Forschungen zur kindlichen Sprachentwicklung gemacht haben und daran weiter beteiligt sind. Sie verfügen über zum Teil langjährige Erfahrungen. Die linguistischen Theoriehintergründe sind sehr unterschiedlich. Gemeinsam ist allen, daß sie verstärkt auf die *Empirie* achten, also auf ein - mehr oder weniger weitgehendes - Maß an Datenbezug, wie es in der herkömmlichen Kindersprachforschung nur zum Teil zu finden war.

Deshalb spielt die Frage der "Korpora", der Sammlung von Daten, eine ebenso grundlegende Rolle wie die Frage, was diese Daten sagen, wie sie zu interpretieren sind.

Zugleich zeigt gerade die geschärfte methodologische Aufmerksamkeit mit aller Deutlichkeit, daß Daten und ihrer Analyseweisen von sprachlichen Entwicklungsprozessen bei solchen Kindern, die mit Schwierigkeiten zu kämpfen haben, nicht nur für die Therapie von großem Nutzen sein können, sondern darüber hinaus auch eine erhebliche Bedeutung für das Verständnis der Sprachentwicklung allgemein und für die Konzeptbildung dazu haben können.

Der Band ist Ausdruck einer in mehrfacher Weise interessanten wissenschaftlichen Diskussionslage. Er läßt unterschiedliche Grundauffassungen zu Wort kommen und vermittelt dadurch ein Bild von Kontroversen, die zwar in der wissenschaftlichen Fachdiskussion präsent sind, die aber nur selten so geführt werden, daß der Blick über den eigenen "Konzeptualisierungszaun" geworfen wird.

So hat der Band das Ziel, dazu beizutragen, nicht nur den Fachlinguisten und -linguistinnen, Psychologen und Psychologinnen, sondern gerade auch den Studierenden und allen, die in ihrer beruflichen Praxis mit kindlicher Sprachentwicklung zu tun haben, neue Möglichkeiten zu eröffnen, die aktuellen Debatten zu verfolgen, die Grundpositionen und -kontroversen zu verstehen und das eigene Nachdenken über die kindliche Sprachentwicklung und ihre Erforschung weiterzutreiben.

Im folgenden sollen einige der hier angesprochenen Grundprobleme in Theoriebildung und Theorieveränderung exemplarisch erläutert werden, um den Lesern und Leserinnen den Zugang zu den Beiträgen und zu ihren Stellenwerten zu erleichtern.

Die Beschäftigung mit kindlicher Sprachentwicklung steht vor der eigenartigen Widersprüchlichkeit zwischen eigener Spracherwerbswirklichkeit und der Unmöglichkeit, sie zu erinnern (§ 2.), dem paradoxen Ausgangspunkt für eine andere, nicht-biographische, also für eine erfahrungsferne Annäherung an die Ontogenese von Sprache. Sie geschah vor allem als psychologische, wie exemplarisch bereits an den Sternschen Forschungen ersichtlich ist. So blieb sie weithin auf ein extradisziplinäres Verhältnis zur Linguistik angewiesen (§ 3.). Das läßt den faktischen Stellenwert sprachwissenschaftlicher Theorien und Kategorien für die Konzepte von Sprachentwicklung leicht im unklaren, und zwar um so mehr, als diese stillschweigend (präsuppositionell) in Anspruch genommen werden (§ 4.). So entsteht jener fast kanonisch gehandelte "Wissens*bestand*", der aus den Forschungs*prozessen* herausgehoben und gegen deren lebendige Entwicklung isoliert ist. Diese Fixierungen aufzulösen können die Reflexion und die exemplarische Empirie beitragen, von denen der Band berichtet (§ 5.) - eine Einladung zur Öffnung für eine vielfältige und kontroverse, für eine die Fakten verantwortende und den eigenen Voraussetzungen nach-denkende Forschungspraxis, die sich nicht in stillgestellten Resultaten erschöpft. Für die aktuelle Forschung wird der Datenbezug dabei zunehmend wichtiger. Durch die Bewegung der Sprachwissenschaft hin zu authentischer mündlicher Sprache und die Entwicklung von Verfahren, die sprachliche Erscheinungen als Daten der wissenschaftlichen Analyse zugänglich machen, ergeben sich Möglichkeiten für neue Grundlagen der Erforschung kindlicher Sprachentwicklung (§ 6.).

Im folgenden werden verschiedene Ausdrücke für die Ontogenese sprachlicher Fähigkeiten und Fertigkeiten verwendet: Es wird ebenso von "Sprachentwicklung" wie von "Spracherwerb" wie von "Aneignung" gesprochen. Diese Ausdrücke verdanken sich ihrerseits jeweils unterschiedlichen theoretischen Voraussetzungen. Eine genaue Aufarbeitung dieser Zusammenhänge ist ein Desiderat (s. Becker-Mrotzek 1995, § 3.; Knobloch 1994). Die Konzeptionen, die sich in den verschiedenen Ausdrücken niedergeschlagen haben, sind ihrerseits in vielfältiger Weise mit den allgemeineren Fragen nach dem Gegenstand von Sprachwissenschaft verbunden. In einer Situation, in der eine eigentliche, d.h. inhaltlich-systematische Rekonstruktion der Sprachwissenschaft auch nur dieses Jahrhunderts nicht vorliegt, ist die Brisanz solcher Grundlagenfragen wenig bewußt. Die von Jäger (1990; 1993) eröffnete Debatte hat zum Bewußtwerden der Problematik beigetragen. Es ist zu hoffen, daß die Kenntnisse über diese Zusammenhänge und damit die Kritikmöglichkeit und die Verantwortung auch der Termini in der näheren Zukunft zunehmen. So können Metaphorisierungen, wie sie insbesondere dem "Entwicklungs"-Konzept häufig undurchschaut inhärent sind, aufgelöst und - vielleicht gar nicht immer beabsichtigte - Biologisierungen der Ontogenese von Sprache bearbeitet werden.

2. Faszination und Vergessen

Die Aneignung der Sprache durch ein Kind gehört sicher zu den aufregendsten Erlebnissen junger Eltern. Eine eigenartige Faszination geht von ihr aus. Das Kind verfügt über die Ergebnisse der Aneignung ein Leben lang; eine Erinnerung an die Prozesse, die zu ihr gehören, hat es hingegen nicht. Schon gar nicht verfügt es - sollte es bei diesen Prozessen neben seiner lernenden Inanspruchnahme selbst faszinationsfähig sein - über eine Erinnerung an eine solche Faszination, ist der Erwerb erst einmal "abgeschlossen". Der Spracherwerb "geschieht" - und er geht in seinem Ergebnis auf; er verschwindet, sobald er durchlaufen ist. So ist es nicht weiter erstaunlich, daß die Aneignung von Sprache sich im Rückblick als ein geradezu natürlicher Wachstumsprozeß darstellt.

Dies gilt umso mehr, als erst mit der Befähigung, Sprache zu gebrauchen, auch die Befähigung sich herausbildet, Abstand zu den Dingen und Ereignissen der Umgebung zu gewinnen, sie benennend "festzuhalten". Bewußtwerdung setzt Sprache voraus; ohne Sprache ist es mit der Bewußtwerdung eine schwierige Sache. Von einer Bewußtwerdung des Individuums über die *Herausbildung* von Sprache in ihm selbst zu sprechen ist also ein Widerspruch.

So verbirgt sich der Aneignungsprozeß von Sprache gerade vor der Einsicht derer, die ihn durchlaufen, und dies mit einer inneren Notwendigkeit.

Zwar entsteht recht früh schon ein Sprachwissen. Unter dem englischen Ausdruck "awareness" wird dieses seit einigen Jahren auch zunehmend untersucht. Wäre man also geneigt, dieses Wissen als Bewußtsein zu interpretieren, unterläge man nur allzu leicht einer Täuschung, die die Doppelsinnigkeit des englischen Ausdrucks "awareness" hervorruft: "Wissen" und "Bewußtsein" fallen in "awareness" zusammen. Dieser englische Benennungsumstand aber bedeutet selbstverständlich nicht, daß es keinen Sinn machte, zwischen Wissen und Bewußtsein zu unterscheiden.

Irgendwann in der Entwicklung des Kindes also, so scheint es, ist die Sprache einfach "da". Sobald dies der Fall ist, erscheint sie als eine schiere Selbstverständlichkeit. Von diesem Eindruck ist der Weg nicht weit bis zu einer Sprachauffassung, die sich in der Wissenschaft von der Sprache großer Beliebtheit erfreut: Sprache wächst, so wie die Glieder wachsen; Sprache ist ein - allenfalls von außen noch angestoßener - Automat, der biologisch in Gang kommt. In diesem Modell ist unschwer das mechanische Modell vom

Menschen zu erkennen, das auch in der Medizin sehr verbreitet ist. Es geht auf eine Hauptströmung in der neuzeitlichen Anthropologie zurück, in der der Mensch als eine Maschine verstanden wird. Eine der einflußreichen linguistischen Theorien - die, die mit dem Namen Chomskys verbunden ist - hat gerade diesen Aspekt immer mehr ins Zentrum gerückt - ein wissenschaftsgeschichtlicher Prozeß, den zu beobachten aufschlußreich ist. Zunächst hatte sich die Chomskysche Auffassung von einer mechanistischen Interpretation des Spracherwerbs als eines Konditionierungsprozesses abgewendet. In einer harschen Behaviorismus-Kritik wurde der Blick auf die nicht determinierte Strukturbildung und die "Generativität" der sprachlichen Produktion gelenkt. Zunehmend aber verlor sich dieser kritische Gestus in einem neuen Dogmatismus, der, wie sich mehr und mehr herausstellt, mit dem kritisierten Modell in einer Hinsicht übereinstimmt: Der Prozeß, der zum Vorhandensein von Sprache in einem Individuum führt, wird als ein - hier dann freilich sozusagen selbstgesteuerter - Entfaltungsprozeß gesehen, in dessen Entwicklung sich - lediglich von außen in Gang gesetzt ("getriggert") - eine innere Mechanik in mentale Struktur umsetzt. Die theoretischen Gegner von einst finden sich im gemeinsamen Rückgriff auf ein mechanistisches Weltkonzept zusammen.

Sprache, die "da" ist, bestimmt das Bild ihrer Entstehung. Die Faszination des Spracherwerbs erhält sich so unhinterfragt in der Umsetzung in ein letztlich biologisch und ungeschichtlich gedachtes, zugleich hochelaboriertes Modell. Es ist offenbar schwer, aus diesem Modell distanzierend herauszutreten - um so die Phänomene selbst zu Gesicht zu bekommen.

3. Sterns Kinder: Zwischen Psychologie und Linguistik

Der Spracherwerb ist zum Gegenstand wissenschaftlicher Forschung recht eigentlich erst in diesem Jahrhundert geworden. Das ist erstaunlich - denn Sprache gehört zu den ältesten Gegenständen der Wissenschaft, der menschlichen reflektierenden Tätigkeit. Ihr Erwerb hingegen fand allenfalls ein randständiges Interesse. Eine empirische Basis fehlte zudem fast ganz.

Jene bekannte Anekdote, in der für modernes Verständnis geradezu ein frühes Spracherwerbs-Experiment berichtet wird, macht das deutlich: Friedrich der Zweite, der Staufer (nicht der Preuße) (1210-1250) soll, so heißt es, veranlaßt haben, daß Kinder ohne jeden sprechenden Kontakt zu sprechenden Wesen aufwachsen. Ziel dieses Unternehmens (das mit manchen Formen der heutigen Wissenschaft "am Menschen" das rücksichtslose Umgehen mit dem Leben anderer gemeinsam hat) war es herauszufinden, welche Sprache die Kinder denn ohne äußere Beeinflussung sprechen würden; dies, so nahm man mit einer für die damaligen Fragestellungen überzeugenden Plausibilität an, müsse dann die "ursprüngliche Sprache" sein. Das Ergebnis ist bekannt: Die Kinder lernten das Sprechen überhaupt nicht. Die Frage, ob Hebräisch oder Griechisch, ob Lateinisch oder Arabisch die Ursprache ist oder vielleicht noch eine andere, blieb unbeantwortet. Was das Experiment tatsächlich zeigte - die unaufgebbare Kommunikationsgebundenheit des Spracherwerbs - blieb unerkannt, und dies weit über die damalige Zeit hinaus.

Ein ernsthaftes wissenschaftliches Interesse an der Entwicklung von Sprache beim Kind, an seinen Aneignungsprozessen hat sich also erst spät herausgebildet - eben zu Beginn dieses Jahrhunderts. Bis dahin galt die Vorfindlichkeit von Sprache im großen und ganzen als eben jene Selbstverständlichkeit, mit der alle, die einmal ihre Sprache gelernt haben, sie gebrauchen und über sie verfügen.

Es war der Kontext einer frisch etablierten und sich sprunghaft entfaltenden neuen wissenschaftlichen Disziplin, innerhalb derer die Sprachentwicklung - so wie viele andere individuelle und gattungsbezogene Entwicklungsfragen - Aufmerksamkeit erhielt: Die noch junge Psychologie wandte sich auch diesem menschlichen Faszinosum zu, so daß die Frage nach dem Spracherwerb wissenschaftliche Dignität und Bedeutung gewann.

Die Wissenschaftstheoretiker entwerfen gern Bilder von einer Systematik der wissenschaftlichen Wissensgewinnung. Mit den tatsächlichen Forschungsprozessen haben sie im allgemeinen ziemlich wenig zu tun. Auch die Beschäftigung mit der kindlichen Sprachentwicklung folgte nur zum Teil wissenschaftstheoretischen Postulaten. Eine wichtige Rolle spielte bei einigen folgenreichen Untersuchungen die wissenschaftliche Umsetzung jener Faszination junger Eltern, von der eingangs die Rede war. Das Elternpaar Clara und William Stern, professionell mit der menschlichen Seele beschäftigt, brachte biographisches und wissenschaftliches Interesse zusammen - und "beobachtete" die Sprachentwicklung seiner eigenen Kinder (1928, 7f.). "Beobachten" ist hier in einem recht einfachen Sinn gemeint: Sie *schrieben auf*, was sie zu *hören* bekamen. Für dessen Erfassung griffen sie auf Kategorien zurück, die ihnen - wie allen, die das Gymnasium und ein akademisches Studium absolviert hatten - geläufig waren. Sie wollten *Sprache* untersuchen; Sprache aber setzt sich nach dem allgemeinen Vorurteil aus *Wörtern* und *Sätzen* zusammen. So bestimmen sie als "Kindersprache" "diejenige Sprachepoche, die vom ersten sinnvoll gesprochenen Wort bis zur Bewältigung der Hauptarten des Satzgefüges reicht" (1928, 3; im Original gesperrt). Dabei waren gerade diese Kategorien in der Fachwissenschaft von der Sprache, der Linguistik, dabei, alle Verläßlichkeit zu verlieren, bei Saussure und seinen Schülern. Die späteren Auflagen des zuerst 1907 erschienenen Werkes (1928 wurde die 4. Auflage gedruckt, die auf die zwischenzeitliche Entwicklung z.B. bei der Literaturverarbeitung eingeht, wie z.B. das ergänzte Literaturverzeichnis illustriert (1928, 428ff.)) zeigen sich von diesen linguistischen Verunsicherungen unberührt: Das selbstverständliche Vertrauen in die Benutzbarkeit von 'Wort' und 'Satz' ist nicht tangiert. Es sollte eine ganze Generation dauern, bis diese Problematik von der Psychologie ernsthaft - und auf eine sehr eigene und originelle Weise - in den Schriften Karl Bühlers (s. bes. seine "Sprachtheorie" von 1934) aufgenommen wurde.

Allerdings erwiesen sich die kindlichen Äußerungen als in den überkommenen Kategorien nur schwer unterzubringende Größen. Um diese Schwierigkeit zu bearbeiten, erwies sich just der Entwicklungsgedanke als sehr nützlich. Die kindlichen Äußerungen wurden, als Ausdruck von "Entwicklung", als etwas angesehen, was sozusagen auf dem Wege hin zu den vollen und vollständigen Kategorien "Wort" und "Satz" war. So wurde der Satz als unvollständig, als sozusagen "in nuce" ausgemacht in *einem* Wort: Der Einwortsatz wurde als Zelle für die kindliche Sprachentwicklung identifiziert. Verständigen konnte man sich darüber aufgrund des Umstandes, daß es - genauso selbstverständlich wie Wort und Satz - die Schrift gab, die die flüchtige kindliche Äußerung in als Buchstaben umgesetzte Laute gegenwärtig hielt. Daß auch diese Selbstverständlichkeit sich - in der Theorie der Phonologie - bald, wenn nicht auflösen, so doch komplizieren sollte, war ebenso wenig zu ahnen.

Das Forscherpaar Stern und Stern, das bahnbrechend für die Erforschung kindlicher Sprachentwicklung tätig wurde, und sein Werk ist bis heute interessant, wie nicht nur die vielen Nachdrucke eindrucksvoll unter Beweis stellen. Es ist, wie sich zeigt, auch interessant, wenn man sich ein Bild von den Methoden und von den stillschweigenden Selbstverständlichkeiten der Spracherwerbs- bzw. -entwicklungsforschung machen will, den Präsuppositionen, die bei der Arbeit eingesetzt wurden und werden. Dabei zeigen die beiden Psychologen hinsichtlich der Disziplin, bei der man ein primäres Interesse an der kindlichen Sprachentwicklung vermuten würde, der Sprachwissenschaft oder Linguistik, einerseits eine gewisse Vorsicht, indem sie sich selbst "als Laien auf diesem Gebiet (...) enge Grenzen gezogen" haben (1928, 8). Dies hat sie andererseits aber nicht daran gehindert, den Anspruch zu stellen, eine "Linguistik der Kindersprache", und zwar auf dem Gebiet der Wortbildung, zu "versuchen" (1928, 8; 331ff.). Vor allem aber konstatieren sie als "auffällig", "dass die Sprachwissenschaft (im Original gesperrt) bisher an dem so bequem zugänglichen und so reichlich fliessenden Quell der Kindersprache beinahe achtlos vorübergegangen ist" (1928, 6) - und dies auch noch 1928, bei der vierten Auflage zwanzig Jahre nach dem ersten Erscheinen des Werks (1928, 6f., Anm. 1).

4. Stillschweigende Abhängigkeiten

Wirft man im Licht dieser Beobachtungen einen Blick auf die gegenwärtige Situation, so würde man vermuten, daß sich angesichts einer kräftigen Entwicklung gerade innerhalb der Linguistik die Lage grundlegend verändert hat. Doch in der Einleitung des (breit rezipierten und aufgrund seiner Verdienste der Darstellung vor allem im akademischen Unterricht, insbesondere in den pädagogischen Fächern, viel verwendeten) Einführungswerkes von Gisela Szagun über die "Sprachentwicklung beim Kind" (1993 bereits in fünfter Auflage) findet sich eine Formulierung, die in direkter Kontinuität zu der Sternschen Klage steht, aber sich im Duktus von ihr nicht unerheblich unterscheidet:

"Ich stelle in diesem Buch die Sprachentwicklung aus der Sicht entwicklungspsychologischer Theorien und Forschungsergebnisse dar. Auch die Diskussion der Sprachentwicklungsstörungen stellt eine Anwendung psychologischer Theorien auf das Phänomen gestörten Spracherwerbs dar. In den letzten Jahren ist die linguistische Spracherwerbsforschung in der Bundesrepublik stark gefördert worden. Man kann daher nur hoffen, daß das immer noch spärliche Wissen über den Spracherwerb des Deutschen bald durch entscheidende, vielleicht sogar solide Forschungsergebnisse erweitert wird. Bis zu diesem Zeitpunkt und bis zur schlüssigen Beantwortung der Frage, welchen Erklärungswert linguistische Theorien für die psychologischen Prozesse des Spracherwerbs haben, beschränke ich mich auf die hier vorgenommene Auswahl von Forschungsergebnissen." (1993, IX).

Sieht man einmal von der Geste ab, mit der hier in zwei Sätzen eine ganze Reihe von Forschungsbemühungen und ihre Ergebnisse in Sammelbänden und Aufsätzen implizit als irrelevant, weder "entscheidend" noch gar "solide", dekretiert wird, so gewinnt man erneut den Eindruck, als sei in der Linguistik seither wenig geschehen. Nun behandelt auch dieses Werk de facto freilich keineswegs nur psychologische Literatur, sondern durchaus auch linguistische (insbesondere freilich solche der US-amerikanischen und der auf sie bezogenen Forschung). Vor allem aber unterstellt eine Formulierung wie die zitierte offenbar einen sprachwisssenschaftsfreien Zugang zu den sprachlichen Strukturen, um deren Erwerb es geht, einen Zugang, der jenseits der "linguistischen Theorien" liege. Damit wird eine Einschätzung artikuliert, die sicher weit verbreitet ist und die genau jene Ausblendung der scheinbaren Selbstverständlichkeiten in bezug auf Sprache aus der Methodenreflexion praktiziert, derzufolge das Werkzeug der Verständigung über Sprache immer schon als vorhanden angesehen wird. Daß damit nur jeweils *andere* linguistische Theorien genutzt werden, ältere und zu jenen scheinbaren Selbstverständlichkeiten geronnene, wird nicht gesehen.

Gerade, wenn man Hauptphasen in der Geschichte der Erforschung kindlicher Sprachentwicklung im Zusammenhang mit der Entwicklung der Sprachwissenschaft betrachtet, ergibt sich ein ganz anderer Eindruck, als er von solcher "sprachwissenschaftsfreier" Sprachentwicklungsforschung vermittelt wird. Außer von den jeweiligen psychologischen Schwerpunktthemen ist diese Geschichte nämlich in deutlicher Weise von jeweiligen Leitkonzepten der Linguistikgeschichte bestimmt. Am Beispiel von Stern & Stern wurde dies oben illustriert. Ebenso verdanken sich andere zentrale Etappen dem allgemeinen Diskussionsstand *auch* der Sprachwissenschaft. Dabei bedürfte es einzelner wissenschaftsgeschichtlicher Untersuchungen, um Phase für Phase zu bestimmen, inwieweit die linguistische Theoriebildung ebenso wie die zur kindlichen Sprachentwicklung Ausdruck allgemeinerer, "paradigmatischer" Theoriebildungen ist oder inwieweit ein *direkter* Einfluß der Linguistik auf die Theoriebildung zur kindlichen Sprachentwicklung vorliegt. Ein Beispiel für den ersten Fall liegt etwa in der Entfaltung der behavioristischen Konzeptionen bis hin zu Skinners Auffassung vom Sprachlernen als einem speziellen Beispiel komplexer Konditionierung vor. Die Geschichte der parallelen distributionalistischen Sprachkonzeptionen in den USA ist in offensichtlicher Weise demselben, mehrere Disziplinen übergreifenden Paradigma des Behaviorismus verpflichtet, der seit Bloomfields frühen Arbeiten programmatisch war.

Die diese Konzeptionen kritisierenden Auffassungen Chomskys hingegen sind ein Beispiel für die gegenläufige Entwicklung: Eine bestimmte linguistische Theoriebildung wirkte stark auch auf die psychologischen Konzeptionen zurück. Gleichwohl ist auch hier - bis hin zur Zusammenfassung unterschiedlicher Disziplinen unter dem vagen Stichwort des "Kognitivismus" - eine allgemeinere Wissenschaftentwicklung zu beobachten, die sich in einzelnen Disziplinen in unterschiedlicher Weise und mit unterschiedlichen Konsequenzen niederschlägt und durchsetzt. Dabei müssen die Leitmetaphern, hier der "Kognitivismus", nur allzu oft die Stelle der eigentlichen konsistenten theoretischen Bestimmung einnehmen, diese sozusagen argumentativ vertreten (s. Knobloch 1994, § 4.).

Wirkliche interdisziplinäre Kooperation ist nicht zuletzt dadurch immer wieder problematisch, daß disziplinübergreifend für die Nachbardisziplin leicht das Verfahren der einfachen Aufaddierung unterschiedlicher und sich widerstreitender Theorieansätze betrieben wird, weil und indem die theoretischen Widersprüche aus der Distanz heraus nicht mit gleicher - und das bedeutet in vielen Fällen: nicht mit hinreichender - Deutlichkeit gesehen werden.

So kann sich leicht der Eindruck von Vereinbarkeit einstellen, der sich faktisch nicht bewährt.

5. Forschungs*prozesse* versus Wissens*stände*

Die Geschichte der Konzeptualisierung kindlicher Sprachentwicklung als Geschichte einer expliziten oder - wie gesagt, häufiger - impliziten Inanspruchnahme linguistischer Theorien ergibt für weite Bereiche ein solches Bild. Der Präsuppositionalisierungsgrad einzelner linguistischer Theorien oder Theorieteile ist geradezu daran ablesbar, inwieweit der Bezug auf sie noch durch Namensreferenzen ausgewiesen wird oder nicht. So entsteht ein Konglomerat, in dem die Neuansätze ebenso wie die älteren Kontroversen, seien diese auch noch so unaufgelöst, als solche unsichtbar werden, so daß ein relativ homogenes Bild von einer beständigen Erweiterung der Wissensbestände entsteht.

Demgegenüber gilt es, gerade die Umbrüche, die Veränderungen in den Bezugstheorien und den kategorialen Bezugspunkten herauszuarbeiten (vgl. Kegel 1987). So werden die jeweils gewonnenen Erkenntnisse zurückgebunden an die *tatsächlichen Forschungsprozesse* - und diese werden als Prozesse, als etwas, was sich verändert, ernstgenommen. Ergebnisse sind ohne diese Prozesse nicht zu haben. Das wird in der Ablösung und Verselbständigung der Ergebnisse gegen die Erfahrung ihrer Gewinnung unterschlagen. So entsteht leicht ein "dogmatisches" Gebäude von "der kindlichen Sprachentwicklung", in dem durchaus unterschiedlich bestimmte, verankerte, abgeleitete, entwickelte, als Fragen, Hypothesen, ja, manchmal auch nur Vermutungen vorgebrachte Auffassungen zu einem quasi kanonischen Bestand gerinnen, *dem* Wissen von der kindlichen Sprachentwicklung, das dann besonders für Anwendungszusammenhänge, etwa in "Sprach(entwicklungs)tests", in "Sprachstandsmessungen" umgesetzt und selektionistisch gesellschaftliche Praxis wird.

Diese Verfestigungen erreichen ihre stärkste Dichte, sobald der Übergang in den Bereich des wissenschaftlich oder gar gesellschaftlich Selbstverständlichen gemacht ist, sobald also die Präsuppositionalisierung einzelner Auffassungen oder gar ganzer Theoriekonzepte einsetzt.

Die Praxis der wissenschaftlichen Forschung ist, in weiterem oder engerem Umfang, damit befaßt, solche Verfestigungen aufzulösen. Die empirischen Funde fordern sie dazu auf - sofern die Forschung aufgrund der präfabrizierten Vorstellungen, eben jener Präsuppositionen, für sie nicht selbst blind geworden ist. Aber auch das jeweils erneute theoretische Nachdenken - aus der Konfrontation mit den Phänomenen oder aus der Reflexion von Voraussetzungen oder ungeklärten Grundannahmen heraus - trägt dazu bei. Forschung geschieht an den Nahtstellen des Bekannten mit dem Unbekannten. Davon erfährt das durch Forschung gewonnene Wissen seine spezifische Prägung. Es ist selbst, so bestimmt wie nur eben möglich, doch offen für Veränderungen. Ja, zu ihm gehört auch das Wissen, daß es nicht gefeit ist gegen plötzliche, viele bisherige Gewißheiten umstürzende neue Erfahrungen und Erkenntnisse.

Die Verfestigungen und Ablösungen scheinbar fester Wissensbestände aus diesen Gefährdungen heraus scheinen davor Schutz zu bieten. Die Suche danach ist verständlich, aber sie ist zugleich kurzsichtig. In einer Zeit, in der die Revolutionierung der Wissensbestände in immer kürzeren Abständen erfolgt, verheißen sie eine Sicherheit, die mit hoher Wahrscheinlichkeit zum Scheitern verurteilt ist. Diesen Gefahren entgeht man paradoxerweise nur, wenn man sich auf sie einläßt. Das heißt: gerade die Gründe für die Veränderungen zu verstehen, ermöglicht ein sicheres, weil methodisches Umgehen mit dem, was gewußt wird - und dadurch zugleich mit dem, was nicht gewußt wird, mit neuen Erkenntniserfordernissen, die ein neues Nachdenken nötig machen.

In der Praxis der wissenschaftlichen Forschung machen die meisten Wissenschaftler und Wissenschaftlerinnen diese Erfahrungen in immer neuer Weise. Oft sind dies auch existentielle Gefährdungen, Zweifel, Unsicherheiten. Aber durch methodische Reflexion werden sie in eben diesen Forschungsprozessen bearbeitet. Aus ganz unerwarteten Anregungen können sich wichtige neue Fragerichtungen ergeben (vgl. z.B. Kegel in diesem Band). Vor allem aber verhilft die Reflexion einzelner Grundannahmen, Verfahren und Methoden zu einer besseren Sicht auf ihre Möglichkeiten und Grenzen.

Der vorliegende Band bietet eine Reihe von Untersuchungen, teils allgemein-reflektierender, teils konkret abwägender Art, die ein Angebot für an der kindlichen Sprachentwicklung interessierte Leser und Leserinnen sind, ihre Interessen und Erfahrungen, auch ihre Faszination, ihr Wissen und ihre Fragen solchem Nachdenken auszusetzen. Die Bewegung in die Offenheit wissenschaftlicher Erkenntnisgewinnung, der konkrete Nachvollzug am exemplarischen Fall, in grundlegender Methodenreflexion, in der Kategorienbestimmung, im Blick auf die Unverrechenbarkeit der tatsächlichen Entwicklungen mit den präsuppositionellen Kategorien, die Teilhabe am Nachdenken über die notwendigen Verkürzungen der Gegenstände durch die Begrenztheiten der Forschungsverfahren und -projekte - dies alles mag vielleicht einen Beitrag leisten zu einem angemesseneren Verständnis des Wissens, das wir über die kindliche Sprachentwicklung haben, und zu einer realistischeren Einstellung zu dessen Fortentwicklung, die sich weder zu einem allgemeinen Relativismus und resignierter Kenntnisverweigerung verführen läßt noch auch jene Verfestigungen für sich selbst vollzieht, die den Grundstrukturen des Forschungsprozesses fremd sind und seinen Fortgang gefährden.

6. Daten, Transkriptionen, Korpora

Gerade die kindliche Sprache ist gegenüber den Grundvoraussetzungen sperrig, die Linguistik über einen jahrhundertealten "bias" (Linnell 1982) sich selbst geschaffen hat: die selbstverständliche Fixierung und Fixiertheit auf geschriebene Sprache. Schriftlichkeit erzeugt Eindeutigkeit, indem sie diese voraussetzt. Die Laute müssen - jedenfalls in den alphabetbezogenen Schriftsprachen - "klar und distinkt" sein, damit sie in den Prozeß der Zeichenzuordnung eingehen können, den Verschriftlichung bedeutet. Lange hat die Kindersprachforschung an der selbstverständlichen Möglichkeit solcher Umsetzungen festgehalten (vgl. oben § 3.). Daß die Lernprozesse auch und nicht zuletzt Prozesse gerade der Herausbildung solcher Klarheit und Distinktivität sind, ist im Rahmen solcher Voraussetzungen schwer zu sehen.

Was für die Laute gilt, gilt ähnlich für die anderen Aspekte von Sprache. Die Veränderungen, die in der Herstellung von Schriftlichkeit den mündlichen Äußerungen geschieht, wurden stillschweigend als zu vernachlässigende Größen behandelt.

Die technischen Entwicklungen in diesem Jahrhundert, die von den frühen Aufzeichnungsmöglichkeiten bis hin zu den entwickelten DAT-Verfahren reichen, bieten gegenüber den Aufzeichnungsverfahren der Verschriftlichung die Möglichkeit, gesprochene Sprache in einer Weise zu reproduzieren, die auf die Umsetzung von einer Dimension der sinnlichen Wahrnehmung (der akustischen) in eine andere (die optische) verzichten kann. Sie erhalten insofern Aspekte der ursprünglichen "Daten"qualität, die bei der Verschriftlichung immer schon verloren waren. Den "Daten" verbleibt so ein Ausmaß an Authentizität, das den verschriftlichten "Daten" notwendig abgeht.

Zugleich ist die Übertragung in die Schriftlichkeit ein wohl unverzichtbarer Bearbeitungsschritt, um die akustisch aufgezeichneten "Daten" überhaupt erst für weitere analytische Verfahren aufzubereiten. Dieser Aufbereitungsprozeß hat zwei wichtige Folgen für alle Arbeit mit den "Daten": (a) einerseits erleichtert er die wissenschaftsmethodologisch wichtige Herausbildung eines Bewußtseins davon, *daß* in der Umsetzung vom Akustischen zum Optischen ein Interpretationsprozeß vorliegt; (b) zum anderen ist er reversibel.

Betrachten wir diese beiden Aspekte etwas genauer, zunächst den Aspekt (a): Die methodologische Wachheit für das Interpretieren, das in jeder Verschriftlichung vorliegt, kann als eine hermeneutische Bewußtwerdung über eine Tätigkeit verstanden werden, deren Bedeutung bei der Gewinnung wissenschaftlicher Erkennntnis häufig im methodologisch Vorbewußten verbleibt. Diese Bewußtwerdung ist expansiv. Sie ermöglicht es, auch die anderen Etappen des "Daten"gewinnungsprozesses in ihrer spezifisch hermeneutischen Qualität zu erfassen. Damit aber ändert sich der Status dessen, was überhaupt ein "Datum" ist. Von einer positivistisch als vorfindlich genommenen Größe, die einfach "vorhanden" ist, wird das "Datum" zu etwas, das Teil des Interpretationsprozesses ist, der die WissenschaftlerInnen immer schon mit den Alltagskommunizierenden verbindet. Damit wird das "Datum" einerseits als unverzichtbares Element der Analyse ernstgenommen. Es wird andererseits in seiner hermeneutischen Spezifik bestimmt und so gegen seine Verdinglichung in Schutz genommen. Dies ist nicht nur für die Bestimmung des Stellenwertes der "Daten", sondern für die Rekonstruktion des Spracherwerbs als eines kommunikativen Prozesses zentral. Von 'Daten' soll im folgenden auf eine solche Weise gesprochen werden, daß sie nicht als einfach vorfindliche Dinge verstanden werden, sondern als Dokumentationen von Teilen kommunikativer Prozesse zwischen Interaktanten - den jungen Menschen, die sich eine Sprache aneignen, indem sie sprachlich handeln; den Menschen, die über die sprachlichen Fähigkeiten bereits verfügen und sie den Lernenden so zur Verfügung stellen, daß diese die Sprache immer bereits *in actu*, als Elemente der sprachlichen Tätigkeiten dieser Bezugspersonen, erfahren; und den Menschen, die als WissenschaftlerInnen ihrerseits an den kommunikativen Möglichkeiten immer zugleich auch teilhaben und in ihrer wissenschaftlichen Analyse davon einen spezifischen Gebrauch machen.

Die Umkehrbarkeit des Übergangs von der akustisch aufgezeichneten zur verschriftlichten Form der Daten, ihre *Reversibilität* (b), bietet Möglichkeiten, einen anderen Aspekt hermeneutischer Verfahrensweise zu aktualisieren und so eine in ihr aufgehobene unaufgebbare Einsicht von Verstehen im Forschungsprozeß zu praktizieren. Für Verstehensprozesse ist charakteristisch, daß in ihnen die Progression des Verstehens nicht unilinear verkürzt wird. Vielmehr werden die jeweils erreichten Verstehensschritte rückgebunden an die durchmessenen Strecken der Verstehensleistungen und auf diese retrojiziert. So wird das jeweilige Verstehen in der Konfrontation mit seiner eigenen Geschichte einer immer neuen Bewährungsprobe unterzogen und gegebenenfalls modifiziert; zugleich werden die früheren Phasen des Verstehensprozesses aufgrund der erreichten Verstehensleistung ihrerseits - und zwar auf methodisch kontrollierte Weise - revidiert. Diese komplexe Bewegung wird bis zu einem relativen Sättigungsgrad, oder - wie man vielleicht besser sagen sollte - Satisfaktionsgrad fortgeführt. (Dabei hat der hermeneutische Prozeß übrigens eine Parallele in einem bekannten distributionalistischen Verfahren zur Bestimmung der Vollständigkeit eines Korpus für eine bestimmte Sprache.)

Korpusarbeit ist also alles andere als trivial. Sie ist auch nicht ein der eigentlichen Analyse vorausliegendes positivistisches Sammelverfahren. Vielmehr gehört sie integral zur Analyse dazu. Dies hat nicht unerhebliche Folgen für die wissenschaftliche Arbeit und ihren publikatorischen Niederschlag. Um anderen die Daten für ihre eigenen Verstehensprozesse zugänglich zu halten, ist die Veröffentlichung der Daten selbst ein unumgängliches Erfordernis. Es läßt sich als Veröffentlichungspflicht auch und gerade für die Daten bestimmen. Dies ist eine besondere Folge der hermeneutischen Eingebundenheit der Datengewinnung (in ihren verschiedenen Etappen). Sie aktualisiert die Öffentlichkeitspflicht von Wissenschaft (Weinrich 1988) für einen Sektor, dem im Wissenschaftsbetrieb bisher wenig Aufmerksamkeit zufällt. Die interpersonale Überprüfbarkeit der Analysen ist an solche Zugänglichkeit aber unaufgebbar gebunden. Denn gerade für den kindlichen Spracherwerb, in dem die Verschriftlichungsverfahren nur mit besonderer methodischer Mühe anwendbar sind, liegt die Gefahr einer zirkulären Eintragung der Hypothesen in die Datengewinnung besonders nahe. Dies gilt für alle Phasen des Forschungsprozesses, also auch und gerade für den - in sich unumgänglichen - Prozeß der "Reinigung" der Daten für spezifische Analyseschritte. Eine Eliminierung etwa - um nur ein Beispiel zu nennen - von allen Nicht-Satz-Einheiten aus einem Spracherwerbskorpus, um anschließend Spracherwerb lediglich in Kategorien des Satzerwerbs zu behandeln, läuft auf eine methodisch hergestellte *petitio principii* hinaus, auf die Unterstellung eben des erst zu Erweisenden in der Datenlage selbst.

Alle Fragen der Transkription sind so von fundamentaler Bedeutung für die Erforschung des kindlichen Spracherwerbs. Die methodische Reflexion und die analysepraktische Beachtung dieser Zusammenhänge steht noch in den Anfängen. Im 1993 von Günther Richter herausgegebenen Band über "methodische Grundfragen der Erforschung gesprochener Sprache" finden auch die Kindersprachkorpora Beachtung (s. Schu (1993) und Meng/Schumann (1993)). Der dokumentationsreiche und als Überblick über den Diskussionsstand und seine Kontroversen sehr nützliche Band "Talking Data" von Edwards/Lampert (1993) ermöglicht einen Zugang zu theoretischen Implikationen der Konventionsentscheidungen von Transkriptionen, die alles andere als trivial sind. Die Herstellung des Corpus CHILDES für die Kindersprache bedarf einer kritischen Begleitung im Licht dieser Kontroversen; sie findet bisher kaum statt. Transkriptionsarbeit ist wissenschaftliche Facharbeit, die die Tätigkeit von Fachmännern und -frauen erfordert. Eine Güteprüfung von Transkripten, die wissenschaftlichen Ansprüchen genügen könnte, ist bisher kaum systematisch in Gang gekommen. Die technischen Möglichkeiten der Datenspeicherung (vgl. Rath/Immersberger/Schu (1987); Redder/Ehlich (1994)) werden dafür bisher zu wenig genutzt. Leider gilt das auch zumindest für Teile des verdienstvollen und gegenwärtig wohl umfangreichsten deutschen Kindersprach-Korpus, das von Klaus Wagner gesammelt wurde und ediert wird (vgl. Wagner 1992).

In dem Umfang, in dem auch für die Daten selbst wissenschaftliche Öffentlichkeit hergestellt ist, indem die Korpora in der Form von qualitativ guten Transkriptionen und allgemein zugänglichen Original-Tondokumenten greifbar sind, bestehen Chancen, Intersubjektivität für eine empirisch basierte Verständigung über die kindlichen Spracherwerbsprozesse zu gewinnen. Für die weitere Entwicklung unseres Wissens über den kindlichen Spracherwerb, über das sprachliche Handeln, über die sprachlichen Systeme und über deren gesellschaftliche wie individuelle Bedeutung können wir gerade von qualitativ verbesserter, methodologisch reflektierter Empirie wichtige und dringend benötigte Beiträge erwarten.

Literatur

Becker-Mrotzek, M. (1995) Die Entwicklung der Schreibfertigkeit von der Kindheit bis zum Erwachsenenalter. Münster: mimeo WWU

Edwards, J.A.; Lampert, M.D. (eds.) (1993) Talking Data. Transcription and Coding in Discourse Research. Hillsdale, NJ, etc.: Erlbaum

Jäger, L. (1990) Die Evolution der Sprache. Die biologischen Grundlagen des sozialen Wandels der Sprache und ihre Erörterung in der modernen Linguistik. In: Kerner, M. (Hg.) Evolution und Prognose. (Alma Mater Aquensis) Aachen: RWTH, S. 185-214

Jäger, L. (1993) "Language, what ever that may be." Die Geschichte der Sprachwissenschaft als Erosionsgeschichte ihres Gegenstandes. In: Zeitschrift für Sprachwissenschaft 12, S. 77-106

Kegel, G. (1987, 3. Aufl.) Sprache und Sprechen des Kindes. Opladen: Westdeutscher Verlag

Knobloch, C. (1994) Sprache und Sprechtätigkeit. Tübingen: Niemeyer

Linell, P. (1982) The Written Language Bias in Linguistics. Linköping: University of Linköping Studies in Communication

Meng, K.; Schumann, C. (1993) Kindergespräche und ihre Dokumentation. Ein Erfahrungsbericht. In Richter, G. (Hg.) 1993, S. 61-70

Rath, R.; Immersberger, H.; Schu, J. (Hgg.) (1987) Textkorpora 2. Kindersprache. Texte italienischer und türkischer Kinder zum ungesteuerten Zweitspracherwerb. Mit Vergleichstexten deutscher Kinder. Tübingen: Niemeyer (mit drei Tonkassetten)

Redder, A.; Ehlich, K. (Hgg.) (1994) Gesprochene Sprache. Transkripte und Tondokumente. Tübingen: Niemeyer (mit einer CD). (= Phonai 41)

Richter, G. (Hg.) (1993) Methodische Grundfragen der Erforschung gesprochener Sprache. Frankfurt/Main usw.: Peter Lang (= asa 16)

Schu, J. (1993) Verfahren bei der Erhebung eines Korpus zur geprochenen Kindersprache. In: Richter, G. (Hg.) (1993), S. 15-20

Stern, C.; Stern, W. (1928, 4. Aufl.) Die Kindersprache. Eine psychologische und sprachtheoretische Untersuchung. Leipzig: Johann Ambrosius Barth (Monographien über die seelische Entwicklung des Kindes I). Nachdruck 1987, Darmstadt: Wissenschaftliche Buchgesellschaft

Szagun, G. (1983, 5. Aufl.) Sprachentwicklung beim Kind. Eine Einführung. Weinheim: PsychologieVerlagsUnion

Wagner, K.R. (1992) Die großen deutschen Kindersprachkorpora und die internationale Datenbank CHILDES. In: Ders. (Hg.) Kindersprachstatistik. Essen: Blaue Eule, S. 81-125

Weinrich, H. (1988) Sprache und Wissenschaft. In: Ders., Wege der Sprachkultur, 2. Aufl. München: dtv, S. 42-60

Einige praktische Probleme von Langzeituntersuchungen und ihre methodologischen Implikationen

Gisela Klann-Delius

1. Problemformulierung

Die Langzeituntersuchung gilt derzeit in den Wissenschaften, die sich mit Entwicklungsprozessen befassen, als besonders wertvoll. Sie ist nach Kreppner "die an sich geeignete Form der Untersuchung" (Kreppner 1989, 271). Denn sie ist den deskriptiven und explanativen Aufgaben dieser Wissenschaften besonders angemessen - so Baltes/Nesselroade (1979).

In deskriptiver Hinsicht leistet diese Untersuchungsmethode die Identifizierung von Form, Sequenzierung und Mustern in der Verhaltensentwicklung. In explanativer Hinsicht leistet sie das Auffinden von zugrundeliegenden Mechanismen und determinierenden Faktoren von Entwicklungsprozessen (vgl. Baltes/Nesselroade 1979, 3).

Das ist nicht gerade wenig. Es lohnt sich also, die längsschnittliche Methode[1] etwas genauer zu betrachten[2].

Die nähere Betrachtung führt zunächst einmal zu einer Enttäuschung. Wie so oft in den Wissenschaften besteht keine Einigkeit. Was die Längsschnittmethode eigentlich ist und was sie leisten kann, darüber gehen die Ansichten weit auseinander.

So finden wir die Position, "that longitudinal is a blanket term and describes not a method but a wide variety of methods" (Zazzo, referiert in Baltes/Nesselroade 1979, 4). Andere bestreiten, daß man hier überhaupt von einer Methode reden sollte. Besser sei es, von einem Verfahren zu sprechen. Das längsschnittliche Format sei nämlich "nur die zeitliche Verbindung von Erhebungen mit anderen Methoden" (Friedrichs 1985, 366). Andere wie z.B. Thomae erblicken dagegen im längsschnittlichen Verfahren eine Methode in einem sehr anspruchsvollen Sinne. Insofern die längsschnittliche Methode "keine einmalige Begegnung, sondern ein möglichst intensives Mitgehen mit dem zu beschreibenden, zu erklärenden oder zu verstehenden Phänomen" darstelle, könne man sie "als ausreichende Bedingung gültiger Einsicht ansehen"

(Thomae 1977, 217). Genau dies aber wird in der Kritik von Auwärter/Kirsch an der Längsschnittmethode energisch zurückgewiesen: Auch die Längsschnittmethode sei reaktiv und damit grundsätzlich nicht in der Lage, Prozesse zu erfassen (vgl. Auwärter/Kirsch 1984, 171).

Hindley faßt diese Sachlage wie folgt zusammen: "There is no hard and fast definition of what constitutes a longitudinal study" (zit. nach Baltes/Nesselroade 1979, 4).

Trotzdem läßt sich ein gemeinsamer Nenner ausmachen. Den sehen Baltes/Nesselroade wie folgt: "The one sine qua non of longitudinal research is that the entity under investigation is observed repeatedly as it exists and evolves over time" (Balthes/Nesselroade 1979, 4).

Die beiden Autoren schlagen die folgende Arbeitsdefinition vor:

> "Longitudinal methodology involves repeated time-ordered observations of an individual with the goal of identifying process and causes of intraindividual change and of interindividual patterns of intraindividual change in behavioral development." (Baltes/Nesselroade 1979, 7)

Wenn allein schon die wiederholte Beobachtung derselben Entität in ihrer Entwicklung die Realisierung der angestrebten Ziele garantieren könnte, so wäre die longitudinale Methode unumstritten die Methode der ersten Wahl gerade auch für die Spracherwerbsforschung. Ihr geht es ja auch um das Beschreiben intraindividueller Entwicklungsprozesse und das Bestimmen interindividueller Unterschiede und Ähnlichkeiten sowie um das Erklären der Phänomene durch Angabe determinierender Faktoren und Entwicklungsmechanismen.

Tatsächlich beginnt sich das Längsschnittdesign derzeit in der Spracherwerbsforschung und in der Entwicklungspsychologie in breitem Umfange durchzusetzen. Dies dokumentiert die Arbeit in dem von der Deutschen Forschungsgemeinschaft geförderten Schwerpunkt "Spracherwerb". Hier überwiegt das Längsschnittdesign, das ein wesentliches Argument bei der Begründung dieses Schwerpunktes war. Ein weiteres Dokument der Favorisierung des Längsschnittdesigns ist das "network of longitudinal studies" der European Science Foundation.

Ist aber die Forschungspraxis schon eine ausreichende Antwort auf die Frage, was die longitudinale Methode leisten kann? Offenkundig kann die wiederholte Messung derselben Entität in ihrer Entwicklung kaum eine Garantie für die Realisierung grundlegender Forschungsziele sein, wenn nicht weitere Angaben zum Design der Datenerhebungen und der Datenauswertungen gemacht werden. Und hier ergibt sich nun ein Problem.

Das Problem liegt in dem folgenden Tatbestand: Einerseits kann die longitudinale Methode "... contain almost any ingredient of descriptive and interventive-experimental design" (Baltes/Nesselroade 1979, 7), andererseits aber stellt das wesentliche Element des Verfahrens, die wiederholte Messung, Weichen für die Wahl des Designs der Datenerhebung und der Datenauswertung. Dies hat wiederum Einfluß auf das übergeordnete Ziel der Beschreibung und Erklärung von Entwicklungsprozessen.

Wir haben also ein methodologisches Problem. Es erfordert die systematische Reflexion der Forschungspraxis. Das ist das Anliegen meines Beitrages. Dabei geht es mir primär darum, die Implikationen der Entscheidung zugunsten des längsschnittlichen Verfahrens darzulegen und in ihrer Wirkung abzuschätzen. Ich verfolge diese Absicht gerade deshalb, weil ich die allgemeine Wertschätzung dieser Methode durchaus teile.

Soweit zur Problemformulierung. Ich komme nun zur Darstellung des Problems.

2. Problemdarstellung

Die Problemdarstellung konzentriert sich auf zwei Aspekte, zum einen auf das Problem der Datenerhebungen, zum anderen auf das der Datenauswertungen.

2.1. Probleme der Datenerhebung

Der folgenden Darstellung schicke ich voraus, daß unter Längsschnitt üblicherweise Zeiträume von wenigstens einigen Monaten oder Jahren verstanden werden[3].

Die Probleme der Datenerhebung im längsschnittlichen Design werden an den folgenden Gesichtspunkten dargestellt:

1. Art und Umfang der Stichprobe
2. Verfahren der Stichprobengewinnung und -unterhaltung
3. Typus und setting der Beobachtungen
4. Dauer und Häufigkeit der wiederholten Messungen
5. Beobachterparadoxon und Technik der Datenkonservierung

1. Art und Umfang der Stichprobe

Die Entscheidung, Verhaltensbeobachtungen zu wiederholten Malen an kleinen Kindern vorzunehmen, stellt zunächst eine Restriktion für den Typ der zu gewinnenden Stichprobe dar. Eine repräsentative Stichprobe läßt sich hier normalerweise nicht gewinnen. Eine nach dem Zufallsprinzip gezogene, repräsentative Stichprobe würde nämlich 1. eine breite räumliche Streuung der Probanden erfordern - das hat erhebliche Anfahrtswege für die Probanden zu dem Beobachtungslabor oder der Beobachtenden in die Familien zur Folge; 2. würde dies einen nennenswerten Anteil an Probanden der Unterschicht erfassen. Diese sind für die Mitarbeit an einer Langzeitbeobachtung jedoch ganz besonders schwer zu motivieren. Besonders für diese Probandengruppe ist eine Honorierung erforderlich, die für gewöhnlich aber von den Finanzträgern der Studien nicht getragen wird. So kommt es, daß die Wissenschaftler meist ihre eigene soziale Schicht, oft sogar ihr unmittelbares Umfeld, die Studierenden und deren Kinder oder die eigenen Kinder, beforschen. Sofern überhaupt eine Stichprobe gezogen wird, ist es eine Stichprobe des Typs Stichprobe der bewußten Auswahl, in der Kleinkindforschung ist es oft eine selbstselektive Stichprobe (vgl. Friedrichs 1985). Beide Stichprobentypen aber schränken die Möglichkeit zu generalisierenden Aussagen erheblich ein.

Nun muß man sich nicht unbedingt unter die Anforderung der Repräsentativität und der damit verbundenen Wissenschaftsauffassung stellen. Man kann bewußt und mit guten Gründen[4] die Entscheidung treffen, eine explorative Studie oder eine Fallstudie zu unternehmen. Aber auch dann wird man um eine Entscheidung nicht herumkommen, wie viele Kinder man beobachten möchte, welchen Typ von Generalisierung man anstrebt. Allein die Tatsache, daß die Kinder mehr als einmal beobachtet werden sollen, minimiert den verkraftbaren Umfang der zu beobachtenden Anzahl. Und umgekehrt: Will man doch mehr als nur einige wenige Kinder beobachten, dann ist man gezwungen, die Dichte der Meßwiederholungen zu verringern[5]. Dies gilt um so mehr, wenn als Untersuchungseinheit die Familie oder die Mutter/Vater-Kind-Dyade gewählt wird.

2. Verfahren der Stichprobengewinnung und -unterhaltung

Der langzeitliche Zuschnitt stellt besondere Anforderungen an die Strategien der Gewinnung und Unterhaltung der Stichprobe. Ein zentrales Merkmal langzeitlicher Untersuchungen ist, daß die Forscher mit den Probanden in einen intensiven Kontakt verwickelt werden. Schon beim ersten Kontakt mit den Probanden entscheidet sich, ob sie bereit sind, an der geplanten Studie teilzunehmen. Das Kontaktherstellen zum Zwecke einer längerfristigen Zusammenarbeit ist nun durchaus schwieriger als bei kurzfristigen Unternehmen. Denn zum einen fragen sich die Probanden, hier die Eltern, was das wahre Motiv hinter einer so langfristig geplanten Zusammenarbeit in einer Studie ist.

Je nachdem, ob man die wahren Untersuchungsziele preisgeben kann oder nicht, ergibt sich ein schwieriges Problem: Die Notwendigkeit zu einer partiell vorbehaltlichen Kommunikation muß nämlich mit dem Erfordernis einer personalen und echten Kontaktaufnahme in Übereinstimmung gebracht werden. Insbesondere nicht-trainierte und unerfahrene Forscher erleben dies als Streß, der sich dann wiederum auf die Interaktion mit den Probanden überträgt. Dieser Effekt des langzeitlichen Arrangements kann letztlich nicht aufgelöst werden. Er kann nur in erträglichen Grenzen gehalten werden, und zwar durch besonders sorgfältiges Training und Supervision der beteiligten Forscher. Dies ist ein Zeit- und Kostenfaktor.

Was sich schon beim Erstkontakt als Problem herausstellen kann, verschärft sich natürlich durch die Häufigkeit der mit dem Längsschnitt vorgegebenen Interaktionen. Hinzu kommt eine weitere Schwierigkeit. Wir sind nicht immer in der glücklichen Lage, uns persönlich sympathische Probanden vorzufinden. Oft genug sind aufgrund der spezifischen Thematik des Vorhabens gerade die schwierigen Probanden interessant. Damit ergibt sich als Dauerproblem das des professionellen Umganges mit der eigenen Rolle als Forscher und als zugleich persönlich beteiligter Person in der Interaktion mit den Probanden. Die dafür zu findenden Problemlösungsstrategien müssen individuell angemessen und über einen längeren Zeitraum hinweg stabil sein, denn beide, Proband und Forscher, müssen für eine längere Zeit miteinander auskommen. Das ohnehin große Risiko von Längsschnittuntersuchungen, das Abspringen der Probanden, muß in Grenzen gehalten werden. Nicht minder wichtig ist, daß das Aussteigen eines an den Beobachtungen beteiligten Forschers verhindert wird. Denn er ist im günstigen Falle die konstante und vertrauenswürdige Person für die Probanden. Aber nicht nur aus untersuchungstechnischen Gründen, d.h. zum Zwecke der Sicherung der Datenerhebungen, sind die geschilderten Probleme mit Sorgfalt zu behandeln. Wesentlich sind hier forschungsethische Gründe; dies um so mehr, als nicht nur Erwachsene, sondern meist sehr kleine Kinder in die Studien involviert sind. Insbesondere ihnen gegenüber müssen die beteiligten Forscher "prompt und angemessen" (Ainsworth) reagieren.

In diesem Zusammenhang ist ein weiteres Problem zu erwähnen, das gerade bei empirischen Studien zur Entwicklung kleiner Kinder aufkommt. Oft genug sehen wir Entwicklungsverläufe bei Kindern, die uns problematisch vorkommen. Hier stellt sich dann das Problem der Intervention. Sollen wir den Eltern unsere Beoachtungen mitteilen und Ratschläge geben? Haben wir genug zuverlässige Information, um die Verunsicherung der Eltern riskieren zu können? Können wir die Verantwortung dieser Intervention überhaupt übernehmen? Sicherlich wird keiner auf eine notwendige Intervention verzichten, nur um das Kind weiterhin unter vergleichbaren Bedingungen in der Stichprobe behalten zu können. Aber wann ist der Fall der notwendigen und für die Beteiligten nützlichen Intervention gegeben? Ich kann dieses forschungsethische Problem hier nur andeuten. Es macht jedoch deutlich, daß das längsschnittliche Unternehmen weit mehr als andere Formen empirischer Forschung die beteiligten Forscher in ihrer Persönlichkeit und Moralität beansprucht. Dem kann mit Verpflichtungen auf allgemeine ethische Prinzipien der Forschung am Menschen nicht hinreichend begegnet werden.

3. Typus und setting der Beobachtungen

Das längsschnittliche Design ist, wie bereits erwähnt, zunächst neutral gegenüber der Entscheidung, welchen Typus von Daten man wie erheben sollte. Aber es stellt bestimmte Weichen dafür. Und dies in mehrfacher Hinsicht:

Längsschnittliche Untersuchungen sind enorm zeitaufwendig. Damit sich diese Investition lohnt, sollten die Daten möglichst so sein, daß sie auch von anderen Forschergruppen unter anderen Fragestellungen bearbeitet werden können. Damit stellt sich das Problem, wieweit die einzelnen Beobachtungen vorstrukturiert sein sollten. Thomae z.B. (1977, 227) vertritt die Auffassung, daß längsschnittliches Material um so besser ist, je weniger es vorab spezifizierte Hypothesen überprüfen will und dafür quasi-experimentelle Erhebungssettings eingeführt hat. Außerdem - so Thomae - veralte dieses Material nicht so schnell, da es nicht so stark wie quasi-experimentelle Designs an bestimmte Theorien und deren Aktualität gebunden ist. Dies ist ein gravierendes Argument gegen einen quasi-experimentellen Zuschnitt der Datenerhebungen. Dagegen wiederum steht das Interesse der Gruppe, die die Daten erhebt, nun genau ihre Fragestellung möglichst gut erfassen zu können. Dies ist nach meiner Auffassung am ehesten bei einer quasi-experimentellen Ausrichtung des settings zu erreichen. Verfolgt man jedoch diese Strategie der Datenerhebung, dann handelt man sich weitere, aus dem Faktum der wiederholten Messungen resultierende Probleme ein, so z.B. das Problem des Gewöhnungs- oder Lerneffektes. Will man etwa - so wie wir das in unserer Studie tun - untersuchen, wie Mutter-Kind-Dyaden interaktiv und sprachlich auf überraschende Ereignisse, z.B. auf das Auftreten eines ferngesteuerten Spielroboters, reagieren und wie sich dies im Zuge der Entwicklung des Kindes verändert, so müssen wir denselben Stimulus mehrfach anbieten. Wir können dann aber nicht mit Sicherheit entscheiden, ob Reaktionsveränderungen auf Gewöhnungseffekte oder z.B. auf Veränderungen in der kognitiven Verarbeitung von Überraschung zurückzuführen sind.

Bei quasi-experimentellen settings ergibt sich ein weiteres Problem: Es muß zu einem Zeitpunkt über das setting entschieden werden, zu dem man über dessen Angemessenheit allenfalls aus pre-tests Aufschluß hat. Man hat u.U. situative Vorkehrungen getroffen und diese in den wiederholten Messungen konstant gehalten oder experimentell variiert, man hat aber deren altersabhängige Angemessenheit und auch Angemessenheit gegenüber der konkreten individuellen Dyade nicht voll abschätzen können. Situative Vorstrukturierungen können riskant sein, da man zu Beginn einer Langzeitstudie nie genau wissen kann, ob sie langfristig den gewünschten Erfolg bringen werden. Will man sich da vor unliebsamen Überraschungen schützen, muß man entweder auf die Vorstrukturierungen verzichten, ist sich dann aber in keiner Weise sicher, ob das Material die Frage des Forschungsvorhabens zu beantworten erlaubt, oder man muß extrem sorgfältige Vortests machen. Letzteres ist nicht nur deshalb eine problematische Lösung, weil dann wieder der Zeit- und Kostenfaktor hereinspielt. Ich halte es für prinzipiell unmöglich, die Risiken der Vorausplanung situativer Arrangements voll vorab abschätzen zu können. Wie immer man sich entscheidet, die Wahl des Datentypus wird auch bei der Wahl des längsschnittlichen Designs stets ein Kompromiß sein müssen, der relativ auf das konkrete Forschungsziel zu finden ist.

4. Dauer und Häufigkeit der wiederholten Messungen

Die bislang aufgeführten Probleme der Planung und Durchführung von Längsschnittuntersuchungen verschärfen sich je nach geplanter Gesamtdauer und Häufigkeit der Meßwiederholungen. Dauer und Dichte der Erhebungen müssen daher genau geplant werden.

Die Dauer einer Langzeitbeobachtung und die Häufigkeit der Meßzeitpunkte sind zunächst einmal abhängig davon, was man genau untersuchen will. Dabei orientiert man sich gewöhnlich an den für die jeweilige Frage interessanten Entwicklungsabschnitten. Was ein interessanter Entwicklungsabschnitt ist, wird relativ auf bisherige Beobachtungen und Theorien definiert. Zusätzlich zu diesen Kriterien kommen jedoch faktisch ganz praktische hinzu, nämlich das Kriterium des zeitlichen Aufwandes. Je mehr Probanden ich wähle, desto kürzer muß der Beobachtungszeitraum oder desto geringer muß die Dichte der Meßwiederholungen sein. Wenn es von der Fragestellung her ergiebiger erscheint, eher die Stichprobengröße zu reduzieren, wird man sich einen längeren Zeitraum und eine dichtere Meßwiederholung leisten können. Beides zugleich ist aber normalerweise nicht realisierbar. Longitudinalität und Repräsentativität stehen letztlich in einem nicht aufhebbaren Widerspruch.

Aber auch wenn man bereit ist, die Menge der individuellen Fälle drastisch zu reduzieren, stehen wir vor einem Problem: Das für den Längsschnitt angeführte zentrale Argument ist ja das der möglichst genauen Protokollierung von Prozessen, d.h. von Konstanz und Veränderung. Soll nicht im Longitudinaldesign das Leben in seinem realen Verlauf einfach dupliziert werden, bedarf es sinnvoller Kriterien der Bestimmung der Meßzeitpunkte. Wie bereits gesagt, liefern uns bisherige Beobachtungen und liefert die entsprechende Theorie dazu Anhaltspunkte. Da ein Forschungsvorhaben nun aber gerade das theoretische und empirische Wissen vorantreiben will, kann man sich im Hinblick auf die Frage, was die relevanten Meßabstände, d.h. was die relevanten Entwicklungssprünge oder -plateaus sind, nicht schon auf eine vorhandene Theorie oder empirische Daten beziehen - die will man ja gerade erarbeiten. Kurzum: hier verschränken sich Theorie und Empirie in einem Widerspruch. Dieser Widerspruch läßt sich grundsätzlich nicht auflösen. Er wird meist durch Regelmäßigkeitsannahmen zu bändigen versucht. Es werden hinreichend dichte Meßzeitpunkte angesetzt. Was hinreichend ist, wird relativ auf die Fragestellung der Untersuchung, meist relativ auf das chronologische Alter und relativ auf den zu erwartenden Arbeitsaufwand bestimmt. Ein grundsätzliches Problem kann damit aber nicht gelöst werden. Es besteht darin, daß man die wiederholten Beobachtungen des Individuums zu verschiedenen Punkten im Zeitkontinuum unter der Annahme machen muß, daß diese Zeitpunkte untereinander vergleichbar sind. Dies ist jedoch eine idealisierende Unterstellung. Individuelles Verhalten unterliegt bekanntlich Tagesschwankungen, die sich nicht gleichsinnig zum Verhalten an verschiedenen Tagen verhalten müssen.

Wir sehen also auch hier: Die Längsschnittmethode vermag nicht alles. Ihr stärkster Vorzug liegt eher darin, daß sie explizit zu Kompromissen zwingt. Allerdings wird deren Entscheidungsgrundlage jedoch meist nicht so offengelegt, wie es ihrer Bedeutung entspräche.

5. Beobachterparadoxon

Ein weiteres Problem der wiederholten Messungen besteht darin, daß sie das Beobachterparadoxon verschärfen. Das Beobachterparadoxon besteht bekanntlich in dem Tatbestand, daß empirische Studien relevantes oder auch natürliches Verhalten beobachten wollen, dazu aber Methoden anwenden müssen, die dies gerade verhindern.

Nun ist es so, daß wiederholte Verhaltensbeobachtungen über einen längeren Zeitraum hinweg das Problem der Reaktanz verschärfen. Je länger ich mich beobachten lasse, um so mehr kann ich den Wunsch haben, eine gute

"Versuchsperson" zu sein. In welche Richtung dies auch immer ausschlägt, es wird eine Reaktion auf die Dauer und Häufigkeit der Beobachtung geben, sei es in Form der Anpassung der Probanden im Sinne der "guten Versuchsperson" oder in Form des Aussteigens oder in Form eines individuell möglicherweise unterschiedlichen und schwer zu kontrollierenden Gewöhnungseffektes.

Das Beobachterparadoxon stellt sich in voller Schärfe dar, wenn man das Problem der Datenkonservierungen miteinbezieht. Wie mehrfach betont, sind Langzeitstudien zeit- und personalintensiv. Sofern man über Entwicklungsprozesse im sprachlichen Bereich genauere Auskünfte erhalten will, sollte man die Verhaltensbeobachtungen per Tonband oder Video protokollieren. Aufgrund der starken non-verbalen Kommunikationsanteile ist im Bereich der Spracherwerbsforschung bei kleinen Kindern die Videotechnik üblich geworden. Diese wiederum hat in Verbindung mit Langzeituntersuchungen bestimmte Effekte, die sich mit den zuvor genannten Aspekten verzahnen.

Zunächst einmal bringt die Videotechnik unter gewöhnlichen Bedingungen den Beobachter stärker in die Situation ein. Ein Tonband läßt sich anstellen und bedarf keines anwesenden Beobachters. Eine Kamera muß bedient werden, sie macht Geräusche, ist für die Probanden deutlich sichtbar und ist weit weniger zu übersehen als ein Tonband. Daß die Interaktion so deutlich sicht- und hörbar protokolliert wird, dokumentiert deren Wichtigkeit für den Beobachter; es sensibilisiert die Probanden für Probleme des Datenschutzes. Beides kann in einem schwer zu kontrollierenden Umfang das Verhalten der Probanden beeinflussen und das Reaktanzproblem verschärfen. Dies gilt um so mehr, als dies mit der langzeitlichen, wiederholten Beobachtung zusammengeht. Im besten Fall macht sich der Proband eine stabile Theorie der Situation und verhält sich dementsprechend. Dieser Fall aber kann nur dann eintreten, wenn die personalen und situativen Bedingungen konstant gehalten werden.

Konstanz ist auch aus einem weiteren Grunde unerläßlich: Aufgrund der langzeitlichen Beanspruchung der Videogeräte kann ein bestimmtes Kosten- und Qualitätsniveau nicht unterschritten werden. Die eingesetzte Technik ist daher vergleichsweise kompliziert. Sie erfordert geschultes Bedienungspersonal. Das Bedienungspersonal muß daher konstant sein. Dafür spricht ein weiterer Grund: Da bekanntlich auch die Videotechnik vor Selektivität der Beobachtung nicht schützt (vgl. Thiel 1989), sollte vermieden werden, viele verschiedene Beobachter mit unterschiedlichen Relevanzen in der Beobachtung einzusetzen.

Das Beobachterparadoxon kann bekanntlich strukturell nicht aufgelöst, sondern nur minimiert werden. Dies erfordert gerade im Falle von Längsschnittuntersuchungen in der Spracherwerbsforschung eine ganze Reihe von zeit-, personal- und kostenintensiven Vorkehrungen. Dies stellt ein praktisches

Problem dar. Es darf gerade im normalen, d.h. schlecht finanzierten Forschungsbetrieb nicht unterschätzt werden, sollen negative Konsequenzen vermieden werden.

2.2. Probleme der Datenauswertung

Das Grundproblem der Datenauswertung im Längsschnittdesign läßt sich mit Kreppner wie folgt beschreiben:

> "Konstanz und Wandel sind Schlüsselkonzepte für die Erforschung von Entwicklungsprozessen; Stabilität und Zuverlässigkeit dagegen Grundvoraussetzungen einer psychologischen Methodik. Die Untersuchung von Veränderungen und Kontinuitäten über die Zeit hat stets etwas von einem Paradoxon an sich. Das komplexe Netz von Kontinuität und Diskontinuität ist von einer Methodik, die zumeist in schlichten Vorher-Nachher-Designs einzelne Variablen zu verschiedenen Zeitpunkten untersucht, kaum elaboriert genug zu erfassen, um systematische Entwicklungseinflüsse von unsystematischen Irrtumseinflüssen trennen zu können." (Kreppner 1989, 271)

Die Forderung longitudinaler Beobachtung hat in den letzten Jahren die Entwicklung einer Reihe von komplexen mathematisch-statistischen Verfahren angeregt. Kreppner nennt hier die multivariate Varianzanalyse, loglineare Modelle, mathematische Modelle der Abschätzung von Veränderungstrends. Ich kann hier nicht darauf eingehen, wieweit diese Methoden das Auswertungsparadoxon minimieren können. Als Linguistin bin ich mit den Methoden nicht vertraut genug. Und das Problem der Verständlichkeit dieser komplexen Verfahren bezeichnet nun gerade ein nicht unerhebliches Problem. War es für den Spracherwerbsforscher auch schon angesichts der traditionellen entwicklungspsychologischen Methoden nicht ganz einfach, selbst die Wahl der angemessenen Methode zu treffen, so gilt dies angesichts der für den Längsschnitt entwickelten komplexen Verfahren in verstärktem Maße. Mehr noch vielleicht als für die Entwicklungspsychologen gilt für die Spracherwerbsforscher, daß sie sich - wie Kreppner formuliert - "in Abhängigkeit von einer Methodenelite befinden, die bestimmt, was als Entwicklung zu bezeichnen ist und was nicht (...)" (Kreppner 1989, 273).

Zu dieser Schwierigkeit gesellen sich Motivationsprobleme. Im Verlaufe einer umfänglicher angelegten Längsschnittstudie ist es bei gegebener Forschungsförderung meist überhaupt nicht möglich, in nennenswertem Umfang zeitgleich mit den Erhebungen die Datenauswertung zu betreiben. Beginnt man die Auswertung, so hat man letztlich schon altes Material vor sich. Wendet man dann noch auf die meist erhebliche Menge von Daten differenzierte und damit zeitaufwendige Auswertungsmethoden an, so befindet man sich schnell in der Position, restlos überalterte Daten zu bearbeiten. Das ist nicht nur ein Motivationsproblem. Es betrifft die Qualität der Auswertungen. Mit zunehmendem Abstand zu den Erhebungen verringert sich die unmittelbare Zugänglichkeit des Materials. Damit können die Interpretationen unangemessen werden. Umfängliche Situationsprotokolle zu den einzelnen Erhebungen können dieses Problem nur in Grenzen halten.

Hinzu kommt eine weitere Schwierigkeit: Für gewöhnlich hängen an der erfolgreichen Durchführung einer Langzeituntersuchung nicht nur Glück, Glanz und Ruhm eines festbestallten Professors, sondern auch Qualifizierungsarbeiten. Es besteht also erheblicher Erfolgs- und Publikationsdruck. Zu schnellen Ergebnissen kommt man aber bei Wahl einer Langzeituntersuchung gewöhnlich gerade nicht. Das Langzeitdesign ist eine Forschungsmethode, die den Marktmechanismen der Wissenschaft stark zuwiderläuft. Das ist zunächst einmal ganz sympathisch. Es verlangt dem Forscher jedoch ein erhebliches Maß an Frustrationstoleranz ab. Unter den gegebenen Bedingungen der Forschungspraxis reicht selbst diese oft genug nicht aus. Strukturellen Problemen läßt sich eben nur in Grenzen mit psychischen Strategien begegnen. Das strukturelle Problem muß wissenschaftspolitisch beantwortet werden. Aber diese Feststellung löst den konkreten Fall meist nicht. Unter den gegebenen Verhältnissen ist der rasche "output" gefragt. Der erzwingt oft genug Reduktionen. So wird längsschnittliches Material dann in der Auswertung auf sehr wenige Meßzeitpunkte reduziert, oft so weit, daß die Grenze zum Querschnitt verschwimmt; oder die Variablen werden in ihrem Umfang drastisch reduziert, oder es wird deren Struktur vereinfacht, etwa derart, daß prozedurale Analyseverfahren zugunsten eines "isolated items approach" aufgegeben werden.

3. Evaluierung der Problemdarstellung

Wie sind nun die aufgeführten Probleme einzuschätzen? Zunächst einmal sind sie nichts besonderes. Sie bezeichnen einmal mehr die grundsätzlichen Schwierigkeiten empirischen Arbeitens. Diese grundsätzlichen Probleme stellen sich jedoch gerade bei der längsschnittlichen Methode in besonders hellem Lichte dar. Das ist ein Positivum dieser Methode. Sie zwingt zur Methodenreflexion. Und diese zeigt: Auch die Längsschnittmethode kann die Ziele der Entwicklungsforschung nicht umstandslos realisieren. Auch diese Methode stellt wie alle anderen ein Instrument dar, das sich dem Ziele, der Erkenntnis, nur als einem Ideal nähern kann. Ich meine aber, daß dieses Ideal notwendig ist.

Diese Sachlage ist nun so enttäuschend, wie die Erkenntnisprobleme der Wissenschaft grundsätzlich genommen werden wollen. Für mich zeigen die beschriebenen Probleme dieser "an sich geeignete(n) Form der Untersuchung" (Kreppner 1989, 271) einmal mehr, daß auch die Wissenschaft keine endgültigen Lösungen hat. Aber sie hat immerhin eines zu bieten: die Möglichkeit, bestehende Methoden realistisch einzuschätzen, die Probleme zu erkennen und als letztlich nur annähernd lösbare zu formulieren. Das ist nicht viel, aber auch nicht eben wenig. Insoweit erweist sich auch das Unternehmen Wissenschaft als durchaus menschlich und lebendig. Und das ist gerade gut so - allerdings nur so lange, wie diese doch recht menschliche Methode die wissenschaftspolitische Unterstützung erhält, auf die sie angewiesen ist.

Anmerkungen

1 vgl. zur Definition von Methode und Methodologie Friedrichs 1985, 13f.
2 Dies ist besonders in der Sprachwissenschaft wichtig, denn: "The study of language seems traditionally to have a cavalier attitude to issues of sampling (...)" (Platt 1988, 12).
3 vgl. Baltes/Nesselroade 1979, 7: "... the term longitudinally is usually not applied in developmental psychology to short-time intervals such as a day or a week".
4 vgl. Lewin 1927; vgl. Platt 1988, 19: "If there is a rich and detailed account of many features of the case(s), it may be a considerable achievement to devise an interpretation which can deal with all of them, and this may pose a greater challenge than the fitting of superficial generalizations to larger numbers".
5 "Wenn längsschnittliche Ansätze gewählt werden, so bedeutet das eine über Jahre dauernde Verfolgung einiger Personen, an denen an mehreren Zeitpunkten Beobachtungen und Untersuchungen mit verschiedenen Meßinstrumenten auf verschiedenen Ebenen (kognitive, soziale, körperliche Entwicklung) vorgenommen werden. Die zur differentiellen Analyse an sich notwendige große Zahl von Fällen legt entweder eine geringe Zahl von Messungen oder eine geringe Zahl von Zeitpunkten nahe, was beides für die konzeptuell angestrebte Analyse des Prozesses der Entwicklung ungünstig ist" (Kreppner 1989, 272).

Literatur

Ainsworth, M.; Blehar, M.C.; Wall, S.; Waters, C. (1978) Patterns of attachment. Hillsdale, N.J.: Erlbaum

Auwärter, M.; Kirsch, E. (1984) Zur Ontogenese der sozialen Interaktion. In: Edelstein, W.; Habermas, J. (Hgg.) Soziale Interaktion und soziales Verstehen. Frankfurt/M.: Suhrkamp, 167-219

Baltes, P.B.; Nesselroade, J.R. (1979) History and rationale of longitudinal research. In: Nesselroade, J.R.; Baltes, P.B. (eds.) Longitudinal research in the study of behavior and development. New York: Academic Press, 1-39

Cook, S.W. (1976) Ethical issues in the conduct of research in social relations. In: Sellitz, C.; Wrightsman, L.; Cook, S.W. (eds.) Research methods in social relations. New York etc.: Holt, Rinehart & Winston, 199-250

Friedrichs, J. (1985^{13}) Methoden empirischer Sozialforschung. Opladen: Westdeutscher Verlag

Hoppe-Graff, S. (1989) Die Tagebuchaufzeichnung: Plädoyer für eine vergessene Form der Längsschnittbeobachtung. In: Keller, H. (Hg.) Handbuch der Kleinkindforschung. Berlin etc.: Springer, 233-251

Hufschmidt, J.; Mattheier, K.J. (1976) Sprachdatenerhebung. In: Viereck, W. (Hg.) Sprachliches Handeln - soziales Verhalten. München: Fink

Köckeis-Stangl, E. (1982) Methoden der Sozialisationsforschung. In: Hurrelmann, K.; Ulich, D. (Hgg.) Handbuch der Sozialisationsforschung. Weinheim, Basel: Beltz, 321-370

Kreppner, K. (1989) Beobachtung und Längsschnitt in der Kleinkindforschung: Überlegungen zur Methodologie und Demonstration eines empirischen Beispiels. In: Keller, H. (Hg.) Handbuch der Kleinkindforschung. Berlin etc.: Springer, 271-294

Lewin, K. (1927) Gesetz und Experiment in der Psychologie. Berlin: Weltkreis-Verlag

Mayntz, R.; Holm, K.; Hübner, R.P. (1969) Einführung in die Methoden der empirischen Soziologie. Köln, Opladen: Westdeutscher Verlag

Platt, J. (1988) What can case studies do? In: Burgess, R.G. (ed.) Studies in qualitative methodology. Vol 1. Greenwich, London: Jai Press, 1-23

Thiel, T. (1989) Videotechnik in der Psychologie - Eine erkenntnistheoretische Analyse. In: Keller, H. (Hg.) Handbuch der Kleinkindforschung. Berlin etc.: Springer, 295-311

Thomae, H. (1972) Forschungsmethoden der Entwicklungspsychologie. In: Thomae, H. (Hg.) Handbuch der Psychologie, Bd. 3. Entwicklungspsychologie. Göttingen etc.: Hogrefe, 46-75

Thomae, H. (1977) Fallstudie und Längsschnittuntersuchung. Binet und die Folgen. In: Strube, G. (Hg.) Bd. 5: Die Psychologie des 20. Jh. Zürich: Kindler, 213-235

Thomae, H.; Petermann, F. (1983) Biographische Methode und Einzelfallanalyse. In: Feger, H.; Bredenkamp, J. (Hgg.) Enzyklopädie der Psychologie: Datenerhebung. Göttingen etc.: Hogrefe, 362-400

Grammatikmodell und Empirie: Die Gratwanderung zwischen Überinterpretation und Reduktion

Rosemarie Tracy

> It should be possible to look at a wheel and reconsider its efficiency (de Bono 1967, 77)

1. Einleitung

Im Mittelpunkt meines Beitrags stehen Probleme, die denjenigen, die sich schon länger mit dem Spracherwerb beschäftigt haben, sicher bestens vertraut sind. Ihr wesentlichstes Merkmal besteht darin, daß sie sich nicht ein für allemal und durch keinen Geniestreich lösen lassen. Vielmehr zwingen sie uns immer wieder dazu, unsere Methoden und theoretischen Annahmen kritisch zu hinterfragen. Dies ist keine einfache und sicher auch keine angenehme Pflicht, langfristig gesehen aber vielversprechend, denn

> Criticism of our conjectures is of decisive importance: by bringing out our mistakes it makes us understand the difficulties of the problem which we are trying to solve. This is how we become better acquainted with our problem, and able to propose more mature solutions: the very refutation of a theory - that is, of any serious tentative solution to our problem - is always a step forward that takes us nearer to the truth. And this is how we can learn from our mistakes. (Popper 1963, vii)

Da es der Spracherwerbsforschung gewiß nicht an Fehlerquellen mangelt, sollten sich entsprechend viele Möglichkeiten ergeben, aus diesen Fehlern zu lernen. Dabei erweist es sich allerdings als hinderlich, daß viele unserer leichthin als "Hypothese" oder "Theorie" bezeichneten Konstrukte viel zu vage sind, um sich überhaupt falsifizieren zu lassen.

Unser Bemühen um eine kritische Bewertung unserer Hypothesen wird auch dadurch erschwert, daß sehr junge Informanten und Informantinnen Auskünfte, die man bei älteren Kindern und Erwachsenen elizitieren und als Korrektiv einsetzen kann, in der Regel nicht verfügbar machen, z.B. ihre Intuitionen über Grammatikalität, Paraphrasebeziehungen und Ambiguität.

Trotz verschiedenster Schwierigkeiten möchte die Spracherwerbsforschung jedoch sicher ihr Ziel nicht aufgeben, über das Systematisieren von

Daten hinaus zu beschreiben und zu erklären, was Kinder wissen, in welchem Verhältnis dieses Wissen zu dem steht, was sie tun, wie sie dieses Wissen erwerben und wie und warum sie ihre Wissenssysteme immer wieder verändern. Anstatt vor der Fülle theoretischer und empirischer Probleme zu kapitulieren, gilt es, die Ursachen dieser Probleme zu erkennen und zu lernen, mit ihnen umzugehen.

2. Die Gratwanderung zwischen Überinterpretation und Reduktion

2.1. Begriffliche Erläuterungen

In der Regel kommunizieren kooperative Sprecher/Hörer mühelos mit Gesprächspartnern jeden Alters. Im Falle des Sprachverstehens dekodiert das Verarbeitungssystem nicht nur mit großer Geschwindigkeit, sondern verbessert oder ergänzt fehlende Reize und bedient sich dazu verschiedenster Indizien und Erwartungen (vgl. Marslen-Wilson/Tyler 1980). Der verbal realisierte Anteil an diesen Interaktionen mag dabei gering sein. Man betrachte beispielsweise den folgenden Ausschnitt aus einem Gespräch mit einem Kind, Julia, dessen mittlere Äußerungslänge (MLU, gemessen in Morphemen) zu diesem Zeitpunkt nur 1.11 betrug. Zum Verständnis sei vorausgeschickt, daß Julia einige Wochen zuvor gesehen hatte, daß ich meine Brille wie einen Haarreifen auf meinen Kopf gesetzt hatte (vgl. auch Tracy 1991, 169)[1].

(1) J. (1;7.28) schaut T. an,   brille AB/
die ihre Brille auf hat.
T. nimmt Brille ab,   Brille ab, ja.
hält sie in der Hand.
J. deutet oben auf ihren   hin/
eigenen Kopf.
T. fragt: Da oben drauf? Ja?
J.   kopf/..kopf/
T. setzt Brille oben   So?
auf ihren Kopf.
Etwas später. T. trägt
immer noch die Brille
auf dem Kopf.
J. schaut T. an.   brille ab-
T. nimmt die Brille vom
Kopf, hält sie in der   Und jetzt?
Hand.
J.   nase\
T. setzt Brille
wieder richtig auf.   Auf die Nase?
J. nickt und wendet
sich anderen Dingen zu.

Unter der Voraussetzung eines gemeinsamen Kontextes und einer - wie in diesem Fall - geteilten Erinnerung sind Referenz und pragmatische Funktion einer kindlichen Äußerung meistens erschließbar[2]. Aber wie steht es mit einer syntaktischen und semantisch-thematischen Analyse einer Äußerung wie *brille ab*?

Als *Überinterpretation* wird im folgenden ein Vorgehen bezeichnet, bei dem einer kindlichen Äußerung übermäßig reichhaltige syntaktische Strukturen zugewiesen werden. Dabei ist das Prädikat "reichhaltig" an sich nicht negativ zu verstehen. Es geht auf die Bezeichnung "rich interpretation" zurück, mit der Brown (1973, 145ff.) Blooms Ansatz von 1970 charakterisierte, in dem bereits bei kindlichen Zweiwortäußerungen zwischen mehreren Ebenen der syntaktischen Repräsentation (damals noch "Tiefen"- und "Oberflächenstrukturen" genannt) unterschieden wurde.

Immer dann, wenn eine Grammatik des ausgebildeten Erwachsenensystems - jedweder theoretischen Couleur - als Vergleichsgröße auf den Plan gerufen wird, liegt das Risiko einer "übermäßig" reichen Interpretation nahe. Die Lösung dieses Problems kann nun aber nicht einfach darin bestehen, generell vor abstrakten Ebenen der Beschreibung zurückzuschrecken. Geboten ist vielmehr, Kriterien zu entwickeln, um eine jeweilige Beschreibung systemintern (z.B. durch Aufdecken von Widersprüchen) und extern (im Vergleich mit Beschreibungsalternativen, anderen Theorien, weiteren Daten) zu prüfen. Vor allem aber muß man sich fragen, unter welchen Bedingungen man sich gezwungen sähe, einen Irrtum einzugestehen, denn, in den Worten Poppers, "ein empirisch-wissenschaftliches System muß an der Erfahrung scheitern können" (Popper 1984, 15).

All diese Kriterien gelten natürlich gleichermaßen für reduktionistische Ansätze. Dabei soll im folgenden unter *Reduktion* ein Vorgehen verstanden werden, bei dem die Eigenschaften einer Strukturebene auf die Eigenschaften anderer zurückgeführt werden. So wurde beispielsweise im Laufe der Geschichte der Spracherwerbsforschung immer wieder versucht, syntaktische Merkmale und Kategorien auf semantische oder pragmatisch-funktionale Konzepte zu reduzieren und diese ihrerseits wiederum auf grundlegendere kognitive Konzepte.

Überinterpretation und Reduktion bilden kein echtes Gegensatzpaar. Auch wer eine Ebene auf eine andere reduziert, kann letztere übermäßig reich ausstatten und somit der Überinterpretation anheimfallen, d.h. ein "Overkill" ist keiner bestimmten Theorie verpflichtet. Die Metapher einer Gratwanderung ist allerdings insofern berechtigt, als Reduktionsversuche eine Unterschätzung des kindlichen Strukturwissens mit sich bringen, Überinterpretationen eine Überschätzung. Beide gehen an einer Abbildung dessen, was Kinder wissen und können, vorbei. Sofern sie einer kritischen Überprüfung unterzogen werden können, erfüllen sie allerdings durchaus eine nützliche Funktion.

2.2. Überinterpretation: "Such large trees - such tiny fruits!" (Campbell 1976, 247)

Man kann sich unschwer klarmachen, daß bei jedem Schritt der Datenaufbereitung und der Analyse im Umgang mit kindersprachlichen Äußerungen mannigfache interpretative Fallstricke lauern. Bereits eine phonetische Transkription wird, sofern diejenigen, welche sie vornehmen, bei dem Gespräch mit dem Kind anwesend waren, von der Kontextwahrnehmung und dem Wissen der Transkribierenden beeinflußt. Gleiches gilt für weiterführende Analysen. Ob man beispielsweise *malt* in *mama malt* als 3.Pers.Sing.Präs. oder als Variante des Partizips *gemalt* betrachtet, hängt von unserer Wahrnehmung und Interpretation des nichtverbalen Kontextes ab, in dem diese Form geäußert wird (Hat die Mutter gemalt, oder malt sie gerade?).

Die Metapher der "großen Bäume und winzigen Früchte" entstammt einer Kritik, die Campbell vor Jahren angesichts syntaktisch überreicher Beschreibungen kindlicher Äußerungen formulierte. Das folgende Beispiel sei als moderne Karikatur dieses von Campbell beklagten Vorgehens gedacht. Man stelle sich dazu folgendes Szenario vor: Ein 18 Monate altes Kind bemüht sich, mit einem Schlüssel die Tür eines Spielzeughauses zu öffnen, ist nach mehrfachen Versuchen erfolgreich und äußert (sichtlich zufrieden): [ge:ta].

Eine erste, offenkundige Aufgabe besteht darin, die Segmentierbarkeit von *geht-* und einem klitisierten Element (*da?/der?*) zu prüfen. Zu diesem Zweck müßten andere Äußerungen wie beispielsweise [ge:tiç] (= *geht nicht*) oder [likda] (= *lieg(t)-da/der*) zur Bildung von Minimalpaaren herangezogen werden. Die Aufgabe des sorgfältigen Vergleichs von Äußerungen stellt sich jedoch für alle theoretischen Ansätze gleichermaßen: Auch wer eher für den formelhaften Charakter, also für die Nichtanalysierbarkeit von [ge:ta] argumentieren möchte, muß dies im Vergleich mit sonstigen Äußerungen rechtfertigen. Nehmen wir an, im obigen Fall wäre dieses Problem bereits zugunsten einer Segmentierung in #geht#da# gelöst[3]. Worin bestünden weitergehende Möglichkeiten einer syntaktischen Analyse? (2) gibt eine Ableitung wieder, die man als eine in moderner Linguistik versierte Linguistin einem solchen Ausdruck unterstellen könnte[4].

In einer Reihe neuerer Arbeiten zur Syntax des Deutschen wird davon ausgegangen, daß sich im Erwachsenensystem das Verb aus seiner Basisposition innerhalb der VP bewegt, unter dem I-Knoten (*I* für *Infl*, die Position des finiten Verbs im eingeleiteten Nebensatz) Flexionsmerkmale aufnimmt, um dann in der C-Position (*C* für *Komplementierer*, die V1/V2-Position des finiten Verbs im deutschen Hauptsatz, des Komplementierers im Nebensatz) zu landen. In der Ausgangsposition und bei sämtlichen Zwischenlandungen bleibt eine koindizierte Spur (*t*) zurück. Baum (2) repräsentiert die Möglichkeit, deutsche Haupt-und Nebensätze aus einer gemeinsamen Basisstruktur abzuleiten, ein Vorschlag, der allerdings nicht unkontrovers ist[5].

(2)

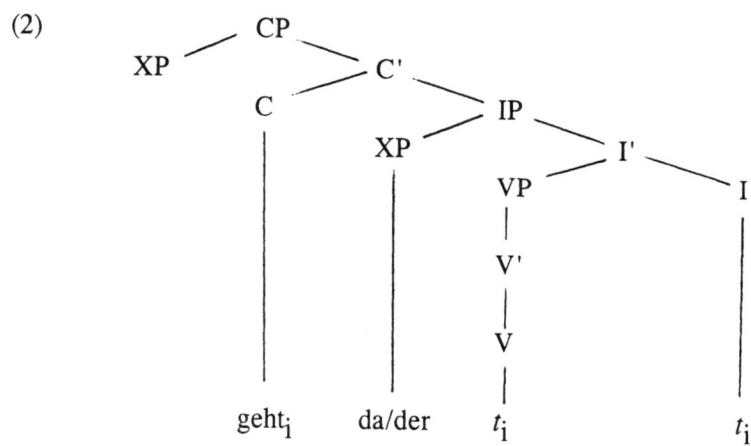

Wann kann man im Fall einer Abbildung eines kindlichen [ge:ta] auf (2) von einer "Überinterpretation" sprechen? Die Antwort lautet: dann, wenn keinerlei Konstituententests eine solche Struktur *intern* rechtfertigen, also solange *geht* nur in dieser Form, d.h. ohne [ge:n] oder [ge:], auftritt und solange auch andere Verben noch keine Unterscheidung von *finiten* vs. *nichtfiniten* Formen erkennen lassen und noch nicht in unterschiedlichen Positionen auftreten.

Sollte allerdings das Corpus, dem [ge:ta] entstammt, Ausdrücke wie *Das geht gut, Das kann nicht gehen, Ob das wohl geht?* enthalten, sähe die Sachlage anders aus. Allein aufgrund von Paaren wie *ball werfen* vs. *werfe ball* könnte man bereits zugunsten einer Existenz zweier Verbpositionen argumentieren, die mit unterschiedlichen Merkmalen (*finit* vs. *nichtfinit*) versehen sind (vgl. Clahsen 1988).

Wenn es schwer ist, Überinterpretationen zu verhindern, so deshalb, weil die Daten nicht ohne weiteres zu erkennen geben, daß ein Kind eine Struktur auf abstrakteren Ebenen noch nicht so analysiert wie die Erwachsenengrammatik. Das folgende Beispiel einer schwachen Äquivalenz zwischen den Äußerungen eines Kindes und denen von Erwachsenen (aus Tracy 1991, 337) verdeutlicht, daß man einer solchen "Simulation" oft nur durch Zufall auf die Spur kommt.

(3) M. (2;2.14) sieht Dose.   Isn da din\
(4) M. deutet auf etwas.   OH isn DAS/
(5) M. hebt Bauernfigur auf.   OH is das ein BAUer/
(6) M. schaut in Scheune.   OH [iz6] da HÜHner drin/
(7) M. deutet auf Bäckerfigur. OH [iz6] d6 bäcker HEIßT/d6 bäcker HEIßT/

Die Äußerungen in (3)-(5) sind unauffällig. Erst bei (6) und (7) stellt sich der Verdacht ein, daß *is/iz6* noch nicht im Sinne des Erwachsenensystems gehandhabt werden, da sich die Kopula zu diesen Zeiten im kindlichen System morphologisch und syntaktisch anders verhält, als es die Grammatik des Erwachsenen verlangt.

Wie kommen überhaupt unsere Interpretationen und Beschreibungen früher kindlicher Äußerungen zustande? Mindestens die folgenden Strategien (vgl. auch Tracy 1991, 119ff.) dürften dabei eine Rolle spielen. Sie reichen von unwillkürlich aktivierten Inferenzstrategien linguistisch unbelasteter Gesprächspartner bis hin zu den diagnostischen Verfahren, die in das Repertoire der Linguistik gehören. Annahmen über den kognitiven Entwicklungsstand des Kindes oder hinsichtlich dessen, was man über die Interessen des Kindes weiß, bleiben dabei zunächst ausgeklammert, obwohl sie maßgeblich an diesen interpretativen Prozessen beteiligt sind.

Strategie 1: Identifiziere, wo immer möglich, lexikalische Elemente anhand einer Abbildung auf das eigene Lexikon[6].

Strategie 2: Suche im nichtverbalen Kontext nach Referenten für diese Lexeme. Falls Referenten abwesend sind, ist zu vermuten, daß die Kinder über unmittelbar Erlebtes sprechen oder Wünsche/Pläne/Aufforderungen zum Ausdruck bringen.

Strategie 3: Beachte Ereignisse, an denen genannte Referenten beteiligt sind, und schließe angesichts ihrer realen, d.h. einem Kind zugänglichen Eigenschaften, welche Art von semantischer Beziehung zwischen Referenten gemeint sein könnte.

Strategie 4: Beachte gleichzeitig den Tonhöhenverlauf (sowie Blickrichtung, Gestik etc.), um die Funktion eines Sprechaktes zu erschließen.

Strategie 5: Im Falle von Mehrwortäußerungen: Erhalte die Lexeme in der dargebotenen Reihenfolge und erweitere die kindliche Äußerung zu einem wohlgeformten Zielsatz.

Strategien 1-5 geben wieder, was Brown (1973, 106) folgendermaßen formulierte:

"Researchers cannot help doing it. The adult mind receiving a telegraphic utterance in a given context quite automatically expands it into an appropriate sentence".

Es wäre nun aber ein Irrtum anzunehmen, daß es der nichtlinguistische Kontext verläßlich erlaubte, kindliche Äußerungen zu desambiguieren. Die Beispiele in (8) und (9) mögen dies verdeutlichen[7]:

(8) Ein 18 Monate altes Kind nimmt einen Keks vom Teller seiner Mutter, hält ihn ihr hin und äußert *mami keks/*. Welche der syntaktischen und thematischen Lesarten (a) bis (f) - sicher nur eine kleine Auswahl denkbarer Interpretationen - wäre in diesem Fall angebracht?
    (a) M. (nimm/iß den) Keks!   VOKATIV/AGENS - THEMA
    (b) M. (bekommt einen) Keks.   REZIPIENT - THEMA
    (c) M. (schau den) Keks (an)!   VOKATIV/AGENS - THEMA
    (d) M. (ist dies ein) Keks?   VOKATIV - THEMA
    (e) M. (darf ich den) Keks (essen)?   VOKATIV - THEMA
    (f) M. (s) Keks.   EIGENTÜMER - THEMA

(9) Mutter und Kind betrachten gemeinsam eine Zeitschrift; das Kind deutet auf ein Bild, das eine Frau am Computer zeigt, schaut dann die Mutter an und äußert *mama puter*.

Auch für (9) lassen sich mühelos eine Menge möglicher Lesarten ausdenken (*Die Frau sitzt wie Mama am Computer, Mamas Computer, Mama hat (auch so) einen Computer* etc.). Lediglich eine Gleichsetzungsinterpretation (*Mama ist ein Computer*) darf wohl wie im Falle von *mami keks* mit gutem Gewissen ausgeschlossen werden!

Die weiteren Strategien setzen in zunehmendem Maße Vertrautheit mit linguistischen Konzepten und den Methoden der Feldforschung voraus.

Strategie 6: Nimm an, daß der kindlichen Äußerung die abstrakte grammatische Struktur zugewiesen werden kann, die eine jeweilige Theorie dem unterstellten Zielsatz zuordnen würde.

Spätestens hier steht man vor der Qual der Wahl einer zielsprachlichen Grammatik, eine Wahl, die natürlich unter anderem stark von der eigenen Ausbildung und eigenen Vorlieben geprägt ist. Zusätzlich sieht man sich aufgrund einer Strategie wie 6 gezwungen zu entscheiden, um welche Elemente eine Äußerung wie *mami keks* zu erweitern wäre, um einen vermeintlichen Zielsatz zu konstruieren. Zuviele Zielsätze sind möglich - genau genommen, unendlich viele. Wodurch werden dabei unserer Phantasie Grenzen gesetzt?

Wenn man davon ausgeht, daß die Selektion thematischer Rollen im Satz vom Verb bestimmt wird, so erweisen sich Beispiele wie *mami keks* bei der Zielsatzkonstruktion als besonders problematisch, weil ein Verb, das die in (a)-(e) vorgenommene Rollenzuweisung legitimieren könnte, nicht einmal realisiert ist.

Glücklicherweise erschöpft sich unser strategisches Repertoire nicht mit Strategie 6, denn sie würde unweigerlich zu überinterpretierenden Beschreibungen führen. Sie kann daher allenfalls dazu dienen, erste Ideen über strukturelle Zusammenhänge zu entwickeln, die früher oder später mithilfe eingehender Analysen (vgl. Strategien 7 und 8) überprüft werden müssen.

Strategie 7: Durchführen von Distributionsanalysen und Konstituententests[8].

Freilich: Die Ambiguität einzelner Syntagmen wie *mami keks* mag sich auch nach umfangreichen Vergleichen nicht auflösen. Dennoch sollten uns eingehende Untersuchungen umfangreicher Corpora, d.h. Analysen von Äußerungen unter Berücksichtigung ihrer jeweiligen verbalen und nichtverbalen Kontexte, Aufschluß darüber geben, welche Strukturen und Interpretationen kindlicher Äußerungen *im Prinzip* zu einem bestimmten Zeitpunkt zulässig sind.

Diese Verfahren setzen die Verfügbarkeit entsprechender Minimalpaare voraus. Um zu argumentieren, daß im Fall von *mami keks* trotz fehlender Genitivmarkierung neben anderen Lesarten auch eine possessive Interpretation möglich ist, könnte man Beispiele wie (10) und (11) heranziehen:

(10) Kind deutet in
Abwesenheit von Peter
auf Peters Buch: peter buch
deutet auf Buch in
Vaters Schrank: papa buch

(11) Erw. deutet auf Buch: Ist das dein Buch?
Kind (namens Paul):   peter buch

Ergänzend zu den eher induktiven Verfahren von Strategie 7 liefert Strategie 8 schließlich die theoretischen Grundlagen, um viele logisch denkbare Hypothesen prinzipiell auszuschließen.

Strategie 8: Berücksichtige die Beschränkungen, welche die linguistische Theorie möglichen Generalisierungen auferlegt, und benutze diese Vorgaben zur Bewertung alternativer Beschreibungen.

Eine linguistische Theorie beschränkt also zunächst einmal die Form möglicher Grammatiken. Damit ist sie um viele notwendige Abstraktionsschritte von dem entfernt, was uns in der Spracherwerbsforschung als Daten zur Verfügung steht, zudem Daten, deren systematischer Status oft schwer einzuschätzen ist⁹. Obgleich wir die linguistische Theorie brauchen, müssen wir doch klar die Schwierigkeiten sehen, die sich notwendigerweise einstellen, wenn man versucht, linguistische Theorie und kindliche Sprachdaten aufeinander zu beziehen. Verantwortlich dafür ist aber nicht die linguistische Theorie an sich, sondern die Natur der verfügbaren Daten und die Vielschichtigkeit der Phänomene, die wir zu erklären versuchen. Spätestens an dieser Stelle muß man sich eingestehen, daß wir insgesamt über das Verhältnis zwischen *sprachlichem Wissen* und der *Verwendung* dieses Wissens viel zu wenig wissen. Dennoch kann sich die Spracherwerbsforschung wohl nicht in Geduld fassen, bis diese Zusammenhänge geklärt sind. Sie sollte im Gegenteil dazu beitragen, aus ihrer Perspektive kritische Fragen zu entwickeln.

Das entscheidende Dilemma von Strategie 8 liegt auf der Hand: Ist unsere Theorie falsch, so ist auch alles falsch, was wir daraus ableiten. Doch auch dann, wenn sich eine linguistische Theorie hinsichtlich des Erwachsenensystems bewährt hat, d.h. wenn sie bisher noch nicht falsifiziert werden konnte, so wäre immerhin denkbar, daß kindersprachliche Systeme nicht von Anfang an spezifisch linguistischen Beschränkungen unterliegen. Das heißt, es wäre möglich, daß die Prinzipien der universalen Grammatik, mit denen nativistische Erklärungsansätze Kinder *a priori* ausstatten, einem Reifungsprozeß unterliegen und erst nach und nach verfügbar werden[10]. Aber selbst wenn die frühesten Eigenschaften der Kindersprache nicht in den Geltungsbereich linguistischer Theorien fallen sollten, bedarf es eines restriktiven theoretischen Rahmens, um diese Eigenschaften zu erklären, z.B. einer Theorie allgemeiner kognitiver Prinzipien, die sich ihrerseits wiederum kritischer Überprüfung unterziehen muß.

Strategie 8 beinhaltet zweifellos schwierige konzeptuelle Aufgaben. Es ist aber wichtig zu sehen, daß eine enge Anlehnung an eine linguistische Theorie keineswegs zwangsläufig zu überinterpretierenden Beschreibungen führt. Dies läßt sich anhand einiger Überlegungen zeigen, die sich aus der *X-bar-Theorie* der Phrasenstruktur für den Spracherwerb ergeben. Zwar bildete diese Theorie die Grundlage meiner Karikatur in (2), aber der eigentliche konzeptuelle Gehalt dieser Theorie erlaubt auch eine weniger fantasievoll anmutende Charakterisierung früher Kinderäußerungen.

Der X-bar-Theorie zufolge gelten syntaktische Phrasen als endozentrische Projektionen eines (beliebigen, daher "X") syntaktischen Kopfes (s. (12)), der in einem ersten Schritt durch ein Komplement, in einem letzten durch einen phrasenabschließenden Spezifikator erweitert werden kann. Spezifikator und Komplement sind ihrerseits ebenfalls maximale Phrasen und folgen den gleichen Konstruktionsprinzipien.

Falls einem Kind ein solcher Bauplan *a priori* zur Verfügung stünde, müßte es eigentlich nur noch zwei Dinge "lernen", um elementare Phrasenstrukturen zu entwerfen. Es müßte herausfinden, welche Lexeme Köpfe repräsentieren, und es müßte für jeden Phrasentyp die Abfolge von Kopf, Komplement und Spezifikator festlegen.

Bereits Zweiwortäußerungen wie *mami keks, brille ab* oder *ball werfen* ließen sich dann als Realisierung eines rudimentären syntaktischen Schemas, bestehend zunächst nur aus Kopf und Komplement oder Spezifikator, verstehen; spätestens bei Dreiwortäußerungen wie *mami keks geben* (mit der Lesart *mami = Agens*) wird das Potential des gesamten Bauplans in (12) realisiert.

Natürlich stellen sich auch hier deskriptive Probleme ein. Man muß sich beispielsweise fragen, ob man auch bei Zweiwortäußerungen schon Gründe finden könnte, um syntaktisch zwischen Spezifikator und Komplement zu unterscheiden. Zu überlegen ist auch, ob und wie man zur Zeit der ersten Wortkombinationen Attribute oder Adjunkte (*große Tasse, nochmal aufmachen*) strukturell von Komplementen unterscheiden sollte. Vielleicht aber ist gerade die Armut der Syntax das entscheidende Motiv, das den Lerner dazu zwingt, den "Teleskopeffekt" (vgl. Fritzenschaft et al. 1990) des X-bar-Schemas zu nutzen.

(12)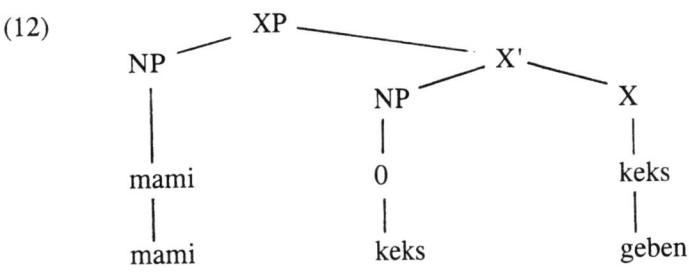

Ein besonderer Vorteil des X-bar-Schemas für die Spracherwerbsforschung liegt darin, daß man sich direkt an Vorgaben der linguistischen Theorie orientieren kann und nicht erst einen Umweg über die Konstruktion eines Zielsatzes der Erwachsenensprache wählen muß. Wir entgehen beispielsweise dem Zwang zu einer syntaktischen Unterscheidung zwischen transitiver und intransitiver Lesart bei Äußerungen wie *brille ab*, vor die uns eine Zielsatzkonstruktion stellen würde (Geht/ist die Brille ab oder wird sie abgenommen?). Strategie 6 wird also damit überflüssig bzw. ihr Ergebnis wird im Lichte von 7 und 8 korrigiert. Theoriegeleitete Beschreibungen müssen also keineswegs in überdimensionalen Bäumen ausarten, was freilich nicht bedeutet, daß die soeben skizzierte "Bonsai"-Variante der X-bar-Theorie korrekt ist.

Ein weiterer positiver Aspekt besteht darin, daß auch ein elementares Schema wie (12) bereits Hypothesen hinsichtlich der rekursiven Vernetzung einzelner syntaktischer Bausteine nahelegt, da jede maximale Phrase erneut demselben Bauplan folgen sollte[11]. Darin besteht ein entscheidender Unterschied zur Pivotgrammatik der sechziger Jahre (vgl. Braine 1963, die Kritik in Brown 1973, Bowerman 1973a), die ebenfalls mit elementaren syntaktischen Bauplänen arbeitete, diese aber nicht in einen Entwicklungszusammenhang einordnen konnte (vgl. McNeills Versuch 1970).

Die Karikatur in (2) ließ offen, warum kindliche Äußerungen, die eigentlich aufgrund des Baumes bereits generiert werden könnten, schließlich doch nicht realisiert werden. Um diese Diskrepanz zwischen zugrundeliegender und realisierter Struktur zu erklären, müssen zusätzliche Mechanismen bemüht werden, wie sie in der Literatur in Form von Reduktionstransformationen (vgl. Bloom 1970), Beschränkungen über Phrasenstrukturen (Ingram 1972) oder Produktionsbeschränkungen (vgl. Pinker 1984) vorgeschlagen wurden. Alle diese Zusatzannahmen dienen im Grunde dazu, Überinterpretationen auszugleichen. Letztere Option, die Übergabe der Verantwortung an eine Theorie der Sprachproduktion, wäre sicher für die Linguistik eine einfache, aber wohl auch unbefriedigende Lösung. Unter anderem vergibt man sich dadurch die Chance, systeminterne Gründe, die ein Kind immer wieder zur Veränderung seines Systems bewegen, aufzuspüren.

2.3. Probleme der Reduktion

Infolge der Komplexität sprachlicher Ereignisse, die Strukturen auf vielen parallelen Ebenen aufweisen, mangelt es nicht an Argumenten für die Priorität der einen oder anderen dieser Ebenen. Immer dann, wenn über ein Primat von Form oder Funktion, von Syntax oder Semantik oder Pragmatik, über die Abbildungsrelation zwischen sprachlichen und außersprachlichen Kategorien[12] diskutiert wird, bieten sich Möglichkeiten der Reduktion an (vgl. die Diskussion in Schlesinger 1974, Givón 1979, Bates/MacWhinney 1982). Dabei kann man grob zwei reduktionistische Positionen unterscheiden:

(a) eine *prinzipielle Reduktion*, die dazu führt, auch für das Erwachsenensystem die Konzepte einer Analyseebene zugunsten derer einer anderen aufzuheben, beispielsweise syntaktische Begriffe auf semantische oder auf Diskursfunktionen zurückzuführen;
(b) eine *vorübergehende Reduktion*, die nur für ein Übergangsstadium Gültigkeit beansprucht. Kinder würden demnach zunächst über thematische Rollen wie AGENS, LOKATIV, INSTRUMENT, ZIEL bzw. über diskursbedingte Konzepte wie TOPIC etc. verfügen, bevor sie syntaktische Funktio-

nen wie *Subjekt* und *Objekt* ausbilden, die über unterschiedliche thematische Rollen und Diskursfunktionen hinweggreifen.

Auch wer keine prinzipielle Reduktion im Sinne von (a) befürwortet, kann die zweite Hypothese für den Spracherwerb aufrechterhalten[13]. In der Spracherwerbsforschung resultierten Reduktionsversuche dieser Art oftmals gerade aus dem Bemühen, Überinterpretationen zu vermeiden. Als wichtigste Arbeiten wären vor allem die zu nennen, die in den frühen siebziger Jahren im Anschluß an *kasusgrammatische* Modelle (vgl. Fillmore 1968) entstanden sind (vgl. Bowerman 1973, den Überblick in Brown 1973).

Dabei spielten zugleich die Hypothesen Piagets über die kognitive Entwicklung in den ersten beiden Lebensjahren, der sogenannten sensomotorischen Phase, eine wichtige Rolle[14]. Was von uns als Kommentare des Kindes über die Existenz (*da ball*), das Verschwinden (*ball weg*), das Wiederauftauchen von Objekten/Personen oder die Wiederholung von Handlungen (*noch kitzel*) und als Ausdruck elementarer semantischer Relationen zwischen Prädikaten und damit verbundenen Rollen verstanden wird (Agens-Handlung, Instrument-Handlung etc.), scheint unmittelbar auf vorrangegangenen kognitiven Entwicklungen aufzubauen. Zu den für den Spracherwerb relevanten Errungenschaften der sensomotorischen Phase zählen vor allem die Fähigkeit zur Symbolbildung schlechthin, das Konzept der Objekterhaltung sowie die Konstruktion erster räumlicher und zeitlicher Ordnungsbeziehungen und primitiver kausaler Zusammenhänge. Darüber hinaus wurden Überlegungen hinsichtlich der Parallelität oder sogar einer Kontinuität zwischen den Handlungsschemata der sensomotorischen Phase und späteren syntaktischen Strukturen angestellt (vgl. Greenfield 1978, Sinclair-de Zwart 1970, 1971). So wie verschiedene Objekte in eine Handlungsstruktur einbezogen werden, so eröffnen syntagmatische Strukturen Positionen für unterschiedliche sprachliche Objekte, die dadurch zu paradigmatischen Klassen zusammengefaßt werden können. Damit wurde zwischen prälinguistisch-kognitiven, semantischen und syntaktischen Konzepten ein genetischer Zusammenhang hergestellt, den Szagun wie folgt darstellt:

> "Im Sinne einer ... genetischen Erklärungsweise stellen die Haupterrungenschaften der Sensomotorik die Vorläufer der Sprache dar" (1986, 139).

Während dieser Zusammenhang intuitiv vielversprechend erscheint und sicher niemand die Relevanz prälinguistischer kognitiver Leistungen schmälern möchte, ergeben sich bei genauerer Betrachtung reduktionistischer Thesen jedoch einige schwerwiegende Probleme. Zunächst einmal steht jeder Versuch, frühe Einwort- und Mehrwortäußerungen in einer semantischen Metasprache zu erfassen - dies wäre eine Voraussetzung für eine Überprüfung dieser Übersetzung sensomotorischer Konzepte auf die Ebene der Semantik und Syntax - einer syntaktischen Analyse an konzeptuellen Schwierigkeiten in nichts nach. Howe (1976) hat bei einem Vergleich mehrerer Autoren und Autorinnen erhebliche Diskrepanzen bei der Identifizierung von semantischen Relationen und Rollen festgestellt. Dies ist kein grundsätzlicher Einwand, bedeutet aber, daß die Entwicklung einer geeigneten semantischen oder pragmatischen Kategorisierung bisher noch nicht erfolgt ist (vgl. auch die Diskussion in Marantz 1982). Darüber hinaus muß man fragen, ob man wirklich annehmen darf, daß semantische Relationen "in direkter Beziehung zur Erfahrung" stehen und "daher weniger abstrakt als syntaktische" (Szagun 1986, 133) sind.

Denn was heißt eigentlich "weniger abstrakt"? Geht man dieser Frage in einem allgemeinen semiotischen Zusammenhang nach, wobei die Syntax zunächst einmal die Kookkurrenz von Zeichen erfaßt, dann ist eine beobachtbare Kontiguität von Formen immer noch 'konkreter' als diejenigen Merkmale, die es uns erlauben, ein semantisches Konzept wie "Handlungsträger", "Rezipient" oder "Ziel" auszubilden. In einem einfachen semiotischen Sinn impliziert eine semantische Relation zwischen Symbolen immer ein Miteinander von Zeichen, d.h. eine Syntax. Viele Reduktionsversuche scheitern also daran, daß sie aus der Schwierigkeit, syntaktische Konzepte der Erwachsenengrammatik in der Kindersprache nachzuweisen, schließen, daß keine Syntax vorhanden ist.

Auch neuere Vorstellungen eines semantischen "Bootstrapping" (vgl. Pinker 1984) weisen reduktionistische Elemente auf. "Bootstrapping" bedeutet, daß Lerner von isomorphen Abbildungen zwischen syntaktischen und semantischen Konzepten ausgehen und letztere damit gewissermaßen als "Steigbügel" für einen Einstieg in die Syntax benutzen. Denn selbst wenn einem Kind der rudimentäre Bauplan der X-bar-Theorie *a priori* zur Verfügung stehen sollte, so müßte es, um das Projektionspotential dieses Schemas zu nutzen, auf irgendeine Weise lexikalische Kategorien und syntaktische Funktionen identifizieren. Ein Beispiel mag verdeutlichen, wie man sich den Prozeß des "Bootstrapping" vorstellen kann (nach Pinker 1984, vgl. auch Clahsen 1988).

Nehmen wir an, ein Kind sähe, wie ein Hund einen Hasen verfolgt. Gleichzeitig hörte es jemanden sagen "Der Hund jagt den Hasen". Unter der Voraussetzung, daß dieses fiktive Kind die Lexeme "Hund", "jag-" und "Hase" erkennt und den Vorgang richtig wahrnimmt (also nicht etwa meint, der Hase locke/ziehe den Hund), sollte es aufgrund seiner *a priori* erwarteten Korrelation zwischen syntaktischen und semantischen Konzepten zu folgenden Schlußfolgerungen gelangen:

(a) Die beiden als [+belebt] erkannten Entitäten werden syntaktisch als Nomen kategorisiert. Danach treten die Projektionsmechanismen der X-bar-

Theorie auf den Plan und sagen voraus, daß aus N eine NP werden kann, vgl. (13).

(13)
[+ belebt] ---> [+belebt, +N] ----->   NP
                                      /   \
                                   Spez.   N'
                                    | |
                                    | N
                                    | |
                                   der   Hase
                                    | |
                                   den   Hund

Dementsprechend erfolgt die Projektion der VP aufgrund der Korrelation von [+Handlung] und [+V].

(b) Die NP, deren Kopf den Handlungsträger kodiert (*der Hund*), wird zum Satzsubjekt, die andere NP (*den Hasen*) wird zum Komplement des Verbs. Das Ergebnis dieser Korrelation von thematischer Rolle und syntaktischer Funktion könnte dann, wenn man die Flexion zunächst einmal unberücksichtigt läßt, wie folgt aussehen:

(14)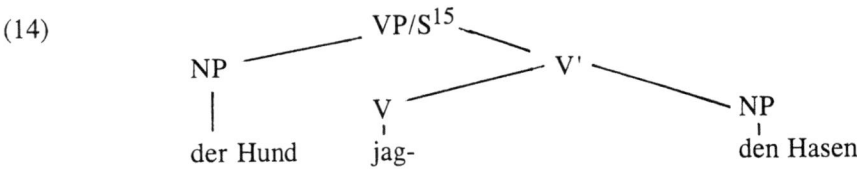

Wie Pinker selbst in einer späteren Arbeit darlegt (Pinker 1987, 413ff.), handelt es sich bei dieser Art des "Bootstrapping" um ein Verfahren mit vielen Risiken. So könnte beispielsweise ein deutscher Lerner aufgrund einfacher Sätze wie *Der Hund jagt den Hasen* zu dem Schluß gelangen, daß er im Begriff ist, eine SVO-Sprache zu erwerben, eine Annahme, die wieder revidiert werden müßte. Hinzu kommt, daß Subjekte im Erwachsenensystem nicht verläßlich mit einem thematischen *Agens* korrelieren (man vgl. nur Passive oder ergative Strukturen), und manchmal entspricht ihnen überhaupt keine thematische Rolle, wie im Falle von *Es schneit* oder *Es scheint zu schneien*. Die Erwartung eines Lerners bezüglich einer sauberen Abbildung zwischen Syntax und Semantik sollte also nicht mehr sein als eine nützliche Ausgangshypothese[16].

Müssen Vertreter und Vertreterinnen überinterpretierender Beschreibungen erklären, warum bestimmte Äußerungen nicht auftreten, obgleich die syntaktischen Voraussetzungen dafür eigentlich bereits gegeben sind, so müssen reduktionistische Ansätze ihrerseits erklären, wann und warum Kinder schließlich dazu übergehen sollten, Reduktionen (oder, im Falle des semantischen "Bootstrapping", fehlgeleitete Korrelationen) aufzugeben. Man sollte daher ernsthaft in Erwägung ziehen, ob es nicht nur für die Spracherwerbsforschung, sondern auch für Lerner selbst letztlich eine klügere Strategie wäre, Strukturebenen von Anfang an nicht aufeinander zu reduzieren. Die Vielfalt koexistierender Strukturen sollte vielmehr dazu benutzt werden können, Mechanismen zu entwickeln, welche die Konzepte dieser verschiedenen Ebenen kongruent aufeinander abbilden, ohne sie aufeinander zu reduzieren (vgl. auch Tracy 1991, 105ff.).

Ein Verzicht auf reduktionistisches Vorgehen bedeutet aber keineswegs, die Suche nach Ähnlichkeiten und Parallelen zwischen linguistischen Ebenen oder zwischen sprachlichen und nichtsprachlichen kognitiven Domänen aufzugeben. Dabei muß man, wie Bates (1976, 8f.) unterstreicht, berücksichtigen, daß Ähnlichkeiten zwischen Strukturen aufgrund verschiedenster Umstände entstehen können: (a) aufgrund einer gemeinsamen Abstammung, (b) aufgrund kausaler Zusammenhänge oder (c) als analoge Problemlösungen aufgrund vergleichbarer Aufgabenstellungen oder Beschränkungen. Auf alle Fälle ist es notwendig, jede Diskussion struktureller Gemeinsamkeiten und Unterschiede anhand konkreter Analysen zu führen und nicht bei allgemeinen Aussagen über die Reduzierbarkeit oder Nichtreduzierbarkeit syntaktischer Konzepte auf angeblich primitivere semantische, pragmatische oder kognitive Elemente stehenzubleiben.

3. Beispiel einer Reanalyse

Wie wir die geschilderten Probleme meistern, hängt also entscheidend von unserer Bereitschaft ab, unsere eigenen Annahmen immer wieder kritisch zu hinterfragen. Das folgende Beispiel illustriert anhand eines konkreten Falles, wie sich aus einem veränderten theoretischen Blickwinkel neue Fragen ergeben können.

In Tracy 1991 verfolgte ich die allmähliche Differenzierung von deiktischen Formeln wie *[da:z6]+X* und *[vo:z6]+X* (z.B. *[da:z6] ball*) im Spracherwerb von vier Kindern. Dabei konnte festgestellt werden, daß sich zu den anfänglichen Formeln allmählich neue Varianten hinzugesellten, die sich zunächst nur geringfügig voneinander unterschieden, z.B. *[da:za]*, *[da6z6]* etc., bis dann schließlich von einer morphologischen Differenzierung und adäquaten Kovariation, *[vo iz-a]* vs. *[vo zin-z6]*, gesprochen werden konnte. Unter anderem vermutete ich, daß die Kopula maßgeblich zur Entdeckung der formalen Merkmale der Subjekt-Verb-Kongruenz und der Ausbildung der V1/V2-Position beisteuerte.

Bei einem der beobachteten Kinder zeigte sich dabei ein besonders interessantes Phänomen. Nachdem die ursprüngliche Formel aufgebrochen wurde, fanden sich einige Wochen lang Äußerungen, in denen entweder nur das Fragepronomen (vgl. (15)) oder aber nur die flektierte Form von *sein* auftrat (vgl. (16)), nicht aber beide gemeinsam.

(15) Kind sucht.   is ball/
(16) Kind sucht.   wo ball/

Wie konnte man sich dies erklären? Die naheliegenste Antwort lautete: Optionalität. Diese Antwort ist jedoch unbefriedigend, weil in diesem Falle auch Äußerungen wie *wo is ball* belegt sein sollten[17]. Aus lernbarkeitstheoretischer Perspektive müßte man auch fragen, warum ein Kind diese Optionen schließlich wieder aufgeben sollte, zumal ihm sicher im Input mit *Isn das?*, *Machtn der da?* positive Belege für (15) angeboten werden. Ein Blick auf einige neuere Überlegungen zur Syntax des Deutschen legt eine Alternative zur Optionalitätsannahme nahe.

Wenn man für das Deutsche die zugrundeliegende D-Struktur von (2) annimmt, kann man interrogative Hauptsätze, die durch eine W-Phrase eingeleitet werden, mithilfe von drei transformationellen Schritten ableiten[18]: mithilfe einer Bewegung des Verbs in die Kopf-Position von I und dann nach C und mithilfe einer Bewegung der W-Phrase in die Spezifikator-Position der CP. Dies bedeutet, daß im Erwachsenensystem sowohl die W-Phrase als auch das finite Verb in Positionen vor der IP in (17) landen.

(17) [$_{CP}$ __ __ [$_{IP}$ .....]]

Könnte man nicht aufgrund der Daten in (15)-(16) vermuten, daß einem Kind anfänglich *nur eine* dieser beiden linken Positionen zur Verfügung steht (vgl. auch Radford 1987)? Dann läge der Grund für die Disjunktion von Kopula und W-Phrase in der Rivalität um ein- und dieselbe syntaktische Landestelle. Diese Annahme ist der Optionalitätshypothese in zweierlei Hinsicht überlegen:

(a) Erstens beinhaltet sie eine Hypothese hinsichtlich des Grundes für fehlende Belege wie *wo ist ball*;
(b) zweitens führt sie zu einer weiteren Vermutung dahingehend, warum diese Rivalität um eine und dieselbe Position nicht von Dauer sein kann.

Dabei basiert (b) auf folgenden Überlegungen. Ein restringierendes Prinzip der linguistischen Theorie besagt, daß sich Kategorien nur strukturerhaltend bewegen dürfen. Dies bedeutet, daß sich lexikalische Köpfe (z.B. Verben) nur in Kopf-Positionen bewegen, maximale Konstituenten (wie W-Phrasen) nur in solche Positionen, die als maximale Phrasen basisgeneriert werden. Lexikalische Köpfe und maximale Phrasen dürften von daher nicht in derselben Position realisiert werden. Sobald ein Kind also erkennt, daß die W-Lexeme, die es soeben aus einer formelhaften Wendung herausgelöst hat, eine maximale Phrase im restlichen Satz vertreten, wird es durch das Prinzip der strukturerhaltenden Bewegung gezwungen, die Konkurrenz von Verb und W-Phrase um dieselbe Position aufzugeben und beiden eine separate Landestelle einzuräumen. Die Rivalität um ein und dieselbe Position kann also nur so lange andauern, bis der kategoriale Status der W-Phrase geklärt ist.

Die Idee einer anfänglichen Konkurrenz um syntaktische Positionen ist insofern erkenntnisleitend, als sie sofort Anlaß zu kritischen Fragen gibt. Was wäre, beispielsweise, wenn man gleichzeitig mit (15) und (16) Strukturen anträfe, in denen das jeweils nichtinitial realisierte Element in einer Position im restlichen Satz auftritt (*wo der mann ist* oder *ist der mann wo*)? Könnte man dann noch annehmen, daß der Status (Kopf vs. maximale Kategorie) der beteiligten Konstituenten noch nicht erkannt ist? Des weiteren drängt sich die Frage auf, wie man sich zum Zeitpunkt von (15) und (16) die Ableitung nichtinterrogativer Strukturen vorzustellen hat und ob es denn in solchen Strukturen keine Rivalitäten gibt.

Auch wenn sich schließlich die skizzierte Alternative zur Optionalitätsannahme aufgrund solcher Fragen ihrerseits als Überinterpretation und damit als unhaltbar erweisen sollte, so hat sie vorübergehend eine nützliche Funktion erfüllt, weil sie zu neuen Fragen führte.

4. Eine Parallele und ein optimistisches Fazit

Wie eingangs betont wurde, läßt sich keines der hier thematisierten Probleme prinzipiell aus der Welt schaffen. Uns bleibt also nur, kluge Strategien des Umgangs mit ihnen zu entwickeln. Dazu ist es notwendig, gerade unsere dominanten und daher oft besonders liebgewonnenen Vorstellungen zu hinterfragen[19]. Man vergleiche dazu abschließend ein Beispiel aus de Bono (1967), in dem es ebenfalls um die Entwicklung neuer Betrachtungsweisen geht.

Die Figur in (18) läßt sich auf unterschiedlichste Weise in Teilstrukturen zerlegen, u.a. in die unter (19), (20), (21) oder (22).

Die verschiedenen Segmentierungen sind zunächst einmal arbiträr. Präferenzen könnten sich allerdings dadurch ergeben, daß das eine oder andere Arrangement einfacher zu beschreiben ist. Eine Option, in diesem Falle

(21), mag sich schließlich dadurch hervortun, daß sich auch komplexere Figuren wie (23) restlos in T-Einheiten zerlegen lassen, vgl. (24).

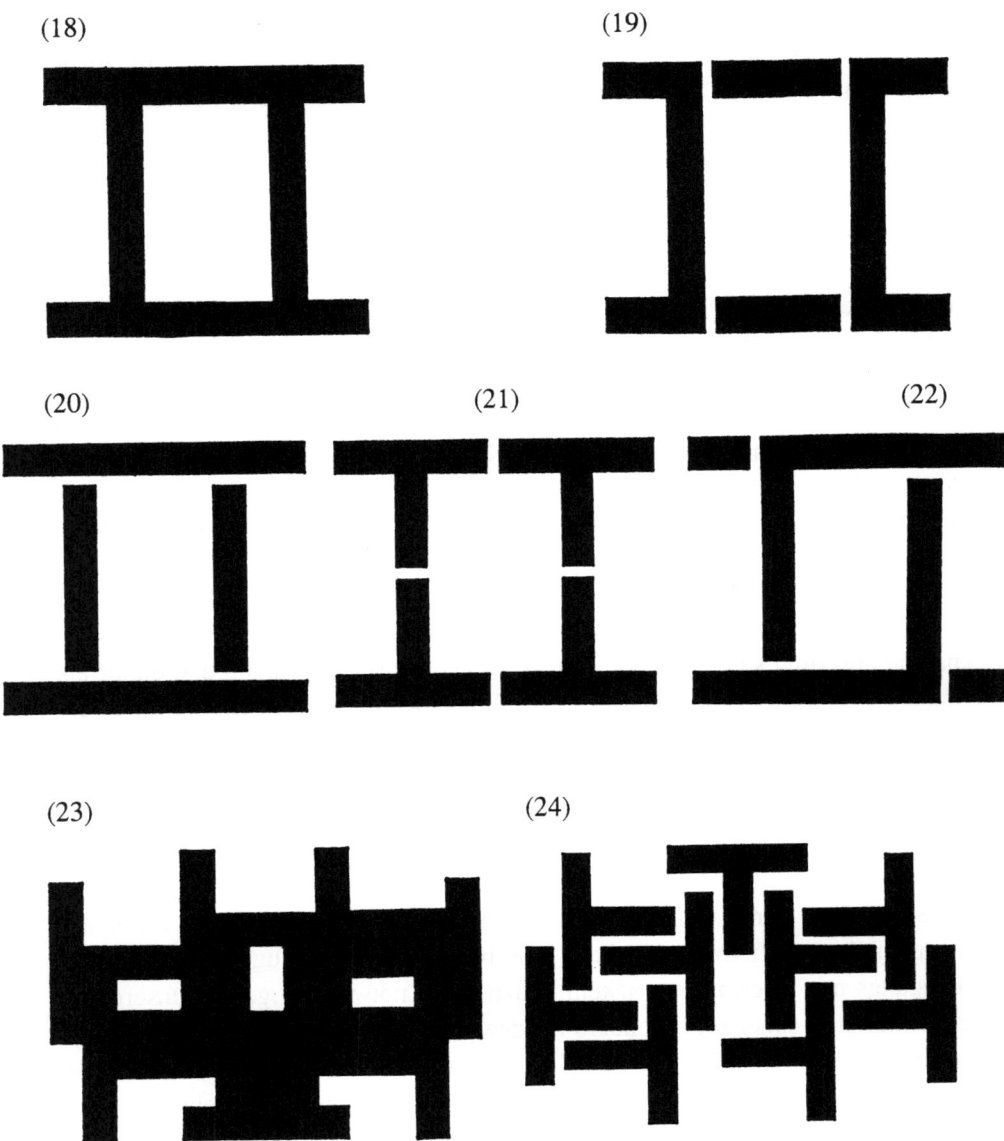

Der Erfolg des T-Segments hat letztlich nur einen Nachteil: Er blockiert die Suche nach alternativen Lösungen und lenkt auch von der Möglichkeit ab, das T selbst weiter zu zerlegen.

Natürlich geht es uns bei unseren linguistischen Analysen nicht um eine Zerlegung in arbiträre Strukturen, sondern um die Identifikation derjenigen

Baupläne, die das Wissen von Sprechern/Hörern *korrekt* abbilden und ihr Verhalten steuern. Auch wenn die restriktive Architektur der X-bar-Theorie gegenüber früheren Modellen der Phrasenstruktur im Vorteil ist, weil sie, wie das T-Segment de Bonos, komplexe sprachliche Gebilde - hier nun im positiven Sinne - "reduziert", sollten wir sie weiterhin kritisch überprüfen. Gerade die Daten aus dem Bereich des Spracherwerbs haben der linguistischen Theorie in dieser Hinsicht einiges an Herausforderungen zu bieten (vgl. Gawlitzek-Maiwald et al. 1992). Umgekehrt profitiert die Spracherwerbsforschung unmittelbar von den Entwicklungen der linguistischen Theorie, durch die wir dieselben Daten immer wieder unter einem anderen Blickwinkel zu betrachten lernen. Sofern sie präzise genug ist, um sich falsifizieren zu lassen, ist jede Hypothese besser als keine. Da wir - nach Popper - letztlich unseren Irrtümern unsere Fortschritte verdanken, bräuchten wir uns vor diesen Irrtümern eigentlich nicht zu fürchten, denn, wie de Bono schreibt: "The main danger of using what is clearly an inadequate hypothesis is that it may stand in the way of a better one" (de Bono 1967, 60).

Anmerkungen

1 Kindliche Äußerungen werden kleingeschrieben; Großbuchstaben zeigen prominente Silben an; /,\. - dienen als terminale Intonationszeichen. Altersangaben folgen dem Schema (Jahr;Monat,Tag). "6" ersetzt "schwa".
2 D.h. dies ist zumeist der Eindruck von Beobachtern in der konkreten Situation. Vieler interpretativer Probleme wird man sich erst *post hoc*, beispielsweise bei der Transkription von Ton- und Videoaufzeichnungen und bei der eigentlichen Analysearbeit, bewußt.
3 Auf die Existenz eines *-t* im Auslaut könnte man aufgrund der regressiven Assimilation des *d-* schließen. Dies bedeutet aber noch nicht, daß *-t* bereits als Flexionsmorphem betrachtet werden sollte. Dazu wären wiederum andere Vergleiche notwendig, z.B. mit Formen wie [ge:ndi], [ge:ç] etc.
4 Die Details dieser Struktur sind hier nicht weiter von Bedeutung, vgl. Grewendorf et al. 1987, 198ff., Fritzenschaft et al. 1990. Man beachte, daß das mit einem Index versehene "*t*" hier abkürzend für das englische "*trace*" (= Spur) steht.
5 vgl. Grewendorf 1988, Fritzenschaft et al. 1990, Gawlitzek-Maiwald et al. 1992.
6 wobei natürlich zu berücksichtigen ist, daß Kinder auch Ausdrücke verwenden, die im Erwachsenenlexikon keine lautverwandte Entsprechung finden, denen aber aufgrund wiederholten Auftretens in bestimmten Kontexten referenzielle Funktion und Lexemstatus zuerkannt werden kann. Außerdem können aufgrund von Fehlsegmentierungen des Lerners im kindlichen Lexikon mehrere lexikalische Einheiten des Erwachsenensystems in einem einzigen lexikalischen Eintrag zusammenfallen.
7 vgl. auch die Diskussion dieser Problematik in Miller (1976, 77f.) und Szagun (1986, 127).
8 zu diesen Verfahren vgl. Grewendorf et al. 1987.

9 Man wird beispielsweise ständig mit der Frage konfrontiert, ob eine Äußerung, die von dominanten Strukturmustern abweicht, eine vom System tolerierte Variante darstellt oder ob sie als Versprecher betrachtet werden sollte.
10 vgl. dazu verschiedene Reifungs- vs. Kontinuitätshypothesen (z.B. Borer/Wexler 1987, Felix 1984, Pinker 1984, Clahsen 1988).
11 Dies ist auch Teil des bereits erwähnten "Teleskopeffekts". Um zu belegen, daß die NPs in (13) als "maximal" betrachtet werden dürfen, wären Belege wie *die mami ball nehmen, der große ball darein* etc. nötig.
12 vgl. dazu beispielsweise auch Jespersens "notional categories" (1924, 55ff.).
13 vgl. in diesem Zusammenhang auch die Hypothesen Givóns (1979) über den ontogenetischen und sprachhistorischen Übergang von einem zunächst pragmatischen Modus (Parataxe) zu immer stärker syntaktisierten, hypotaktischen Strukturen.
14 vgl. Piaget 1963, 1980a,b, Moerk 1975, Edwards 1974, Macnamara 1972, Morehead/Morehead 1974. Zu diskurspragmatischen Ansätzen vgl. vor allem Bruner 1975 und Bates 1976.
15 Pinker ging noch davon aus, daß Subjekte unmittelbar von S dominiert werden. Anderen, neueren Vorstellungen zufolge wäre das Subjekt zunächst Spezifikator der VP, wie in dem Baum ebenfalls angedeutet.
16 vgl. diesbezüglich auch Berwick, der sein Lernprogramm mit einer anhand einfacher Daten falsifizierbaren Anfangshypothese ausstattet: "...the most rigid, narrowest possible surface language is one where syntactic and thematic units are strictly aligned" (1985, 37, s. auch Tracy 1991, 42ff.).
17 Natürlich stellt sich hier die Frage nach der Zufälligkeit der Daten. Tatsächlich ist sogar ein einziges [vo:z6] belegt, das aber eher wie ein Überbleibsel der vorangegangenen, ganzheitlichen Formeln wirkt.
18 Dies hängt entscheidend davon ab, wo das finite Verb tatsächlich schließlich und endlich landet: im KOPF einer CP oder im Kopf einer IP. Zur Problematik dieser Frage vgl. Grewendorf 1988, Fritzenschaft et al. 1990, Gawlitzek-Maiwald et al. 1992.
19 de Bono (1967, 77) schreibt: "Too often it is assumed that no one has the right to doubt an explanation unless a better one is offered. This is a most effective way of inhibiting new ideas. How is it possible to put things together in a new way when the old way has to be kept intact until the new one is completed? To look for a new idea through the framework of the old is a waste of time."

Literatur

Bates, E. (1976) Language and Context: The Acquisition of Pragmatics. New York: Academic Press

Bates, E.; MacWhinney, B. (1982) Functionalist approaches to grammar. In: Wanner, E.; Gleitman, L.R. (eds.) Language Acquisition: The State of the Art. Cambridge, Mass.: Cambridge University Press, 173-218

Berwick, R. (1985) The Acquisition of Syntactic Knowledge. Cambridge, Mass.: MIT Press

Bloom, L. (1970) Language Development: Form and Function in Emerging Grammars. Cambridge, Mass.: MIT Press

Bono, E. de (1967) The Use of Lateral Thinking. London: Penguin Books

Borer, H.; Wexler, K. (1987) The maturation of syntax. In: Roeper, T.W.; Williams, E. (eds.) Parameter Setting. Dordrecht: Reidel, 123-172

Bowerman, M. (1973a) Early Syntactic Development. Cambridge: Cambridge University Press

Bowerman, M. (1973b) Structural relationships in children's utterances: Syntactic or semantic? In: Moore, T.E. (ed.) Cognitive Development and the Acquisition of Language. New York: Harvard University Press, 197-213

Braine, M.D.S. (1963) The ontogeny of English phrase structure. In: Language 39, 1-13

Brown, R. (1973) A First Language. Cambridge, Mass.: Allen and Unwin

Bruner, J. (1975) The ontogenesis of speech acts. In: Journal of Child Language 2, 1-19

Campbell, R. (1976) Propositions and early utterances. In: Drachman, G. (ed.). Akten des 1. Salzburger Kolloquiums über Kindersprache. Tübingen: Narr, 247-259.

Clahsen, H. (1988) Normale und gestörte Kindersprache. Linguistische Untersuchungen zum Erwerb von Syntax und Morphologie. Amsterdam: J. Benjamins Publ. Comp.

Edwards, D. (1974) Sensory-motor intelligence and semantic relations in early child grammar. In: Cognition 2, 395-434

Felix, S. (1984) Maturational aspects of Universal Grammar. In: Davis, A.; Criper, S.; Howatt, A. (eds.) Interlanguage. Edinburgh: University Press, 133-161

Fillmore, C. (1968) The case for case. In: Bach, E.; Harms, R.T. (eds.) Universals in Linguistic Theory. New York: Holt, Rinehart & Winston, 1-88

Fritzenschaft, A.; Gawlitzek-Maiwald, I.; Tracy, R.; Winkler, S. (1990) Wege zur komplexen Syntax. In: Zeitschrift für Sprachwissenschaft 9, 52-134

Gawlitzek-Maiwald, I.; Tracy, R.; Fritzenschaft, A. (1992) Language acquisition and competing linguistic representations: The child as arbiter. In: Meisel, J. (ed.) The Acquisition of Verb Placement: Functional Categories and V2 Phenomena in Language Development. Dordrecht: Kluwer, 139-180

Givón, T. (1979) On Understanding Grammar. New York: Academic Press

Greenfield, P.M. (1978) Structural parallels between language and action on development. In: Lock, A. (ed.) Action, Gesture, and Symbol. The Emergence of Language. London: Academic Press, 415-445

Grewendorf, G. (1988) Aspekte der deutschen Syntax. Tübingen: Narr

Grewendorf, G.; Hamm, F.; Sternefeld, W. (1987) Sprachliches Wissen. Frankfurt: Suhrkamp

Howe, C. (1976) The meaning of two-word utterances in the speech of young children. In: Journal of Child Language 3, 29-47

Ingram, D. (1972) The development of phrase structure rules. In: Language 22, 65-77

Jespersen, O. (1924) The Philosophy of Grammer. London: Georg Allen & Unwin

Macnamara, J. (1972) The cognitive basis of language learning in infants. In: Psychological Review 79, 1-13

Marantz, A. (1982) On the acquisition of grammatical relations. In: Linguistische Berichte 80, 32-69

Marslen-Wilson, W.; Tyler, L.K. (1980) The temporal structure of spoken language understanding. In: Cognition 8, 1-71

McNeill, D. (1970) The Acquisition of Language. New York: Harper and Row

Miller, M. (1976) Zur Logik der kindlichen Sprachentwicklung. Stuttgart: Klett

Moerk, E. (1975) Piaget's research as applied to the exploration of language development. In: Merrill-Palmer-Quarterly 21, 151-169

Morehead, D.M.; Morehead, A. (1974) From signal to sign: a Piagetian view of thought and language. In: Schiefelbusch, R.L.; Lloyd, L.L. (eds.) Language Perspectives: Acquisition, Retardation, and Intervention. Baltimore, London: MacMillan 153-190

Piaget, J. (1963) The Origins of Intelligence in Children. New York: International University Press

Piaget, J. (1980a) About the fixed nucleus and its innateness. In: Piattelli-Palmarini, M. (ed.) 57-67

Piaget, J. (1980b) Schemes of action and language learning. In: Piattelli-Palmarini, M. (ed.) 163-183

Piattelli-Palmarini, M. (ed.) (1980) Language and Learning: The Debate Between Jean Piaget and Noam Chomsky. London: Routledge and Kegan

Pinker, S. (1984) Language Learnability and Language Development. Cambridge, Mass.: Harvard University Press

Pinker, S. (1987) The bootstrapping problem in language acquisition. In: MacWhinney, B. (ed.) Mechanisms of Language Acquisition. Hillsdale, N.J.: Lawrence Erlbaum, 399-441

Popper, K.R. (1984, 1934^1) Logik der Forschung. Wien: Springer

Popper, K.R. (1963) Conjectures and Refutations. New York: Harper and Row

Radford, A. (1987) The acquisition of the complementiser system. In: Bangor Research Papers in Linguistics 2, 55-74

Schlesinger, I.M. (1974) Relational concepts underlying language. In: Schiefelbusch, R.L.; Lloyd, L.L (eds.) Language Perspectives: Acquisition, Retardation, and Intervention. London: MacMillan, 129-151

Sinclair-de Zwart, H. (1970) The transition from sensory-motor behaviour to symbolic activity. In: Interchange 1, 3, 119-126

Sinclair-de Zwart, H. (1971) Sensorimotor action patterns as a condition for the acquisition of syntax. In: Huxley, R.; Ingram, E. (eds.) Language Acquisition: Models and Methods. London: Academic Press, 121-135

Szagun, G. (1986) Sprachentwicklung beim Kind. München: Urban und Schwarzenberg

Tracy, R. (1991) Sprachliche Strukturentwicklung. Linguistische und kognitionspsychologische Aspekte einer Theorie des Erstspracherwerbs. Tübingen: Narr angemessene Äußerungen hervorzubringen. Als ein Beispiel dafür, wie die Searleschen Ideen beinahe unverzüglich die Entwicklungsforschung zu beeinflussen begannen, kann man die Studien Bruners und seiner Mitarbeiter zur Entwicklung des Bittens ansehen. Bruner et al. beschreiben hier nicht nur, wie sich im Rahmen der Mutter-Kind-Interaktion beim Kind allmählich die Fähigkeit herausbildet, seine zunächst natürlichen und nicht-konventionellen Ausdrucksweisen für seine Bedürfnisse durch entsprechende konventionalisierte und schließlich sprachliche Formen des Bittens zu ersetzen; genau so wichtig ist es ihnen, den detaillierten Nachweis zu führen, wie sich das Kind die von Searle postulierten Regeln, also das den Gebrauch von Bitten steuernde Wissen aneignet. Entsprechend ist eine der Fragen, die Bruner et al. explizit an ihr Material stellen, wie die Mutter dabei vorgeht, dem Kind die mit Bitten verbundenen Bedingungen hinsichtlich Vorbereitung, Wesentlichkeit, Ehrlichkeit und Beziehungsaspekt nahezubringen (vgl. u. a. Bruner 1987, 82).

2. Ergebnisse entwicklungspragmatischer Forschung, die mit Hilfe des Sprechaktkonzepts erreicht wurden

Es ist bekannt, daß die Anwendung der Sprechakttheorie für die Analyse mündlicher Kommunikation sehr bald auch kritisch gesehen wurde - jedenfalls was die Fassung betraf, die ihr von Searle gegeben wurde. Wie in der Linguistik gewannen in den 70er Jahren auch in der entwicklungspragmatischen Forschung andere theoretische Ansätze an Boden: die Konversationsanalyse, die Ethnographie des Sprechens, der Funktionalismus Hallidayscher Prägung (vgl. die Übersicht bei Dore 1985) sowie die Sprechhandlungstheorie (s. Abschnitt 4). Dennoch sind mit Hilfe des Sprechaktkonzepts und der Anregungen, die von ihm ausgehen, im Laufe der Jahrzehnte bleibende Ergebnisse erzielt worden, die hier noch einmal kurz rekapituliert werden sollen.

(1) Obwohl das Sprechaktkonzept sozusagen von Hause aus auf *sprachliche* Äußerungen (in der Searleschen Fassung sogar ausschließlich auf die Satz-Äußerung) zugeschnitten ist, hat es im Rahmen der entwicklungspragmatischen Forschung gerade auch *Untersuchungen zu den vorsprachlichen Formen der Kommunikation* stimuliert. Außer den Untersuchungen von Bruner und Mitarbeitern sind in diesem Zusammenhang z. B. die Arbeiten von Elisabeth Bates und ihren Mitarbeiterinnen zu nennen (Bates/Camanioni/Volterra 1973; Bates 1976). Bei ihrer Untersuchung der Gesten von Kindern im Alter zwischen 6 und 12 Monaten fanden die Forscherinnen Unterschiede, die sie als Protoformen des Imperativs bzw. des Deklarativs interpretierten. Es ist hier

Das Konzept der Sprechhandlung als Analysekategorie in entwicklungspragmatischen Untersuchungen

Barbara Kraft

1. Sprechakttheorie und Sprechhandlungserwerb

Wenn es um den Erwerb von Sprechhandlungen durch Kinder geht, kann man den Einfluß nicht übergehen, den die Sprechakttheorie auf die Herausbildung eines theoretischen Konzepts der Sprechhandlung und als Grundlage entsprechender Forschungen hatte[1]. Sie konnte diese stimulierende Wirkung entfalten, weil sich Ende der 60er/Anfang der 70er Jahre in Linguistik wie Sprachentwicklungsforschung die pragmatische Wende vollzog, mit der nach einer relativ langen Periode des Vorherrschens grammatik-theoretischer Modelle der funktionale Aspekt der Sprachverwendung wieder an Einfluß gewann und das Interesse der Forscher auf sich zog.

Für viele Sprachentwicklungsforscher, die zu Beginn der 70er Jahre tätig waren, eröffnete die Sprechakttheorie zunächst eine erregende Perspektive: Die zentrale These Austins, daß einen Satz zu äußern bedeutet, daß man eine soziale Handlung vollzieht, gab allen Auftrieb, die die Vernachlässigung der semantischen Seite der Sprachentwicklung und besonders die ihrer funktionalen Aspekte durch die Spracherwerbsforschung der 60er Jahre als ein Defizit empfanden. Mit der These Austins, daß ein Sprechakt durch den gleichzeitigen Vollzug mehrerer untergeordneter Akte, nämlich eines propositionalen, eines illokutiven und eines Äußerungsaktes, vollzogen wird (Austin 1962), war den mit der Entwicklung des sprachlichen Ausdrucksvermögens von Kindern befaßten Forschern ein Instrument in die Hand gegeben, die bis zu einem gewissen Grad getrennte Entwicklung von kommunikativen Intentionen einerseits und grammatisch-semantischen Äußerungsstrukturen andererseits, die in der frühen Kindheit zu beobachten ist, auf eine analytisch genauere Art zu thematisieren, als dies vorher möglich war. Searles Versuche, die verschiedenen Typen von Sprechakten mittels unterschiedlicher Bedingungen des Glückens zu charakterisieren (Searle 1969, 1979), schienen Systematik in das ziemlich diffuse Gebiet der Äußerungsfunktionen bringen zu können, und nicht nur das: Die von ihm postulierten Regeln konnten als ein Modell für das Wissen aufgefaßt werden, das ein Kind sich aneignen mußte, um funktional nicht der Ort, auf die große Zahl der Untersuchungen einzugehen, die seit den Anfängen bei Bruner und Bates zur frühen Mutter-Kind-Interaktion gemacht wurden und weiter gemacht werden. Sie haben die Vorstellungen darüber, wie kleine Kinder lernen, ihren Intentionen Ausdruck zu verleihen, bedeutend präzisiert, unter anderem dadurch, daß die Rolle der Mutter als der primären Bezugsperson und Lehrerin für angemessenes kommunikatives Verhalten genauer erforscht wurde (Snow 1977; Bruner 1978). Im Ergebnis ist man heute vorsichtiger geworden, kleinen Kindern, die sich noch in der Phase des vorsprachlichen Diskurses befinden, Intentionen im Sinne der Sprechakttheorie zuzuschreiben. Der Weg vom vorsprachlichen zum sprachlichen Diskurs ist komplizierter. Dennoch scheint mir unbestreitbar, daß die Suche nach Evidenz für den frühen Ausdruck von Äußerungsintentionen ein Motor für die Erforschung der frühen Eltern-Kind-Interaktion gewesen ist, die, mit weiterentwickelten Fragestellungen, bis zum gegenwärtigen Zeitpunkt ein wichtiges Forschungsfeld geblieben ist (man vgl. z. B. Klann-Delius 1990 und die dort angegebene Literatur).

(2) Es ist klar, daß vor allem *Forschungen zur Entwicklung der sprachlichen Kommunikation* durch die mit der Sprechakttheorie in Umlauf gebrachten Ideen *in spezifischer Weise beeinflußt* wurden. Von Bruners Ansatz war bereits die Rede. 1975 stellte Dore im Zusammenhang mit der Kontroverse um den Wort- bzw. Satzcharakter der kindlichen Holophrasen die These auf, daß man den Einwortäußerungen der frühen Phase der Spracherlernung am besten gerecht wird, wenn man sie als primitive Sprechakte versteht (Dore 1975, 1985). In der Folge wurde die Entwicklung der Fähigkeit von Kindern, bestimmte Typen von Sprechakten zu produzieren und zu verstehen, immer häufiger Gegenstand von Untersuchungen, auch dann, wenn diese ein theoretisch breiteres Fundament zum Ausgangspunkt hatten, als es die Sprechakttheorie war. Anregungen, die der Sprechakttheorie entstammten, verschmolzen mit Ansätzen, die eher als konversationsanalytisch, soziolinguistisch oder ethnographisch einzuordnen waren. Auf solcher Grundlage wurde in den 70er und 80er Jahren eine Vielzahl von Beobachtungen und Fakten zum Erwerb von Typen sprachlicher Handlungen zusammengetragen, die die vorher verfügbaren Kenntnisse über diesen Bereich wesentlich erweiterten. Nur stellvertretend und beispielsweise sei, was die Forschungen bei englischsprachigen Kindern betrifft, an die Studien von Ervin-Tripp zum Erwerb von Direktiva durch Vorschulkinder erinnert (Ervin-Tripp 1977) und an die Arbeiten von Garvey zu Aufforderungen und ihrer Beantwortung sowie Rückfragesequenzen, beides ebenfalls bei Vorschulkindern (Garvey 1975, 1979).

Auch im Hinblick auf deutschsprachige Kinder entstand eine ganze Reihe von Arbeiten zur Aneignung von Grundtypen von Sprechakten. Miller analysierte 1976 die illokutive Dimension der Ein- und Zweiwortäußerungen zweier Probanden-Kinder anhand des Kriteriums der terminalen Intonationskontur. Unter Berücksichtigung weiterer Kriterien wie 'Indikatorwörtern' für die illokutive Kraft und Kontextinformation kam er zu dem Ergebnis, daß Kinder in diesem Stadium der Sprachentwicklung stabile Zuordnungen zwischen lautlichen Realisierungsvarianten von Äußerungen und deren Funktionen oder Zwecken vornehmen. Er ermittelte das Vorkommen folgender Typen: Aufforderung bzw. Bitte, Ja-/Nein-Frage, Beschreibung bzw. Kommentar, Zustimmung, Ablehnung bzw. Widerspruch, Selbstimperativ. In seiner Fallstudie zum Sprechen eines Kindes im dritten Lebensjahr konnte Ramge zeigen, daß sich in diesem Alter Untertypen von Sprechakten herausgebildet haben. Der Typ 'Frage' hat sich in die Untertypen 'Informationsfrage' und 'Vergewisserungsfrage' differenziert, beim Typ 'Aufforderung' kamen die Untertypen 'neutrale Aufforderung', 'Bitte' und 'Befehl' vor. Ferner verfügte das beobachtete Kind schon über verschiedene sprachliche Ausdrucksmöglichkeiten für verschiedene Sprechakte, z. B. benutzte es verschiedene Formen wie die W-Frage, die Ja-/Nein-Frage und die Frage mit Aussagesatzstruktur. Aufforderungen konnten bereits in Form von Fragen vollzogen werden. Schließlich notierte Ramge Anfänge der Fähigkeit, Begründungshandlungen zu vollziehen (Miller 1976; Ramge 1976).

(3) Über solche Einzeluntersuchungen hinaus (die ebenfalls beispielsweise aufgeführt sind), ist die Sprechakttheorie schließlich Grundlage für Versuche gewesen, *Kindersprachkorpora vollständig nach funktional-illokutiven Kriterien zu analysieren*. Ziel dieser Bemühungen war und ist es, Einsichten in bezug auf das kommunikative Handeln von Kindern verschiedenen Alters, verschiedener Herkunft (Schichtzugehörigkeit) und verschiedenen Geschlechts in unterschiedlichen Tätigkeitssituationen zu gewinnen sowie die Entwicklung der kommunikativen Kompetenz zu studieren. Im deutschsprachigen Bereich sind in dieser Hinsicht das Sprechhandlungstypeninventar (STIK) von Zaefferer/Frenz und das Wörterbuch der illokutiven Typen von Wagner und Mitarbeitern zu nennen (Zaefferer/Frenz 1977, 1979; Wagner 1983, Wagner/Steinsträter 1987, Wagner/Poding 1995)[2]. Beide Taxonomien fußen auf Searles Klassifizierungsvorschlag von 1975 (Searle 1979, 1-29), den sie in unterschiedlicher Weise erweitern[3]. Die Kategorien für die einzelnen Sprechakte werden aus dem Bestand der sprechaktbezeichnenden Verben entlehnt, wobei in Wechselwirkung mit dem zu analysierenden Material (Äußerungen von 24 Kindern im Alter von 4;0 - 6;11 bzw. von 13 Kindern im Alter von 1;5 - 14;10) eine Auswahl getroffen wird. Das Kategoriensystem von Zaefferer/Frenz umfaßt 58, das von Wagner und Mitarbeitern mehr als 350 verschiedene Typen. Die Abgrenzung der einzelnen Typen voneinander er-

folgt in beiden Fällen mittels Merkmalbeschreibungen, die die spezifische Leistung jedes Typs, seine Beziehungen zu anderen Typen im Diskurs und im Feld der illokutiven Bedeutungen oder auch seinen typischen Beitrag zur Veränderung der Interaktionssituation umfassen. Obwohl das geschilderte Verfahren der Klassifizierung als solches nicht einfach zu handhaben und insgesamt nicht unproblematisch ist (vgl. Abschnitt 3), sind die damit bewerkstelligten Bestandsaufnahmen kindlicher Sprechhandlungsrepertoires nichtsdestoweniger wertvoll. Sie erlauben einen Überblick über die Breite der Kindern zur Verfügung stehenden sprachlichen Handlungsmöglichkeiten sowie die Erforschung von Sprecherstrategien bei Kindern (vgl. Wagner 1978) und sind eine wichtige empirische Vergleichsgrundlage für weitere Untersuchungen zur Entwicklung der Sprechhandlungsfähigkeit.

3. Grenzen des Sprechaktkonzepts

Ungeachtet der Bedeutung, die das Sprechaktkonzept für die sich entwickelnde Forschung zum sprachlichen Handeln von Kindern hatte, unterlag es beinahe von Beginn an auch substantieller Kritik. Sie betraf sowohl Probleme der theoretischen Beschreibungskraft als auch Probleme der empirischen Anwendbarkeit. Gegenstand kritischer Erörterung war die Sprechakttheorie dabei vor allem in der Fassung, die sie durch Searle erfahren hatte. Das lag zum einen daran, daß sie besonders in dieser Form in die empirische Forschungsarbeit Eingang gefunden hatte; zum anderen hatte Searle durch seine Bemühungen, den Ansatz von Austin zu systematisieren, dessen innovative Potenzen beschnitten (vgl. Ehlich 1986b; Rehbein 1988, 1181f.).

Unter dem Gesichtspunkt, daß die von Searle formulierten Bedingungen als eine Art von Modell für das Wissen angesehen wurden, das Kinder erwerben müßten, um erfolgreich sprachlich handeln zu können, sind vor allem die folgenden Einwände von Bedeutung (Ehlich 1986a, 19f.; Rehbein 1988, 1181f.; Oksaar 1979, 393 (aus paedolinguistischer Sicht)):

(a) Das Sprechaktkonzept in der Searleschen Fassung ist sprecherzentriert. Das Wissen des Hörers wird nur insoweit berücksichtigt, als es für das Glücken eines Sprechaktes eines bestimmten Typs unumgänglich ist. Kommunikationsteilnehmer, und darunter auch schon Kinder, machen in der sprachlichen Interaktion aber von einem viel umfassenderen Hörerwissen Gebrauch, das durchaus kommunikationstheoretisch relevant ist. Sie wissen z. B., daß bestimmte Arten von Sprechhandlungen einerseits bestimmte Arten von Reaktionen erfordern, daß dabei aber andererseits auch bestimmte Handlungsspielräume existieren. Als Hörer kann man sich zu den jeweiligen Absichten des Sprechers, vorausgesetzt, es bestehen keine Einschränkungen sozialer Art, positiv oder negativ verhalten; und in vielen Fällen kann man auch etwas tun, was zwischen diesen beiden Polen angesiedelt ist (z. B. einen Vorschlag mit einem Gegenvorschlag beantworten). Mit anderen Worten: Was Kommunikationsteilnehmer benötigen und Kinder erwerben müssen, ist nicht nur Wissen über Anwendungsbedingungen für bestimmte Typen von Sprechhandlungen, sondern darüber hinaus Kenntnis möglicher Abläufe bzw. Ablaufstrukturen sozialer und speziell sprachlicher Interaktion.

(b) Das Sprechaktkonzept in der Searleschen Fassung ist satzzentriert. Das heißt: Komplexere Sprechhandlungsmuster, die über eine elementare Sequenz hinausgehen, werden durch dieses Modell nicht mehr erfaßt. Nicht erfaßt werden auch alle Ausdrucksformen nichtverbaler Kommunikation wie Vokalisationen, mimische und gestische Aktivitäten, obwohl es zu den selbstverständlichen Fähigkeiten von kompetenten Kommunikationsteilnehmern zählt, sich sowohl in komplexeren Kommunikationsmustern als auch zwischen verschiedenen Zeichensystemen bewegen zu können. Das trifft, mit gewissen Einschränkungen, auch schon auf Kinder zu.

(c) Das Sprechaktkonzept ist ferner in mindestens einem dritten Punkt überfordert, wenn es darum geht, Sprechhandlungskompetenz in einem umfassenderen Sinn zu modellieren. Erwachsene verwenden teilweise viel Mühe darauf, Kinder zu lehren, daß in bestimmten sozialen Situationen ganz bestimmte sprachliche Handlungen angebracht bzw. nicht angebracht sind. Dieser nicht unwichtigen Dimension kommunikativen Wissens, die die mit verschiedenen gesellschaftlichen Kontexten verbundenen Restriktionen und Möglichkeiten kommunikativen Handelns umfaßt, läßt sich mit der Sprechakttheorie nicht beikommen.

Soviel zur Illustration der eingeschränkten Beschreibungskapazität der Sprechakttheorie. Probleme hat es in der Vergangenheit auch mit dem Sprechakt als Analysekategorie gegeben. Sie hängen, laut Wagner, mit dem *Erkennen*, dem *Benennen* und dem *Klassifizieren* der Illokution zusammen (Wagner 1977, 332ff.; 1983, 213f.).

(a) Die Schwierigkeiten beim *Erkennen* der Illokution sind dadurch bedingt, daß Wissenschaftler bei der Analyse von Diskursen eben das tun, was Kommunikationsteilnehmer ständig praktizieren: Sie schließen von den sprachlichen Oberflächenformen der Äußerungen auf deren illokutive Bedeutung (bzw. kommunikativen Zweck bzw. kommunikativen Sinn). Da die sprachliche Form der Äußerung für sich genommen den kommunikativen Sinn in aller Regel nur unvollkommen kennzeichnet, erfordert seine volle Rekonstruktion oft eine Interpretationsprozedur, bei der Vor- und Nachgeschichte der Äußerung und sonstige Kontextinformation zur Ermittlung des Gemeinten herangezogen werden. Wenn eine solche Interpretationsprozedur nicht im Zusammenhang der alltäglichen Kommunikation erfolgt, sondern von einem Wissenschaftler zu wissenschaftlichen Zwecken durchgeführt wird, muß sie methodisch abgesichert werden. Eins der möglichen Verfahren zur methodischen Absicherung besteht darin, daß die Interpretation von mehreren Analysatoren möglichst unabhängig voneinander vorgenommen wird, um dann die Ergebnisse auf Übereinstimmung bzw. Nichtübereinstimmung zu prüfen und eine mehrheitliche Entscheidung zu treffen (genau so ist anscheinend die Gruppe um Wagner vorgegangen, vgl. Wagner 1977, 232). Die an dem Analysevorgang beteiligten Wissenschaftler greifen dabei auf ihr eigenes, in Alltag und Ausbildung erworbenes Kommunikationswissen zurück. Da bei einem solchen Verfahren zwangsläufig und ganz selbstverständlich kontextuelles Wissen einbezogen wird, relativieren sich automatisch viele der Interpretationsrisiken, die mit dem Versuch eines weitgehend kontextfreien "form-function-mapping" verbunden sind. (Eine Zusammenstellung der hier einschlägigen Probleme findet sich bei Reeder 1988, 687 - 692.) Eine weitere Möglichkeit der methodischen Absicherung der Interpretation besteht darin, Sprechhandlungen vor dem Hintergrund rekonstruierter Handlungsmuster zu analysieren (vgl. Abschnitt 4). Im übrigen handelt es sich hierbei um ein Problem, das über das elementare Sprechhandlungsmuster 'Sprechakt' bzw. 'sprachliche Handlung' hinaus in den Bereich der Sprechhandlungssequenzen reicht[4].

(b) Die Schwierigkeiten beim *Benennen* und *Klassifizieren* sind im Grunde nur zwei Seiten ein und desselben Problems. Obwohl sich Diskursanalytiker und Textlinguisten seit vielen Jahren um Fragen der Diskurs- und Textklassifizierung bemühen, fehlt es nach wie vor an einer sachlich begründeten, einigermaßen vollständigen und allgemein anerkannten Klassifizierung für einfache und komplexe Sprechhandlungen und Typen von Sprechhandlungssequenzen[5]. Vorwiegend empirisch arbeitende Diskursanalytiker haben daher nur zwei Möglichkeiten: Sie können das nicht unproblematische Verfahren wählen, ein eigenes Kategoriensystem zu konstruieren (zur Kritik solcher Versuche vgl. Ehlich 1986a, Ehlich/Rehbein 1976); oder sie können auf die Alltagsklassifizierung zurückgreifen, wie sie sich im Bestand der sprechaktbezeichnenden Verben manifestiert. Dann aber sind sie mit der mangelhaften Systematik und Redundanz konfrontiert, die für dieses System charakteristisch ist, und allen den Zweifeln und Entscheidungsunsicherheiten beim Kategorisieren ausgesetzt, die Wagner beschreibt.

4. Die funktional-pragmatische Handlungsanalyse und das Konzept des sprachlichen Handlungsmusters

Die beschriebenen Defizite der auf mehr oder weniger sprechakttheoretischen Grundlagen basierenden Diskursanalyse führten schon zu Beginn der 70er Jahre zu Anstrengungen von Linguisten, den Untersuchungen zum sprachlichen Handeln eine tragfähigere Grundlage zu geben. Dazu gehören auch die Bemühungen um die Begründung einer Sprechhandlungstheorie, die insbesondere in den Arbeiten von Ehlich und Rehbein ihren Niederschlag gefunden haben. Das zentrale Konzept des handlungstheoretischen Ansatzes ist das des 'sprachlichen Handlungsmusters' (Rehbein 1977, Ehlich/Rehbein 1979, 1986). Mit ihm wird das Sprechaktkonzept in einem doppelten Sinne aufgehoben: Es wird weiterentwickelt und verändert, aber in bestimmten Aspekten auch bewahrt. Wie ist das zu verstehen?

Handlungsmuster sind, der Handlungstheorie zufolge, gesellschaftliche Verallgemeinerungen wiederkehrender Handlungsverläufe. Sie bilden sich heraus, wenn gesellschaftlich miteinander verbundene Menschen immer wiederkehrende Probleme ihres Zusammenlebens lösen bzw. immer wiederkehrende gesellschaftliche Zwecke erreichen wollen oder müssen. Auf Kommunikation bezogen ist z. B. ein solcher immer wiederkehrender Zweck, einem anderen Menschen ein Wissen vermitteln zu wollen (oder zu müssen), das dieser nicht besitzt.

Handlungsmuster sind 'Tiefenstrukturen'. Sie sind nicht mit den sprachlichen Oberflächenformen zu identifizieren, die Kommunikationsteilnehmer auf der Grundlage von Mustern produzieren und die immer nur eine Auswahl aus den im Handlungsmuster niedergelegten Handlungsmöglichkeiten darstellen.

Handlungsmuster können unterschiedlich komplex sein. Komplexe Handlungsmuster können weniger komplexe in sich enthalten. Sprechakttypen im Sinne der Sprechakttheorie sind im Prinzip elementare Sprechhandlungsmuster. Das bedeutet: Eine beliebige konkrete Sprechhandlung eines bestimmten Typs - z. B. eine Bitte - wird nicht länger als eine ausschließlich individuell-intentionale und auf den Sprecher beschränkte Aktivität betrachtet. Eine Bitte zu äußern heißt, ein ganzes Sprechhandlungsmuster zu aktivieren, in dem auf eine abstrakte und nicht-lineare Weise nicht nur die illokutive Handlung des Sprechers, die Bitte, enthalten ist, sondern auch die möglichen Reaktionen des

Hörers und eventuelle Folgehandlungen von Sprecher und Hörer; außerdem Information über die Kontexte, in denen das Muster angewendet werden kann.

Ein weiteres Charakteristikum des handlungstheoretischen Ansatzes ist, daß Sprechhandlungsmuster (wie Handlungsmuster überhaupt) aus verschiedenen Typen von Handlungen bestehen. Sie enthalten *"mentale Handlungen, sprachliche Handlungen (Interaktionen)* und *Aktionen,* hörer- und sprecherseitig"* (Rehbein 1988, 1083). "Alle diese Handlungen können gesamte *Handlungen* oder *Prozeduren* oder einfache *Akte* sein" (Rehbein, a.a.O.). Für die sprachlichen Handlungen bzw. Sprechhandlungen stellt sich letzteres folgendermaßen dar: Eine Sprechhandlung wird durch den simultanen Vollzug eines propositionalen und eines illokutiven Aktes vollzogen; der Vollzug seinerseits ist an die Ausführung sprachlicher Prozeduren gebunden (zu verschiedenen Arten von Prozeduren vgl. Ehlich 1986b).

Was könnte eine so ausgestaltete Sprechhandlungstheorie zu einem geeigneten theoretischen Rahmenkonzept für entwicklungspragmatische Untersuchungen machen? Ich möchte mich auf zwei Gründe beschränken:

(a) Bevor Kinder überhaupt ein Wort sprechen, befinden sie sich mit ihren Betreuungspersonen bereits in einem gut funktionierenden "vorsprachlichen Diskurs"; das haben die in Abschnitt 2 erwähnten Untersuchungen zweifelsfrei erwiesen. Mit wachsenden sprachlichen Ausdrucksmöglichkeiten werden die Mittel der vorsprachlichen Kommunikation allmählich durch sprachliche ersetzt. Weil das Musterkonzept nicht nur auf sprachliche Handlungen zugeschnitten, sondern Teil einer allgemeinen Handlunsgtheorie ist und daher Handlungen aller Typen gleichberechtigt erfaßt, dürfte es als Beschreibungs- wie Erklärungsrahmen für die anzunehmenden Transformationsprozesse besonders gut geeignet sein.

(b) Wenn es ferner richtig ist - und daran kann es eigentlich keinen Zweifel geben -, daß sich Kinder im Prozeß ihrer Entwicklung nicht nur die Sprache als solche aneignen, sondern mit ihr zusammen auch ein Wissen darüber, wie und wann man diese sprachlichen Mittel zweckmäßiger- und angemessenerweise und in Übereinstimmung mit bestimmten Erwartungen der Partner im sozialen Umfeld einsetzt - dann ist das Musterkonzept wiederum ein geeigneter Beschreibungs- und Erklärungsrahmen. Es eröffnet die Möglichkeit, den Prozeß der Aneignung kommunikativer Kompetenz als einen Prozeß der Aneignung von Kommunikations- bzw. Sprechhandlungsmustern zu interpretieren. Das wiederum bedeutet, daß die sprachlichen Mittel und ihre Aneignung nicht isoliert vom Aneignungskontext betrachtet werden können. Dies dürfte ein realistisches theoretisches Abbild der tatsächlichen Lernsituation und der Vorgänge um den Spracherwerb sein.

Eine Schrittfolge des Sprechhandlungserwerbs unter handlungstheoretischem Aspekt[6] könnte von der allmählichen Versprachlichung der vorsprachlichen Kommunikation, einem für sich voll funktionierenden System, ausgehen. Ihr folgt ein langanhaltender Prozeß der Aneignung von Musterstrukturen. Weitere Schritte sind der Erwerb von Möglichkeiten der Instrumentalisierung der Sprache (d. h. ihres uneigentlichen Gebrauchs), die Aneignung der Sprache als komplexes Handlungsmittel und schließlich die Herausbildung eines Wissens über Sprache. Als ein Forschungsprogramm verstanden, harrt diese Liste der Umsetzung in entsprechende Untersuchungen[7].

Anmerkungen

1 Früheren Ansätzen, den Handlungscharakter von sprachlichen Äußerungen zu thematisieren, war aus historischen Gründen wenig Erfolg beschieden. Das trifft sowohl auf Karl Bühler wie auf die Vertreter der russischen Dialogforschung zu (vgl. zu diesen Problemen Ehlich, in Vorb.).
2 Eine weitere Arbeit, bei der es nicht um eine Gesamtklassifizierung geht, wohl aber um den geschlechts- und schichtabhängigen Gebrauch von Sprechakten (Direktiva), stammt von Ludger Hoffmann (Hoffmann 1978).
3 Wagner und Mitarbeiter erweiterten die bekannten fünf Klassen Searles (Assertive, Direktive, Kommissive, Expressive, Deklarative) um zwei weitere Klassen, und zwar: Emotive und Akkompagnemente. Zaefferer/Frenz bilden insgesamt sieben Klassen plus einer Klasse 'Nichtsprachliche kommunikativ relevante Handlungen'.
4 vgl. Meng 1991, 26f. mit ihren Ausführungen zur Bestimmung des Kommunikationsmusters 'Erzählen und Zuhören'.
5 Die Ursachen für diesen Zustand und mögliche Wege seiner Überwindung werden bei Ehlich 1986a diskutiert.
6 Einen Vorschlag dazu hat Ehlich anläßlich der 6. Fachtagung der Dortmunder Forschungsstelle "Kindersprache" unterbreitet.
7 Dies ist nicht so zu verstehen, als gäbe es auf dem Gebiet der Kindersprachforschung und Entwicklungspragmatik noch gar keine Untersuchungen zur Sprach- und Kommunikationsentwicklung bei Kindern, die man der Richtung der funktional-pragmatischen Handlungsanalyse zurechnen kann. Zu nennen wären in diesem Zusammenhang Martens 1979, Reski 1982, Redder/Martens 1983, Redder 1986. Anregungen der Handlungstheorie sind auch in Meng/Kraft/Nitsche 1991 aufgegriffen worden.

Literatur

Austin, J.L. (1962) How to do things with words. Oxford: Clarendon Press

Bates, E.; Camanioni, L.; Volterra, V. (1973) The acquisition of performatives prior to speech. Technical Report 129. Consiglio Nazionale delle Ricerche. Roma

Bates, E. (1976) Language and context. The acquisition of pragmatics. New York (u.a.): Academic Press

Bruner, J.S. (1978) The role of dialogue in language acquisition. In: Sinclair, A.; Jarvella, R.J.; Levelt, W.J.M. (eds.) The child's conception of language. Berlin (u.a.): Springer, 241-256

Bruner, J.S. (1987) Wie das Kind sprechen lernt. Bern (u.a.): Huber

Dore, J. (1975) Holophrases, speech acts, and language universals. In: Journal of Child Language 2, 21-40

Dore, J. (1985) Children's conversations. In: van Dijk, T.A. (ed.) Handbook of discourse analysis. Vol. 3. London: Academic Press, 47-65

Ehlich, K. (1972) Thesen zur Sprechakttheorie. In: Wunderlich, D. (Hg.) Linguistische Pragmatik. Frankfurt a. M.: Athenäum, 122-126

Ehlich, K. (1986a) Die Entwicklung von Kommunikationstypologien und die Formbestimmtheit des sprachlichen Handelns. In: Kallmeyer, W. (Hg.) Kommunikationstypologie. Handlungsmuster, Textsorten, Situationstypen. Düsseldorf: Schwann, 47-72

Ehlich, K. (1986b) Funktionalpragmatische Kommunikationsanalyse - Ziele und Verfahren. In: Hartung, W. (Hg.) Untersuchungen zur Kommunikation - Ergebnisse und Perspektiven. Linguistische Studien Reihe A, Arbeitsberichte, 149, 15-39; (1989) abgedruckt in Flader, D. (Hg.) Verbale Interaktion. Stuttgart: Metzler, 127-143

Ehlich, K. (in Vorb.) Handlungs- und Zeichenzentrierung bei Bühler. In: Ehlich, K.; Meng, K. (Hgg.) Die Aktualität des Verdrängten. Neuansätze in der Sprach- und Kommunikationsforschung am Anfang unseres Jahrhunderts.

Ehlich, K.; Rehbein, J. (1976) Sprache im Unterricht - Linguistische Verfahren und schulische Wirklichkeit. In: Studium Linguistik 1, 47-69

Ehlich, K.; Rehbein, J. (1979) Sprachliche Handlungsmuster. In: Soeffner, H.-G. (Hg.) Interpretative Verfahren in den Sozial- und Textwissenschaften. Stuttgart: Metzler, 243-274

Ehlich, K.; Rehbein, J. (1986) Muster und Institution. Untersuchungen zur schulischen Kommunikation. Tübingen: Narr

Ervin-Tripp, S. (1977) Wait for me, roller skate! In: Ervin-Tripp, S.; Mitchell-Kernan, C. (eds.) Child discourse. New York (u. a.): Academic Press, 165-188

Garvey, C. (1975) Requests and responses in children's speech. In: Journal of Child Language 2, 41-63

Garvey, C. (1979) Contingent queries and their relations in discourse. In: Ochs, E.; Schieffelin, B.B. (eds.) Developmental pragmatics. New York (u. a.): Academic Press, 363-372

Hoffmann, L. (1978) Zur Sprache von Kindern im Vorschulalter. Eine Untersuchung in zwei Kindergärten aus dem niederdeutschen Sprachraum. Köln, Wien: Böhlau (=Niederdeutsche Studien Bd. 25)

Klann-Delius, G. (1990) Affektivität und Spracherwerb. In: Praxis der Psychotherapie und Psychosomatik 35, 140-149

Martens, K. (1979) Zur Herausbildung kommunikativer Handlungsmuster zwischen Kind und Bezugsperson: Unterstützung herstellen. In: Martens, K. (Hg.) Kindliche Kommunikation. Theoretische Perspektiven, empirische Analysen, methodologische Grundlagen. Frankfurt a. M.: Suhrkamp, 76-109

Meng, K. (1991) ERZÄHLEN und ZUHÖREN bei Drei- und Sechsjährigen. Eine Längsschnittstudie zur Aneignung der Erzählkompetenz. In: Meng, K.; Kraft, B.; Nitsche, U. Kommunikation im Kindergarten. Berlin: Akademie-Verlag, 20-131

Meng, K.; Kraft, B.; Nitsche, U. (1991) Kommunikation im Kindergarten. Studien zur Aneignung der kommunikativen Kompetenz. Berlin: Akademie-Verlag

Miller, M. (1976) Zur Logik der frühkindlichen Sprachentwicklung. Empirische Untersuchungen und Theoriediskussion. Stuttgart: Klett

Oksaar, E. (1979) Zur Analyse kommunikativer Akte. In: Wirkendes Wort 29, 391-404

Ramge, H. (1976) Spracherwerb und sprachliches Handeln. Studien zum Sprechen eines Kindes im dritten Lebensjahr. Düsseldorf: Schwann

Redder, A. (1986) Modalverben im kindlichen Diskurs - Überlegungen zu ihrer Aneignung. In: Wagner, K.R. (Hg.) Wortschatz-Erwerb. Bern (u. a.): Lang, 30-58

Redder, A.; Martens, K. (1983) Modalverben ausprobieren. Wie Kinder mit Modalverben handeln. In: Boueke, D.; Klein, W. (Hgg.) Untersuchungen zur Dialogfähigkeit von Kindern. Tübingen: Narr, 163-181

Reeder, K. (1988) Classifications of children's speech acts: a consumer's guide. Journal of Pragmatics 7, 679-694

Rehbein, J. (1977) Komplexes Handeln. Elemente zur Handlungstheorie der Sprache. Stuttgart: Metzler

Rehbein, J. (1988) Ausgewählte Aspekte der Pragmatik. In: Ammon, U.; Dittmar, N.; Mattheier, K.J. (Hgg.) Soziolinguistik/Sociolinguistics, 2. Halbbd. Berlin: de Gruyter, 1181-1195

Reski, A. (1982) Aufforderungen. Zur Interaktionsfähigkeit im Vorschulalter. Bern (u. a.): Lang

Searle, J.R. (1969) Speech acts. An essay in the philosophy of language. Cambridge: University Press

Searle, J.R. (1979) A taxonomy of illocutionary acts. In: Searle, J.R. Expression and meaning. Studies in the theory of speech acts. Cambridge: University Press, 1-29

Snow, C.E. (1977) Mothers' speech research: from input to interaction. In: Snow, C.E.; Ferguson, C.A. (eds.) Talking to children. Language input and acquisition. Cambridge: University Press, 31-49

Wagner, K.R. (1977) Sprechpläne im Ja-Buch. In: Lypp, M. (Hg.) Literatur für Kinder. Zeitschrift für Literaturwissenschaft und Linguistik (LiLi), Beiheft 7. Göttingen, 220-239

Wagner, K.R. (1978) Sprechplanung. Empirie, Theorie und Didaktik der Sprecherstrategien. Frankfurt a. M.: Hirschgraben

Wagner, K.R. (1983) Zur Analyse von Sprechakten und Sprechstrategien im Tageskorpus einer Neunjährigen. In: Boueke, D.; Klein, W. (Hgg.) Untersuchungen zur Dialogfähigkeit von Kindern. Tübingen: Narr, 209-220

Wagner, K.R.; Steinsträter, C. (1987) Wörterbuch der illokutiven Typen zum Korpus TERESA (9;7). In: Wagner, K.R. (Hg.) Wortschatzerwerb. Bern (u. a.): Lang, 59-81

Wagner, K.R.; Poding, G. (1995) Ontogenese und Phylogenese des Sprechhandlungserwerbs. Eine vergleichende Studie anhand des Dortmunder Korpus. In: Wagner, K.R. (Hg.) Sprechhandlungs-Erwerb. Essen: Die Blaue Eule (=Kindersprache Bd. 10), 11-37

Zaefferer, D.; Frenz, H.-G. (1977) Kindliches Sprechhandeln in relevanten Situationen. Ergebnisse einer empirischen Untersuchung. In: Sprengel, K.; Bald, W.-D.; Viethen, H.W. (Hgg.) Akten des 11. Linguistischen Kolloquiums, Aachen 1976, Bd. 2, Tübingen: Niemeyer, 297-307

Zaefferer, D.; Frenz, H.-G. (1979) Sprechakte bei Kindern. Eine empirische Untersuchung zur sprachlichen Handlungsfähigkeit im Vorschulalter. In: Linguistik und Didaktik 38, 91-132

L2-Erwerb versus L1-Erwerb: Methodologische Aspekte ihrer Erforschung[1]

Jochen Rehbein/Wilhelm Grießhaber

Vorweggreifende Zusammenfassung

In diesem Beitrag werden sprachliche, psychische und soziale Bestimmungen des Erwerbs einer ersten Sprache (L1) sowie einer weiteren Sprache (L2) behandelt. Gesamthypothese ist, daß sich der Erwerb sprachlicher Formen aufgrund des Erwerbs von deren *Funktion* im Rahmen größerer Einheiten, *Diskursformen*, vollzieht, wobei in den Erwerb das Gesamtwissen eines Kindes über L1 und L2 eingeht. Ein solcher Ansatz erfordert für Aufnahme und Analyse eine umsichtige, nicht-reduktive Methodologie. - Anfangs werden mögliche Verhältnisse von Erstsprache zur Zweitsprache eines Individuums erfaßt (§1.). Die vorliegende Arbeit konzentriert sich - mit Hilfe eines tabellarischen Überblicks über eine Reihe von Untersuchungen zum Bilingualismus in diesem Jahrhundert - auf die Konstellation des *sukzessiven Erwerbs von L2 gegenüber L1*, wie sie für die Migration typisch ist. Zunächst werden zwei *psychologische* Parameter diskutiert: das Alter (§2.) und die Interdependenz von L1 und L2 in der Entwicklung (§3.). - Im vierten Abschnitt (§4.) werden *soziale* und *sprachliche* Dimensionen des L2-/L1-Erwerbs anhand einer Studie zum türkisch-deutschen Bilingualismus exemplarisch aufgeführt. Als methodologisch integrierendes Konzept sozialer und psychischer Bestimmungen einerseits, sprachlicher Formen andererseits werden im konkreten Fall *narrative* Diskursformen angesehen, da diese für die Entwicklung von L1 und L2 eine besondere Relevanz zu haben scheinen. - In §5. wird anhand eines Falles von L1/L2 die Vermittlung der Kategorien des "sprachlichen Handelns" mit jenen der "Spracherwerbsfor-schung" (z.B. "Interimssprache", "Transfer" usw.) zu zeigen versucht. Grundlegend für eine solche Vermittlung ist das Konzept der *Planung einer sprachlichen Handlung* im Zusammenhang der diskursformbestimmten Rede, in die Elemente aus verschiedenen sprachlichen Repertoires der Lerner ("Wissensstrukturen") integriert werden können. Transfer und andere lernersprachliche Phänomene werden auf dieser Grundlage funktional-pragmatisch bestimmt. - Im letzten Abschnitt (§6.) werden Hypothesen zum Vorgehen bei der Datenerhebung zum L2-/L1-Erwerb aufgestellt. Dabei wird für eine - in der Spracherwerbsforschung nicht immer übliche - *umfassende Datenpräsentation* (in Form von Transkription und Segmentierung) argumentiert, da sich kaum auf einer anderen Basis die einzelne, von den Lernenden verwendete sprachliche Form in ihren übergeordneten Handlungszweck einordnen läßt, Aussagen über deren funktionale Leistung und damit zuverlässige Aussagen über Longitudinalentwicklungen treffen lassen. Die Arbeit schließt mit einem Blick auf die Konsequenzen pragmatischer Spracherwerbsforschung für Bildung und Erziehung.

1. Spracherwerbstypen

L1, L2 usw. sind eigentlich numerische Zählungen für die Sprachen ("languages") von Individuen. Gemeinhin versteht man konkretisierend L1 als "Muttersprache", L2 usw. als Nicht-Muttersprache(n), jedoch gibt es unterschiedliche Verhältnisse der Sprachen zueinander, die außer von den in der Spracherwerbsforschung relevanten Kategorien des Alters und des Lehr-Lern-Diskurses (gesteuert vs. ungesteuert) noch von weiteren Größen bestimmt werden. Bei genauerem Hinsehen ergibt sich ein recht komplexes Netzwerk, das wir anhand eines Überblicks über "mögliche L1-L2-Verhältnisse" (s. Tabelle 1) diskutieren, um für die Fragestellungen des Papiers einen systematischen Standort zu gewinnen.

Wir nehmen zunächst die *Perspektive des Individuums* ein, das die Sprachen L1, L2 usw. ausbildet (psycholinguistisch: "erwirbt"). Beim L1- und im L2-Erwerb spielt das *Lebensalter* (Baby, Kind, Jugendlicher, Erwachsener) eine wichtige Rolle (s. dazu im einzelnen §2.). Der individuelle Erwerb von L1 und L2 wird von der (den) *Sprache(n) in der Familie* (bezeichnet mit "F") beeinflußt, jedoch sind diese kategoriell von den L-Sprachen zu trennen. Als Familiensprachen verstehen wir die *Muttersprachen* der erziehenden Personen sowie jene von Geschwistern und Freunden (gezählt als "F1") sowie deren *Zweitsprachen* (gezählt als "F2") und gegebenenfalls deren *"Sprachmischungen"/"Mischsprachen"* ("F3") (vgl. Bakker/Mous 1994). Die Kommunikation zwischen den Erziehenden erfolgt normalerweise in einer der Sprachen F. In dieser Einteilung bleibt der Grad der Beherrschung der Sprache(n) offen, lediglich die Kombinationsmöglichkeiten werden angegeben.

Spätestens ab dem Kindesalter werden als Quelle des Spracherwerbs *Sprachen in nicht-familiären Institutionen* (abgekürzt: "I"-Sprachen) wichtig. Sie sind als Sprachen der Vertreter (=Agenten) der Institutionen zu verstehen, mit denen diese untereinander und mit den Klienten verkehren. Die Sprachen in den nicht-familiären Institutionen sind charakteristischerweise Ausdruck der Sprachenverteilung in einer Gesellschaft auf Landesebene. Die Sprachen I1, I2,..., IN werden daher unter Bezug auf die *Landessprachen* in einer Spannbreite von "gleichwertig" bis "diglossisch" (Verteilung auf unterschiedliche Institutionen) gruppiert. Sprachen, die keinen Status als Landessprache haben (auch wenn sie von den Klienten der Institutionen untereinander verwendet werden sollten; vgl. Rehbein 1985), bezeichnen wir mit "IN". Die Institutionen lassen sich (in der hier verfolgten Perspektive) nach "Kindergarten/Vorschule", "Arbeit", "anderen Institutionen" (etwa Behörde, medizinische Versorgung, Medien usw.) sowie nach schulischem Unterricht unterscheiden. Die Schule selbst ist nach dem Unterricht, in dem Sprache zum Gegenstand wird (in verschiedenen Fächern sowie in bestimmten Programmen des Fremd- und Zweitsprachenunterrichts, des muttersprachlichen Unterrichts sowie des bilingualen Unterrichts), von jenem, in dem Sprache als Medium verwendet wird (sachorientiert), aufzuteilen.

L1 und L2 usw. können in Abhängigkeit von der Familiensprache F und der institutionellen Sprache I unterschiedlich ausgeprägt sein. Anders gesagt: Zwischen L1, L2, F und I ergeben sich je nach Ausfüllung *unterschiedliche Verhältnisse*[2], auf denen wiederum 'Spracherwerbstypen' basieren, von denen einige sich folgendermaßen beschreiben lassen:

1. *Frühe Zweisprachigkeit* (oder simultaner Erwerb zweier (oder mehrerer) Sprachen): L1 und L2 fungieren als zwei Muttersprachen, genau genommen als $L1_1$ und $L1_2$; dabei werden beide von den *Familiensprachen F* her erworben (die I-Sprachen bleiben hier im Unterschied zu 10. außer Betracht).
2. *Sukzessiver Bilingualismus*[3]: Erwerb von L2 zeitlich nach L1 (beim Kind, etwa vom 3. bis zum 12. Lebensjahr); L2 ist zumeist keine Familiensprache bzw. kann Zweitsprache in der Familie (F2) sein.
3. *Später sukzessiver Bilingualismus* beim Jugendlichen (in der Pubertät).
4. *Transitorischer Bilingualismus*: Wechsel von L1 auf L2 als Muttersprache (: sukzessiver Austausch der Rolle von L1 und L2).
5. *Zweitspracherwerb I* (beim Erwachsenen): L2 wird in der Sprachpraxis als I-Sprache ohne den Besuch von Sprachunterricht gelernt (ungesteuert).
6. Erwerb von L2 im *Zweitsprachunterricht*, ohne muttersprachlichen Unterricht (MSU) in L1.
7. Erwerb von L1 und L2 im *bilingualen Unterricht*[4] (für Kinder aus 2.).
8. Erwerb von L2 im *Fremdsprachenunterricht* (L2 ist dann keine I-Sprache; dieser Fall wird mit "LH" als "Diplomatensprache" abgekürzt).
9. *Zweitspracherwerb II* (bei Schülern): L2 wird beim Besuch von Sprachunterricht gelernt und auch sprachpraktisch in den gesellschaftlichen Institutionen verwendet.
10. Wird bei *Mehrsprachigkeit* in verschiedenen gesellschaftlichen Institutionen einschließlich des Sprachunterrichts (I-Sprachen) dieselbe Vielzahl von Sprachen F in der Familie gesprochen, ergeben sich gute Bedingungen für eine von den Individuen getragene gesellschaftliche Mehrsprachigkeit im Sinne mehrerer L1 (wie in einigen Ländern Afrikas).

Im folgenden betrachten wir die methodologischen Fragestellungen hauptsächlich aus der Perspektive des "sukzessiven Bilingualismus", also des Spracherwerbstyps 2., mit der konkreten Ausfüllung, daß Türkisch als L1 vom Babyalter an, Deutsch als L2 erst vom Kindesalter an erworben wird, daß die Familiensprache F1 Türkisch, die Zweitsprache F2 in der Familie Deutsch ist und daß die Institutionssprache Deutsch (also die L2) ist, Türkisch (L1) in

Deutschland als Minderheitensprache zählt, die in einigen Institutionen wie der Institution Schule gesprochen wird. Die Diskussion orientiert sich auch an bestimmten Forschungsdesigns für Untersuchungen von sukzessivem Bilingualismus türkischer Kinder in der Bundesrepublik.[5]

2. Zur Rolle des Alters beim sukzessiven Bilingualismus

Für die Perspektive solcher Situationen gibt es unterschiedliche Prognosen: Während z.B. Mougeon/Heller 1986 bei der französischen Minderheit in Ontario (Kanada) eine Tendenz zum Sprachenwechsel des Französischen in Richtung Englisch als möglich annehmen (nachdem jedoch Französisch viele Generationen hindurch tradiert worden ist) und damit einen instabilen Bilingualismus konstatieren, verzeichnet z.B. Poplack 1983 bei den Puerto-Ricanern in New York in einer Situation, in der Spanisch und Englisch gleich intensiv verwendet werden, eine Sprachbeherrschung beider Sprachen mehrere Generationen hindurch und damit einen voraussichtlich stabilen Bilingualismus.

Ob der Bilingualismus stabil oder instabil ist, hängt jedoch weniger vom Code-Switching als solchem als vielmehr von der Sprachenwahl von einer Generation zur anderen und diese wiederum von dem Weg des Spracherwerbs ab. In der Minderheits-/Mehrheitssituation der Bundesrepublik gibt es - abstrakt gesprochen - zwei polare Erwerbswege:

1. Das ausländische Kind erwirbt die Zweitsprache, indem es die Muttersprache beibehält. Diese im Prinzip zu einer Zweisprachigkeit führende Entwicklung ähnelt der frühen Zweisprachigkeit, wie sie häufig in binationalen und/oder zweisprachigen Familien entsteht, ist jedoch gegenwärtig bei den Immigrantenkindern eher selten.
2. Oft findet der relative "Nicht-Ausbau" (oder sogar sukzessive Abbau) der Muttersprache statt, ohne daß komplementär eine entsprechende Beherrschung der zweiten Sprache erworben wird.

Bei Schulbeginn haben die ausländischen Schüler zumeist eine altersadäquat ausgebildete nichtdeutsche Muttersprache, ihre Familiensprache (zu diesem Terminus s. Saunders 1982). Spätestens zu diesem Zeitpunkt erfahren sie jedoch fast täglich einen institutionsbedingten Sprachenwechsel zwischen Elternhaus, Nachbarschaft und Schule, den sie keineswegs einheitlich verarbeiten (zu dieser Thematik vgl. z.B. Swain 1978, Cummins 1984 und weitere Forschungsberichte über die Ergebnisse von Immersionsprogrammen, zitiert in Swain/Lapkin 1982). Der sequentielle Erwerb einer zweiten Sprache (Zweitspracherwerb) erfordert die Bewältigung von Strategien und Prozeduren, für die die altersmäßigen Voraussetzungen bei Schulbeginn vielfach ungünstig sind. Ein verhältnismäßig hoher Prozentsatz türkischer Schüler z.B. schafft diesen von der normalen deutschen Schule geforderten Sprung zumindest in den Bereichen der Schriftlichkeit nur schwer. Dieser Sachverhalt scheint auch etwas mit dem Alter zu tun haben, in dem der Sprung von der Familien- zur Schulsprache gemacht wird.

Mit zunehmendem Alter lernen Kinder eine fremde Sprache zunehmend effizienter als jüngere (vgl. Burstall u.a. 1974, Stern 1976; s. für eine umfassende Information über Rolle des "Alters" beim Zweitspracherwerb in verschiedenen Konstellationen der Mehrsprachigkeit Harley 1986). Lediglich im raschen Erwerb der Aussprache (in den phonologisch-phonetischen Dimensionen) sind jüngere Kinder vor Schulbeginn älteren überlegen (s. Asher/Garcia 1969, Snow/Hoefnagel-Höhle 1978a, 1978b, Ervin-Tripp 1974, Fathman 1975, Fathman/Precup 1983, Snow 1983). Aber erst ältere Schüler (etwa ab dem 10. Lebensjahr) können kognitive Dimensionen in einer anderen Sprache schneller (als in sehr jungem Alter) aufbauen (Stölting 1980, Toukomaa 1985), und zwar, weil diese bereits beim Erwerb der Zweitsprache sprachlich entwickelt gewesen sind (vgl. die Arbeiten zur "Schwellen-Hypothese" von Toukomaa/Skutnabb-Kangas 1977, Fthenakis u.a. 1985, Cummins 1979). Wenn auch Kinder in jüngerem Alter beim Lesen- und Schreibenlernen sogar eine Art (positiven) Rücktransfer von der Zweit- in die Erstsprache vornehmen können (Genesee 1978, 1979), dann deshalb, weil sie die Zweitsprache länger, nicht etwa, weil sie sie schon in jungem Alter gelernt hätten.

Nach Wong-Fillmore 1982 benötigen Kinder eingewanderter Minderheiten (Wong-Fillmore hat in kalifornischen Schulen Kinder mit Englisch als Zweitsprache und mit Spanisch und Chinesisch als Muttersprache untersucht) vier bis sechs Jahre, um den Stand in der zweiten Sprache (Englisch), der in der Schule erforderlich ist, zu erreichen; zum Erwerb des Englischen für die mündliche Verständigung reichen hingegen schon zwei bis drei Jahre Sprachkontakt aus. Die Untersuchung sagt zwar etwas über die Schwierigkeiten der Zweitsprache als Lehr- und Lerninstrument und über die Langfristigkeit des Zweitspracherwerbs aus, nichts jedoch darüber, ob der Lernprozeß in der Muttersprache nicht erheblich geringere Schwierigkeiten bereiten würde: Der Stand von L1 wurde nämlich nicht untersucht.

Eine gründliche Untersuchung von Fähigkeiten ausländischer Kinder in zwei Sprachen zeigt denn auch, daß ein großer Teil der ausländischen Kinder zunächst eine Dominanz in der Muttersprache aufweist (Stölting 1980).

Das zu Schulbeginn in der dominanten Sprache bereits erreichte sprachliche Ausgangsstadium, die grundlegende Ausdifferenzierung der Sprachfunktionen im mündlichen Sprachgebrauch, wird schulisch zumeist nicht weitergeführt (Damanakis 1983 hat begründet, weshalb es für ausländische Kinder unzuträglich ist, wenn sie von ihrer primärsprachlichen Entwicklung im Schulalter abgeschnitten werden), sondern häufig abgebrochen. Der in der Muttersprache schon erreichte Stand muß in der zweiten Sprache schulisch neu aufgebaut werden, während dem Kind bereits kognitive Leistungen in der zweiten Sprache abverlangt werden. Während monolinguale Schüler erst die Familiensprache und dann die kognitiven, also komplexeren, Sprachfunktionen nacheinander, sequentiell, lernen können, müssen die ausländischen Kinder dies simultan tun.

3. Zur Interdependenz von L1- und L2-Entwicklung

Der Spracherwerb etwa türkischer Kinder in der deutschsprachigen Gesellschaft ist weder als reiner Muttersprachenwerb des Türkischen (L1) noch als Zweitspracherwerb des Deutschen (L2) jeweils isoliert voneinander zu untersuchen. Vielmehr vollzieht sich der Erwerb der einen Sprache in Abhängigkeit von dem der anderen Sprache. Dies gilt - bei der zu untersuchenden Kindergruppe - insbesondere für den verstärkten Einfluß des Deutschen vom Beginn der Schule an, bei dem die Untersuchung einsetzen soll. Für diesen engen Zusammenhang haben die sprachpädagogisch orientierten Forschungsevaluationen von Cummins (1979, 1984 usw.) einige Evidenz erbracht.

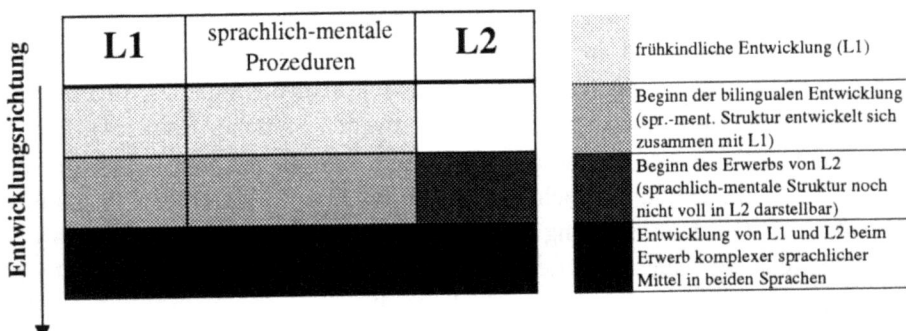

Figur 1: Verlauf des Spracherwerbs beim sukzessiven Bilingualismus

Die Sprachentwicklung beim Typus des sukzessiven Bilingualismus läßt sich nach Cummins nicht allein dadurch charakterisieren, daß die Entwicklung von L1 analog zu der von L2 verlaufe. Indizien sprechen dafür, daß die Rolle von L1 nicht ohne weiteres von L2 übernommen werden kann. Deshalb wird auch argumentiert, daß die kognitive Entwicklung nicht sprachlich unabhängig verlaufe. (Vgl. zum folgenden das grob-illustrierende Schema in Figur 1.) Vielmehr sei in der Entwicklung ein "Wechselverhältnis" (Interdependenz) beider Sprachen festzustellen, das nicht als ein direkt aufeinander abbildbares Verhältnis zu sehen ist, sondern als eines, das durch mental-sprachliche Entwicklung gesteuert wird.

Genau genommen liegt insofern ein Wechselverhältnis zwischen sprachlichen und mentalen Entwicklungen vor, als sich eine Reihe mentaler Mechanismen im Rahmen der Entwicklung einer Sprache, also sprachspezifisch, ausbildet - zunächst in der zumeist dominanten L1, um dann auch im Rahmen der Entwicklung der anderen Sprache (L2) angewendet zu werden. Allerdings lassen die Hypothesen von Cummins mehr Fragen offen als sie beantworten, da ihnen keine präzise und funktionale Theorie über den Zusammenhang von Sprechen und psychischen Mechanismen zugrundeliegt, sondern eher eine Mischung aus obskurem Positivismus und sprachfernem Kognitivismus.

Es kommt jedoch hinzu, daß "Situationen des tatsächlichen Sprachkontakts" und damit Konstellationen sprachlichen Handelns als Bedingungen in den Erwerb von L1 und damit auch von L2 eingehen bzw. diesen ebenfalls steuern. Unter den kommunikativen Bedingungen, die global als "sprachliche Minderheitensituation" umschreibbar sind, kann sich die Entwicklung der L1 verzögern (s. die verschiedenen Arbeiten zum Phänomen des "Sprachverlustes" in Lambert/Freed 1982, Weltens/de Bot/van Els 1986). Welchen Einfluß hat diese Verzögerung - vermittelt über die Entwicklung sprachlich-mentaler Prozeduren - auf den Erwerb von L2?

Ein besonderes Indiz für das komplizierte Verhältnis von L1 und L2, das in verschiedenen Altersstufen nachzuweisen ist, ist die Form eines *Transfers*, der keine unmittelbare Reproduktion der sprachlichen Oberfläche der einen Sprache in der anderen Sprache ist, sondern auf der Verwendung *von sprachlich-mentalen Prozeduren der einen Sprache mittels der Strukturen der anderen Sprache* beruht (Grießhaber 1990, Rehbein/Bozkurt 1986). Z.B. werden von türkischen Kindern mit deutscher L2 die Deixeis ("bu, o, şu") im Türkischen vor Substantive gesetzt und so die deutsche Artikel-Prozedur mit den Mitteln der türkischen Sprache reproduziert, während dieselben Kinder im Deutschen den Artikel weglassen - ein Indiz für den Einfluß der türkischen Prozedur der Definitheit-Behandlung. Ein derartiger *reziproker Einfluß* (auch: "*reziproker Transfer*", s. Rehbein 1987b) findet keineswegs immer statt, sondern an *bestimmten Stellen im Redezusammenhang*, etwa im Türkischen, wenn das zugehörige Nomen bekannt ist und lediglich refokussiert wird, im Deutschen zumeist in (nicht-topikalisierenden) Akkusativ-Konstruktionen. Damit ist auch die Diskursabhängigkeit des genannten Phänomens angedeutet, womit wiederum dessen kommunikative Funktionalität kategorial mit ins Spiel kommt. Das Beispiel soll zeigen, daß mentale Prozeduren (wie hier das Refokussieren des Hörers) zunächst sprachspezifisch ausgebildet werden, jedoch systematisch auf die andere Sprache übertragen werden und dort entsprechende Veränderungen an der Oberfläche bewirken können. So zeigen sich etwa auch Probleme, den Gesprächsgegenstand exakt zu benennen bzw. auf ihn während der Rede unzweideutig Bezug zu nehmen, häufig in beiden Sprachen in jeweils spezifischer Weise, so daß wir auf eine generelle zugrundeliegende Fähigkeit schließen können, deren Entwicklungsstand sich in beiden Sprachen manifestiert.

Phänomene des reziproken Transfers scheinen durch einen forcierten Erwerb von L2 bei unausgereifter L1, d.h. bei unausgereifter Ausbildung der sprachspezifisch sich entwickelnden sprachlich-mentalen Prozeduren, begünstigt und durch sprachliches Handeln in spezifischen Konstellationen (Diskursformen) gesteuert zu werden. Reziproker Transfer mag freilich auch mit der speziellen Kombination der Sprachen zu tun haben (so zeigen koreanische Kinder in der Bundesrepublik eine ähnliche Tendenz im Verhältnis L1 und L2; s. Kim 1992). Allerdings scheint der Zusammenhang zwischen kognitiver Entwicklung und Sprachentwicklung bei Zweisprachigkeit alles andere als erforscht.

Als eine mögliche Erklärung könnte die Universal-Hypothese angenommen werden (Slobin[6] 1982, auch Felix 1982 u.v.a.), der entsprechend den Spracherwerbsphasen universelle kognitive Prozesse (Strategien) zugrundeliegen. Das verzögerte Erreichen der Phasen in Fällen wie den erwähnten wäre darauf zurückzuführen, daß sie in L1 zwar entwickelt, aber in L2 (noch) nicht anwendbar sind. Der reziproke Transfer als eine *sprachspezifische* Strategie ist in diesem Rahmen jedoch ebenso wenig zu erklären wie die Frage, weshalb gerade bei Kindern in spezifischen Minderheitensituationen derartige Phänomene auftreten. Gleichwohl soll trotz einer hier vertretenen einzelsprachbezogenen Argumentation nicht bestritten werden, daß eine Reihe von Sprachperzeptionsmechanismen (vgl. z.B. Bever 1970) nach allgemeinen übersprachlichen ("universellen") Prinzipien zu operieren scheinen.

4. Untersuchungskategorien von L1-/L2-Erwerb

4.1. Untersuchungskategorien und Datenlage früherer Untersuchungen zum simultanen/sukzessiven Bilingualismus

In einer kommentierenden Bibliographie wurde ein Teil der umfangreichen Forschungsliteratur zum bilingualen Spracherwerb von 1907 bis 1984 unter der Perspektive einer individuellen Zweisprachigkeit aufgearbeitet (s. Öktem/Rehbein 1987); auch die Literatur zum monolingualen Erstspracherwerb wurde erfaßt, soweit in ihr Aussagen zum Mutterspracherwerb und zu Spracherwerbsmechanismen allgemein gemacht werden, sowie die weniger bekannte Literatur zum Spracherwerb des Türkischen als Erstsprache (Muttersprache). Auf diesen Forschungsbericht verweisen wir nur, aber übernehmen hier die tabellarischen Übersichten über die Untersuchungen zum kindlichen Bilingualismus (die Angaben in Spalte 1 ("Autoren (in zeitlicher Reihenfolge)") beziehen sich auf die Zusammenstellung in Öktem/Rehbein 1987; die bibliographischen Einzelnachweise sind dort nachzulesen und nicht in die Bibliographie des vorliegenden Artikels aufgenommen). Aus der tabellarischen Übersicht ergibt sich, daß im Rahmen der klassischen Bilingualismusforschung kaum Arbeiten zum *pragmatischen* Aspekt der Sprachentwicklung existieren, der im folgenden im Zentrum stehen soll. Gleichzeitig wird deutlich, daß in Longitudinaluntersuchungen selten mehrere Probanden analysiert wurden. Deshalb ergibt sich als Desiderat einer Untersuchung der bilingualen Sprachentwicklung dasjenige einer größeren Anzahl von Sprechern (s. auch unten §6.2.).

4.2. Vorgehen bei einer Untersuchung zum sukzessiven Bilingualismus mit institutionsspezifisch erweiterter Fragestellung und diskursanalytischem Instrumentarium - exemplarisch an einem konkreten Forschungsdesign[7]

4.2.1. Ziele

Angenommen, wir wollen einen besonders wichtigen Abschnitt des Spracherwerbtyps des sukzessiven Bilingualismus untersuchen. Dann ist zunächst festzustellen, inwieweit sich die Diskursfähigkeiten in einer zweisprachigen Umgebung etwa im Alter zwischen 6 und 10 Jahren entwickeln, durch welche Mechanismen dies bedingt wird und welche Strategien die Kinder einsetzen, um die sprachlichen Realisierungen der Diskursformen zu verstehen und zu produzieren.

Der kindliche Erwerb von Fähigkeiten zu komplexen sprachlichen Äußerungen und Abfolgen von Äußerungen, d.h. zu (mündlichen) Diskursen, im Türkischen und Deutschen soll untersucht werden. Als Diskurstyp werden Großformen des Sprechens, nämlich narrative Diskursformen, ausgewählt. Dabei ist zu klären, welche sprachlichen Strukturen erworben werden, um diese Formen in beiden Sprachen zu realisieren.

Autoren	Anzahl der Kinder	Alter	Meth.	Entwicklg.	Phonologie	Semantik	Syntax	Transfer	Mix	sonst.	Sprachen L 1	Sprachen L 2	Erwerbstyp
Volz 1907	1	3-4	Ō		◆			◆			Maltesisch	Deutsch	●→●
Ronjat 1920	1	0-5	Ō		◆	◆		◆			Französisch	Deutsch	⟳
Pavlovitch 1920	1	0-2	Ō		◆	◆			◆		Französisch	Serbisch	⟳
Hoyer & Hoyer 1924	1	0-1	Ō							Lall	Russisch	Deutsch	⟳
Smith 1935	8	0-4	Ō			◆			◆		Chinesisch	Englisch	⟳
Emrich 1938	1	0-3	Ō				◆				Deutsch	Bulgarisch	⟳
Kenyeres & Keyneres 1938	1	6;10-7;8	Ō		◆	◆	◆		◆		Ungarisch	Französisch	●→●
Leopold 1939 - 1949	1	0-12	Ō							alles	Deutsch	Englisch	⟳
Tits 1945	1	6-7	Ō					◆			Spanisch	Französisch	●→●
Burling 1959	1	1;4-2;10	Ō				◆	◆			Garo	Englisch	⟳
Imedadze 1960	1	0,11-3	Ō					◆			Russisch	Georgisch	⟳
Peal & Lambert 1962	164	10	Ø Test							Intell	Französisch	Englisch	●→●
Vildomec 1963	1	15	Ø							Flu	Französisch	Deutsch	⟳
Tabouret-Keller 1962	1	1;8-2;11	Ō					◆			Französisch	Deutsch	⟳
Valette 1964	1	3;3-4;3	Ō			◆		◆			Spanisch	Französisch	●→●
Raffler-Engel 1965	1	0-4;5	Ō		◆			◆			Englisch	Italienisch	⟳
Murrell 1966	1	2-2;8	Ō				◆	◆	◆		Schwedisch	Finnisch Englisch	⟳
Ruke-Dravina 1967	2	0-6	Ō		◆			◆			Schwedisch	Lettisch	⟳
Mikes 1967	3	0-4	Ō				◆		◆	Morph	Ungarisch	Serbisch	⟳
Ravem 1968	1	3;9-4;7	Ō				◆			Morph	Norwegisch	Englisch	●→●
Price 1968	21	7-9	Ø				◆			WoSt	Englisch	Walisisch	●→●
Francescato 1969	2	4-6	Ō					◆	◆		Italienisch	Niederländ.	●→●
Oksaar 1970	1	0;2-3	Ō		◆	◆	◆		◆	Morph	Schwedisch	Estnisch	⟳
Dato 1970, 1971	7	4;1-6;5	Ø				◆		◆	Morph	Englisch	Spanisch	●→●
Natalicio & Natalicio 1971		6-18	Ø Test							Plur	Spanisch	Englisch	●→●
Ianco-Worrall 1972	30	4-6	Ø Test			◆					Afrikaans	Englisch	⟳
Swain 1972	1	2,4-4	Ō	◆			◆	◆			Französisch	Englisch	⟳
Politzer & Ramirez 1973		5-9	Ø				◆				Spanisch	Englisch	●→●
Dulay & Burt 1973	151	6-18	Ø							GR/ functors	Spanisch	Englisch	●→●
Dulay & Burt 1974	60	6-18	Ø							GR/ functors	Spanisch	Englisch	●→●
Dulay & Burt 1974	55	6-18	Ø							GR/ functors	Chinesisch	Englisch	●→●
Ravem 1974	2	6;5+3;9	Ø							GR/wh- Fragen	Norwegisch	Englisch	●→●
Carringer 1974	24	10-14	Ø							Intell	Spanisch	Englisch	●→●
Milon 1974	1	7-7;7	Ō				◆	◆	◆		Japanisch	Englisch	●→●
Ervin-Tripp 1974		4-9	Ø		◆		◆	◆		Übers	Englisch	Französisch	●→●
Cancino et al 1974	2	5-5;10	Ō	◆			◆	◆	◆		Spanisch	Englisch	●→●
Cancino et al 1974	2	10-11	Ō	◆			◆	◆	◆		Spanisch	Englisch	●→●

L2-Erwerb versus L1-Erwerb

Autoren	Anzahl der Kinder	Alter	Meth.	Entwicklg.	Phonologie	Semantik	Syntax	Transfer	Mix	sonst.	Sprachen L1	Sprachen L2	Erwerbstyp
Hakuta 1974, 1975	1	5-6	◐	◆				◆	◆		Japanisch	Englisch	●→●
Tsushima & Hogan 1974		8-10	∅							Intell	Japanisch	Englisch	∞
Swain & Wesche 1975	1	ab 2	◐				◆	◆	◆		Französisch	Englisch	●→●
Bergmann 1976	1	0;10-2;3	◐	◆				◆	◆		Englisch	Spanisch	∞
Wode 1976, 1978	4	3;4-7;6	◐	◆				◆			Deutsch	Englisch	●→●
Kessler & Idar 1977	1	4-5	◐					◆	◆		Vietnames.	Englisch	●→●
Lightbown 1977	2	6;4-6;5	∅					◆	◆		Französisch	Englisch	●→●
Schmidt-Mackey 1977	1	Eigenbeschreib.									Deutsch	Ungarisch Serbisch	∞
Riley 1977	1	5	∅	◆				◆			Deutsch	Englisch	●→●
De Matteis 1978	4	2+7+8+9	1 Jahr ◐	◆	◆				◆		Deutsch	Niederländ. Italienisch	∞
Itoh & Hatch 1978	1	2;11-3	∅		◆	◆	◆		◆		Japanisch	Englisch	
Bain & Yu 1978	50 + Vergleichsgruppen	6-9	∅							Intell	Italienisch	Englisch	●→●
Celce-Murcia 1978	1	2-2;4	◐	◆	◆	◆	◆	◆	◆		Französisch	Englisch	∞
Keller-Cohen 1979	1	4;3-5;6	◐	◆			◆	◆	◆	Prag	Schw.deut.	Englisch	●→●
Keller-Cohen 1979	1	4;3-5;6	◐	◆			◆	◆	◆		Japanisch	Englisch	●→●
Keller-Cohen 1979	1	4;3-5;6	◐	◆			◆	◆	◆		Finnisch	Englisch	●→●
Redlinger & Park 1980	4	2-3	∅	◆				◆	◆		Deutsch	Englisch	∞
Stölting 1980	97	8-15	∅					◆	◆	Biltyp	Serbokroat.	Deutsch	●→●
Arnberg 1981	4	zw.1;5-6	◐						◆	SprVerlust	Schwedisch	Englisch	∞
McClure 1981	47	3-15	∅							CoSw	Spanisch	Englisch	●→●
Genishi 1981	4	6-6;2	∅							CoSw	Spanisch	Englisch	●→●
Mills 1981	1	3;0-4;0	◐							tag-question	Englisch	Deutsch	∞
Vihman 1982	2	1;1-2;10	◐	◆	◆	◆	◆	◆			Estnisch	Englisch	∞
Rehbein 1981f	6	10-16	◐							Prag, GR Flu	Türkisch	Deutsch	●→●
Saunders 1982	3	Ab 1	◐	◆						Prag, Morph	Englisch	Deutsch	∞
Taeschner 1983	2	0;11-9	◐	◆		◆	◆				Italienisch	Deutsch	∞
Poplack 1983	16	5-12	∅							SprVerlust	Spanisch	Englisch	●→●
Pfaff 1984	29	8-15	◐				◆				Türkisch	Deutsch	●→●
Pfaff 1984	13	8-15	◐				◆				Griechisch	Deutsch	●→●

Tabellarische Übersicht - zeitlich geordnet; Abkürzungen:

∞ Simultanerwerb   ●→● Sukzessiverwerb   ◐ Longitudinalstudie   ∅ Querschnittstudie

Biltyp:	Bilingualismustypen	Meth.:	Methoden	Sem:	Semantik/Wortbedeutungen
CoSw:	Code-Switching	Mix:	Sprachenmischung/-trennung		
Entw:	Sprachentwicklung	Morph:	Morphologie	SprVerlust:	Sprachverlust
Flu:	Fluency	Phon:	Phonologie	Syn:	Syntax
GR:	Grammatik	Plur:	Plural	Trans:	Transfer
Intell:	Intell./kogn. Entwicklung	Prag:	Pragmatik/Diskursfähigkeit	Übers:	Übersetzung
Lall:	Lallen			WoSt:	Wortstellung

Insbesondere ist festzustellen, wie die Entwicklung der komplexen Sprachfähigkeiten durch den familiären und den schulischen Kontext beeinflußt wird. Dabei soll das Projekt Einschätzungsmöglichkeiten darüber liefern, in welcher Weise die schulische Entwicklung an außerschulisch erworbene sprachliche Fähigkeiten gezielt anknüpfen kann, um eine Koordinierung sprachlicher Fähigkeiten im schulischen und familiären Kontext zu erreichen.

4.2.2. Die zu untersuchende Gruppe - ein Beispiel

Nehmen wir an, 8 in der Bundesrepublik aufwachsende türkische Kinder (4 Mädchen und 4 Jungen im Alter von 6 bis 10 Jahren) werden untersucht.

Ein Grund für die Auswahl von Kindern türkischer Sprache ist, daß sie die größte Gruppe von Kindern nichtdeutscher Muttersprache in der Bundesrepublik repräsentieren. Die Familiensprache und damit die L1 der Kinder ist - wie bei dem größten Teil der türkischsprachigen Bevölkerung in der Bundesrepublik - Türkisch.

Die Zahl acht resultiert aus Erfahrungen mit der Krefelder Studie[8]: Für eine qualitativ orientierte empirische Untersuchung ist dies eine gerade noch überschaubare Zahl. Eine Differenzierung der Gruppe nach den Gesichtspunkten "größerer vs. geringerer Kontakt mit der deutschen Sprache, Besuch/Nichtbesuch des deutschen Kindergartens, Berufstätigkeit beider Eltern vs. lediglich eines Elternteils, Aufenthaltsdauer der Eltern in der Bundesrepublik" ist zu beachten. Alle Kinder kommen aus Arbeiterfamilien.

Die bilinguale Gruppe wird zu Kindern mit einer monolingualen Entwicklung im Deutschen und im Türkischen desselben Alters in Bezug gesetzt. Die sprachlichen Daten der deutschen Kindergruppe können aus eigenen Aufzeichnungen bzw. aus vorliegenden Untersuchungen zum Deutscherwerb gewonnen werden.

4.2.3. Sprachentwicklung in Abhängigkeit von der Institution

Wir betrachten Sprache als Träger individueller und gesellschaftlicher Erfahrungen und als von zentraler Funktion bei der Herausbildung und Weitergabe gesellschaftlichen Handelns und Wissens. Die Muttersprache (L1) ist die Sprache der Institution Familie und jene Sprache, in und mit der das Kind die allgemeinen Funktionen von Sprache erlernt (vgl. die Ausführungen des "Memorandums zum muttersprachlichen Unterricht" (1985, §1.1.)).

4.2.3.1. Sprachentwicklung in der Familie

Die Sprachentwicklung in der Familie bringt Fähigkeiten zur Kommunikation hervor, so etwa die gesprächssteuernden kommunikativen Mechanismen und die interaktiven Gliederungsmechanismen der Rede. Sie bildet jene Funktionen der Sprache aus, die der Aufrechterhaltung, Herstellung und Veränderung gesellschaftlicher Beziehungen dienen, der Überlieferung von Geschichten, deren Verstehen und deren Einordnung in gemeinsames Vorwissen. Diese Funktionen können wir als Leistungen der Sprache u.a. in komplexen narrativen Diskursformen beobachten und analytisch erfassen.[9]

Die Familie hat eine zentrale Rolle bei der Sprachentwicklung, denn in ihrem Zusammenhang wird das Kind auf die Sprache in der Schule vorbereitet. Die Sprache in der Schule ist durch Erwerb der Schriftlichkeit im Lehr-Lern-Diskurs gekennzeichnet. Die Einstellung zur Schriftlichkeit, die sich im praktischen Umgang mit Geschriebenem und Gedrucktem zeigt, dürfte in Kulturpraktiken begründet sein, die auch familiär tradiert werden, ohne daß eine oberflächliche Korrelation zu dem Umstand herzustellen wäre, ob Vater oder Mutter bzw. die entscheidenden Erziehungspersonen Analphabeten sind. Familiäre Kulturpraktiken sind z.B. Erzählserien in der oralen Tradition oder argumentatives Streiten, also die Praktizierung komplexen sprachlichen Handelns. Die Zusammenhänge zwischen sprachlichem Handeln in der Familie, der Entwicklung komplexen sprachlichen Handelns beim heranwachsenden Kind und der Bewältigung schulischer Spracherfordernisse sind immer noch wenig erforscht. Migrantenfamilien sind insofern stärker gehandicapt, als die familiären Kontakte zur Breite der Verwandtschaft und somit die Intensität der Erwachsenen/Kind-Kommunikation zumeist reduziert sind.

4.2.3.2. Sprachentwicklung in der schulischen Kommunikation

Die für die Bewältigung sprachlicher Handlungsformen in der Schule erforderlichen sprachlichen Fähigkeiten knüpfen an den allgemeinen - außerschulisch entwickelten - sprachlichen Fähigkeiten an, setzen ihre Entwicklung und Weiterentwicklung voraus und machen von ihnen Gebrauch, indem sie sie den Zwecken der Institution anpassen. All diese Fähigkeiten sind im Fall monolingualer Entwicklungen normalerweise ausgebildet, selbst auf die Schriftsprache wird außerhalb der Schule vorbereitet.[10]

Das schulsprachliche Handeln unterscheidet sich zwar vom alltagssprachlichen durch institutionsspezifische Veränderungen. Aber die sprachlichen Funktionsbereiche der Schule, in denen die Zwecke der Institution Schule durch sprachliches Handeln realisiert werden und die daher die entsprechenden Fähigkeiten erfordern, sind systematisch auf alltagssprachliches Handeln und dessen mentale und soziale Tätigkeitsdimensionen zu beziehen. Die Funktionsbereiche haben eine begrenzte Vielfalt von Handlungsformen entwickelt, die darin zusammenkommen, daß die Schule konstitutiv als "versprachlichte Institution" bezeichnet werden kann. Die Sprachspezifik der

Schule als Charakteristikum dieser Institution wird in Ehlich/Rehbein 1986 ausgeführt. Aber es handelt sich dabei nicht um grundsätzlich voneinander separierbare sprachliche Fähigkeiten.

Kommen Kinder mit einer anderen Muttersprache als Deutsch ("Bilingualismustyp 2") in die deutsche Schule[11] und fallen Förderung und Stützung ihrer Muttersprache weg, werden die allgemeinen sprachlichen Fähigkeiten, soweit sie ausgebildet sind, schulisch nicht genutzt und differenziert, sondern werden "eingefroren" oder verfallen (Erwerbstyp 6).[12]

Anders gesagt: Institutionell und gesellschaftlich geförderter bzw. unbeabsichtigt wirkender L1-Verlust verursacht nicht allein in kognitiver Hinsicht Lernschwierigkeiten, sondern allgemein Schwierigkeiten in den Funktionsbereichen der institutionellen Kommunikation und rückwirkend in der Kommunikation insgesamt. Deshalb kommt der Institution Schule gerade in den ersten Jahren eine entscheidende Rolle bei der Stabilisierung oder Destabilisierung der Sprachfähigkeit und insofern bei der Entwicklung oder Verhinderung einer vielfältigen individuellen und gesellschaftlichen Zweisprachigkeit zu.

Wir benennen einige schulische Bereiche, in denen sich die Sprachfähigkeiten ausbilden: Instruktion und Verstehen, Schriftlichkeit, Aufbau und Ausbau der Muttersprache, problemlösendes Sprechen im Begleitdiskurs, Analyse und Reflexion von Spracherfahrungen, Übersetzen und Sprachmitteln, interkulturelle Kommunikation im Klassenzimmer, praktisches sprachliches Handeln in Mutter- und Zweitsprache, Gruppenbezug und Identitätserfahrung durch muttersprachliche Kommunikation (s. die Klassifizierung von potentiell zweisprachigen Konstellationen in der Schule in Rehbein 1987b). Diese sprachlich-kommunikativen Bereiche stellen ein konzeptuelles Bindeglied zwischen den in dem "Memorandum zum muttersprachlichen Unterricht" (§1) skizzierten und in Rehbein 1985b erläuterten Sprachfunktionen von L1 zu den "Komponenten des Unterrichtsprozesses" dar. In der hier skizzierten Untersuchung soll die Verbindung bilingualen Sprachgebrauchs in der Schule, der elementaren muttersprachlichen Sprachfunktionen und der Entwicklungsmöglichkeiten differenzierter allgemeiner Sprachfähigkeiten herausgestellt werden.

4.3. Fähigkeiten zu narrativem Diskurs und zu narrationsbezogener Syntax als Untersuchungsgegenstand

Im frühkindlichen Spracherwerb werden grundlegende Strukturen der Syntax und ein Grundwortschatz erworben (s. August in verschiedenen Arbeiten). Um das 5. Lebensjahr beginnt eine Phase des Erwerbs komplexer sprachlicher Formen (s. Karmiloff-Smith 1979). Bei deren Untersuchung soll deutlich werden, ob und gegebenenfalls inwieweit der Erwerb komplexer sprachlicher Formen des Türkischen und dann auch des Deutschen durch die Kommunikationsstrukturen in Familie und Schule beeinflußt wird. Die 'Kommunikationsstrukturen' werden im Konzept der 'Diskursformen' operationalisiert.

4.3.1. Die Diskursform Erzählen als Gegenstand systematischer Datenerhebung und als Bezugsgröße sprachlicher Formen

Die Operationalisierung der komplexen Sprachfähigkeiten geschieht, indem Diskursformen untersucht werden, in denen sich spezifische kulturelle Probleme niederschlagen; als dafür geeignet erscheinen narrative Diskursformen.

Daß Diskursformen komplex sind, heißt, daß ihre Realisierung eine Vielzahl sprachlicher und mentaler Prozeduren erfordert. Geben wir zunächst einige Beispiele, um sodann zum speziellen Fall narrativer Diskursformen zu kommen.

(a) Allgemein

In der Familie gibt es eine Reihe von Diskurstypen, z.B. das Beschreiben von Wohnungen, Spielplätzen usw. einem Hörer gegenüber, der den zu beschreibenden Sachverhalt nicht wahrnimmt. Beim Beschreiben etablieren die Kinder sprachlich einen Vorstellungsraum für die räumlichen Relationen (vgl. Rehbein 1984). - Diskursformen sind auch Erläutern und Erklären/Kommentieren von Tätigkeiten und/oder von Wörtern einem anderen Kind gegenüber sowie Rechtfertigungen gegenüber Erwachsenen. - Eine andere Form ist das Argumentieren: Sie wird in Familien - auch in türkischen, allerdings in kulturspezifischer Weise - gehandhabt, um unterschiedliche Ansichten, Bewertungen, Normen, Auffassungen, Abneigungen und Wünsche zu verhandeln (s. die Arbeiten von Miller 1976 zur Rolle des Argumentierens beim Erwerb von Normen; zum Argumentieren im Zweitspracherwerb ausländischer Kinder s. Antos 1985). Hier sind z.B. die verschiedenen Modi (Konjunktiv, Irrealis usw.) relevant. - Des weiteren gibt es Wettbewerbsspiele, in denen Kinder oft ihre verbalen Fähigkeiten dokumentieren. In Rollenspielen reproduzieren Kinder Fernseh- oder Videofilme (s. die Arbeiten von Auwärter/Kirsch; Auer 1982 hat Reimspiele bei italienischen Kindern untersucht). - Im 5. und 6. Lebensjahr scheint sich die Fähigkeit zum Rätselstellen und Rätsellösen herauszubilden (vgl. Ehlich/Rehbein 1986, §3.). In einem solchen Rahmen haben sprachliche Realisatoren von Fragen, Konditionalformen, Aspekte usw., die als Hinweise auf die Lösung von den Kindern interpretiert werden, einen funktionalen Stellenwert.

(b) Narrative Diskursformen

Die Fähigkeit zur Realisierung komplexer Diskursformen ist für das Kind erforderlich, wenn (zeitlich oder räumlich) absente Sachverhalte, die nicht unmittelbar im Wahrnehmungsfeld sichtbar sind, einem Kommunikationspartner gegenüber verbalisiert werden. Hier erscheint das Erzählen von besonderer Relevanz. Obwohl sich erst zu Beginn des vierten Lebensjahres komplexe Erzählfähigkeiten entwickeln, hat das Kind schon früh die Fähigkeit zur Darstellung vergangener Ereignisse, ohne über die komplexen sprachlichen Mittel dazu zu verfügen. Allerdings ist zu klären, weshalb das Kind bestimmte sprachliche Mittel für das Erzählen in welcher Reihenfolge und in welchem Zusammenhang erwirbt oder nicht.

Der Begriff des Erzählens wird in der hier skizzierten Untersuchung in dem weiten Sinn von "narrativ" verwendet. Was in der Literatur unter diesem Terminus gefaßt wird, stellt sich bei genauerer Betrachtung als recht heterogen heraus. In vielen Fällen, insbesondere in elizitierenden Erhebungssituationen, handelt es sich um eine Skala verwandter/ähnlicher Formen wie Berichten, Nacherzählen, Wiedergeben, Schildern, referierendes Zusammenfassen u.a. (s. Rehbein 1984, 1989).

So hat Bamberg 1987 den Erwerb narrativer Kohärenz bei Kindern untersucht; dabei wird die experimentelle Situation der Bildbeschreibung als methodologisch unbemerkter Bias für die syntaktische Analyse recht deutlich, da beim Beschreiben nur spezifische Funktionen von Deixis und Aktionsverbalisierung (Tempus/Aspekt) realisiert werden, ohne daß dies reflektiert würde; dennoch wird das Bildbeschreiben unter Erzählen (eben im weiteren Sinn) subsumiert. - Aber auch innerhalb des Diskurstyps Erzählen werden in der Spracherwerbsforschung Unterschiede konstatiert: Applebee 1978 und Heath 1982 haben die Rolle unterschiedlicher Erzählkonzepte bei Kindern betont; Mandler/Johnson 1977 sowie Stein/Glenn 1979 haben zwar gezeigt, welche strukturellen Charakteristika von Erzählungen für Kinder perzeptuell wichtig sind, sind jedoch von experimentellen Situationen ausgegangen und haben nicht die spontane Produktion untersucht. Nach Flader/Hurrelmann 1984 lassen Nacherzählungen im Schulkontext spezifische sprachliche Merkmale "freien Erzählens" vermissen. Nur wenige Forscher haben Erzählungen in "natürlichen" Erwerbskontexten untersucht: Kernan 1977, Umiker-Sebeok 1979, Keenan 1983, Kuczaj/McClain 1984, Quasthoff 1983, 1987, Preece 1987. Ethnographisch interessant ist die Studie von Heath 1982, nach der die Erzählfähigkeit in unterschiedlichen sozialen Gruppen der Vereinigten Staaten unterschiedlich ausgeprägt ist. Preece 1987 ist zum ersten Mal systematischer der Frage nach Subtypen von "narratives" bei Kindern nachgegangen (sie versteht unter "narrative" alle "accounts 'of some happening or group of happenings ... either true or made-up, intended to interest ... the hearer" oder auch "any verbal description of one or more past events" (ibd., 355)). Preece stellt bei ihrer Untersuchung von drei kanadischen Kindern im Alter zwischen 5-7 (18 Monate longitudinal) 14 verschiedene "narrative types" fest, von denen die von Labov/Waletzky 1967 beschriebenen beiden Typen der "persönlichen Anekdote" und der "Wiedergabe von Erfahrungen anderer" lediglich zwei seien; so gäbe es Phantasie-Geschichten und Wiedererzählungen (Ames 1966, Abrams/Sutton-Smith 1977), Nacherzählungen von Filmen und Videos (Kemper 1984) bzw. auch gemeinsames Erzählen von Kindern usw. Alles in allem wird unter dem Terminus "narrative" ("Erzählen") also eine Reihe von Subformen subsumiert. Daß dies dennoch eine nützliche Untersuchungskategorie für die Bestimmung sprachlicher Fähigkeiten von Bilingualen ist, zeigen neuere Untersuchungen wie die von Silva-Corvalen 1988 oder auch Fienemann 1987. - Meng 1991 gibt einen informativen Überblick über Forschungen zum (monolingualen) Erzählerwerb von Kindern, geordnet nach den Kriterien (1) Autor, (2) Anzahl, Alter und Muttersprache der Kinder, (3) Untersuchungssituation, (4) verwendetes Erzählmodell, (5) Analyseaspekte, (6) Analysemethode; einbezogen werden Studien über Kinder mit den folgenden Muttersprachen von Slama-Cazaku 1957/1984 (rumänisch), Friedrich 1976 (deutsch), Umiker-Sebeok 1979 (englisch), Meggyes 1981 (ungarisch), Michaels/Collins 1984 (englisch), Nikolaus/Quasthoff/Repp 1984 (deutsch), Schu 1985 (deutsch), Wagner 1986 (deutsch), Rath 1987 (deutsch), Redder 1985 (deutsch), Preece 1987 (englisch), van Peer 1989 (niederländisch), Reimann 1988 (deutsch).

Gegenstand der Untersuchung ist deshalb, herauszufinden, in welcher Weise, in welchem Umfang und in welcher Sprache die Kinder der genannten Gruppe Fähigkeiten zur Produktion "narrativer Diskurse" sowie die sprachlichen Mittel zu deren Realisierung erwerben. Die empirische Arbeit soll Instanzen komplexer Diskursformen erforschen, die typisch für den täglichen Sprachgebrauch der Kinder sind, in denen und in Orientierung auf die sich der Spracherwerb syntaktischer Strukturen vollzieht. Methodisch wird also von größeren Einheiten der Kommunikation ausgegangen, innerhalb derer sich die sprachlichen Formen (Mittel) differenzieren (vgl. hierzu den methodischen Ansatz von A. Peters 1983 für den Spracherwerb).

Die verschiedenen Erzähltätigkeiten der Kinder (Verbalisieren von absenten, erzählenswerten Sachverhalten) sollen in möglichst "natürlichen" kommunikativen Kontexten aufgezeichnet werden. In diesem Zusammenhang sind die Darstellung von Raum und Zeit, Aspekt- und Tempuswechsel im Diskurs, die Darstellung von Handlungstypen usw. ein essentielles sprachliches und mentales Problem, ebenso der ständige Wechsel räumlicher Strukturen im Vorstellungsraum der Erzählung. Auch die Modalitäten (Wollen, Müssen, Können usw. von Aktanten) und Verfahren der diskursiven Kohärenz sind im Rahmen des Erwerbs dieser Diskursform zu untersuchen.

Zusammenfassend gesagt: Die Diskursformen vom Typ des Erzählens werden einerseits dazu genutzt, Daten über sprachliche Prozeduren zu erheben, denn jene stellen die Zusammenhänge dar, innerhalb derer diese verwendet werden. Andererseits sind die Diskursformen Gegenstand der Datenerhebung, denn es werden Situationen gesucht bzw. im Versuch hervorgerufen, in denen sie auftreten. Auf dieser Basis lassen sich Entwicklungsfolgen und Differenzierungsprinzipien für Diskursfähigkeiten formulieren.

4.3.2. Erwerb syntaktischer Strukturen im Diskurs

In dem hier verfolgten Ansatz soll der Erwerb syntaktischer Strukturen in funktionalem Zusammenhang mit der Ausbildung komplexer Diskursfähigkeiten erforscht werden. Allgemein liegt der Schwerpunkt der skizzierten Untersuchung auf dem Spracherwerb in nicht-experimentellen Situationen. Dies hat seinen Grund darin, daß vor allem so ein Einblick in die *funktionale* Verwendung syntaktischer Strukturen gewonnen werden kann (Karmiloff-Smith 1979).

Folgende Strukturen sind relevant:
a) Tempus und Aspekt in komplexen Äußerungsfolgen;
b) Konnektive (Verbindungen zwischen den einzelnen propositionalen Gehalten von Äußerungen);
c) Modalitäten;
d) lokale und temporale Relationen (präpositionale vs. postpositionale Strukturen; s. Grießhaber 1991);
e) komplexe Syntax: Hierzu gehören verschiedene Partizipial- und Gerundialkonstruktionen des Türkischen (wie -ip, -erek, -erken, -ince usw.; s. dazu Rehbein 1992) und ihre Entsprechungen im Deutschen (unterschiedliche Neben-, insbesondere Konjunktionalsätze) sowie Probleme der Wortstellung in komplexen Sätzen in beiden Sprachen. Hier ist der Unterschied zwischen beiden untersuchten Sprachen und in bilingualer gegenüber monolingualer Entwicklung eine essentielle Fragestellung. Auch die Einbettung von Redewiedergaben gehört in diesen Bereich.

Auf der Basis longitudinal erhobener Daten können Folgerungen über die Abfolge und den Erwerb der sprachlichen Mittel und mentalen Prozeduren gezogen werden. Dabei ist festzuhalten, daß die sprachlichen Strukturen keineswegs nur in einer einzigen Diskursform vorkommen. Allerdings ist die Diskursform als funktionaler Zusammenhang zu verstehen, innerhalb dessen sich der Erwerb der sprachlich-mentalen Prozeduren vollzieht. Nehmen wir als Beispiel die sprachlichen Mittel der Kohärenz: Diese werden gleichermaßen beim Erzählen und Berichten sowie beim Erklären, Beschreiben usw. verwendet, haben jedoch spezifische Funktionen beim Erzählen insbesondere am Anfang bei der Etablierung von Zeit-, Raum- und Aktantenreferenz. Die Untersuchung soll also allgemeine und diskursspezifische Funktionen syntaktischer Strukturen feststellen.

5. Der narrative Zusammenhang in L1 und L2 - Vermittlungsgröße zwischen gesellschaftlichen Einflüssen, sprachlichen Formen und Mechanismen der Entwicklung

Nun erhebt sich die Frage, welche übergreifende Kategorie die Vermittlung einerseits der Institutionen, andererseits der sprachlichen Formen zu leisten mag. Als diese erscheint - nach den obigen Ausführungen - die "Narrativität", unter der unterschiedliche Diskursarten zusammengefaßt werden können. Methodologisch ist die 'narrative Diskursform' also eine Kategorie, in der die institutionellen Einflüsse von Familie und Schule einerseits, die Entwicklung sprachlicher Formen für die Bewältigung spezifischer Zwecke der Kommunikation andererseits vermittelbar sind. Wie ist eine solche "Vermittlung" genauer zu verstehen? Die Absicht des folgenden Abschnittes liegt darin, die Vermittlung durch eine *handlungstheoretische* Konzeption der Äußerung in L2 mit der Verkettung von Äußerungen nach einem Diskursplan sowie mit dem Wissen der Sprecher in L1 theoretisch und in concreto zu explizieren.[13] Dies geschieht so, daß die *Handlungskonstellationen* (vgl. Ehlich/Rehbein 1979, Rehbein 1977 zum Begriff der "Konstellation" des Handelns) mit spezifischen Diskursformen sprachlichen Handelns in L1 und L2 bestimmt werden.

Die Diskursarten variieren nach *Konstellationen* des Handelns, d.h. nach Situationen, in denen die Beteiligten jeweils spezifische Dimensionen des Handlungsraums auf einen spezifischen Zweck beziehen und sprachlich handelnd umsetzen.[14]

5.1. Einige Kategorien für die Untersuchung sprachlicher Formen und Funktionen

Einige Parameter werden aus dem folgenden Beispiel heraus entwickelt und auf diese Weise die Bedingtheit der Verwendung sprachlicher Formen durch zugrundeliegende kommunikative sowie psychische Prozesse herausgearbeitet. In der Konkretion des Konzepts sollen auch syntaktische Formen ihren *funktionalen Zusammenhang* der Analyse öffnen. Herausgestellt werden soll dabei das Erfordernis, Lerneräußerungen im *Zusammenhang* zu betrachten - ja, betrachten zu müssen. Ein solcher "Zusammenhang" kann in der Kindersprache *nichtsprachlich*, *empraktisch*, sein, so daß die jeweilige Rekonstruktion auch auf nicht-sprachliche Elemente auszudehnen ist.[15] In der oben skizzierten Zielsetzung werden aber gerade Äußerungen untersucht, die sich aus der empraktischen Einbindung gelöst haben und in einen *sprachlichen* Zusammenhang eingebunden sind, so daß der Erwerb der Leistungen der *Sprache* deutlich wird. Gleichwohl wird sich zeigen, daß die *Wissensprozessierung* durch Inanspruchnahme mentaler Prozeduren des Hörers (*also in situativer Rede*) erfolgen kann.

Sprachliche Mittel des *Redezusammenhangs* werden unter der Kategorie der *Konnektivität* zusammengefaßt.

Der Zusammenhang wird durch Strukturen sprachlicher Kommunikation hergestellt, in dem vorliegenden Fall durch ein thematisch gesteuertes Gespräch mit Interview-Charakter. Solche Gesprächstypen sind in der Soziolinguistik bekannt und kritisch analysiert worden. Sie sind nicht per se infragezustellen, vielmehr ist analytisch offenzulegen, welche Anteile einer Elizitierung von Daten durch den Gesprächspartner (Gp) geschuldet sind und welche kindinitiativ ("spontan") geäußert werden. Dies impliziert wesentliche Anforderungen an die Datenpräsentation als Transkription (s.u.).

Sprechen im Zusammenhang narrativer Diskursformen heißt, nach dem grundsätzlichen Prinzip der *Verkettung, nicht der Sequenz* zu handeln - eine einzelne Äußerung ist stets eine Abstraktion spezifischer Art. Die Frage ist aber, ob die Abstraktion methodologisch reflektiert, d.h. ob der Zusammenhang, in dem die Äußerung steht, theoretisch erfaßt ist, oder ob das linguistische abstractum als Einheit unreflektiert - und das heißt als untheoretische Verkürzung präsuppositiv - behandelt werden muß. Vor diesem Hintergrund berücksichtigen wir im folgenden vor allem die Kategorie des sprachlichen *Handlungsmusters* und seiner *Musterpositionen* als Basis für die Analyse kommunikativer Funktionen sowie der sprachlich-mentalen Prozeduren (*Etablieren* des Redegegenstands, *anaphorische Prozeduren*).

Die Lerner sind keineswegs auf die normative Realisierung schriftsprachlicher Ganzsatz-Äußerungen orientiert. Vielmehr handeln sie in gesprochener Sprache mit einer Syntax, die durch die *Prozessierung* der jeweiligen Äußerung in Anwesenheit des Kommunikationspartners geprägt ist. Daraus ergibt sich die Kategorie der sprachlichen Planung mit ihren Auswirkungen auf die *Prozeduren der Wortstellung* in L1 und L2 und anderer *syntaktischer Operationen*.

Für eine Erfassung des sprachpsychischen Prozesses ist die Analyse des sprachlichen Handelns in *beiden* Sprachen wichtig: L2 bildet - vermittelt über die psychische Verarbeitung des Diskurses - mit L1 ebenfalls einen *Zusammenhang*, der sich im Diskurs niederschlägt, so daß sich u.E. die Untersuchung nicht auf L2-Produktionen allein reduzieren läßt. Dieser psychische Zusammenhang ist häufige Basis eines *Transfers im Diskurs*.[16]

5.2. Ein L2-Beispiel

Im folgenden werden eine Diskursform in zwei Sprachen aus dem Entwicklungsstadium am Ende der Grundschule diskutiert, einige zugrundeliegende sprachlich-mentale Prozeduren rekonstruiert und Rückschlüsse auf das Verhältnis L1-L2 gezogen. Die Diskursform ist in die Konstellation eines interviewähnlichen Gesprächs eingebettet, wird also sequentiell prozessiert.

(B1) Yaprak, ein 11jähriges türkisches Mädchen in der 4. Klasse, ist im Alter von 4 Jahren nach Deutschland gekommen (Bilingualismustyp 2) und hat ein bilinguales Schulprogramm (Krefeld) mit 1/3 muttersprachlichem Unterricht und 2/3 Unterricht in deutscher Sprache (Typ 6) durchlaufen. Die beiden folgenden Beispiele stammen aus dem Krefelder Corpus (s. Rehbein 1986).

(B1) Yaprak   Gesprächspartner
(1) Gp: Warst du schon mal beim/beim Arzt bist du ja schon mal gewesen?
(2) Ya: Ja.
(3) Gp: Jǎ?
(4)   Auch hier in Deutschland?
(5)   ...Hast du/ Wie ging denn das da?
(6) Ya: Ich war in Zahnarzt.
(7) Gp: Ach, beim Zahnarzt.
(8)   Und?
(9)   Was habt ihr da gemacht?
(10) Ya: Äh...mein Zähne rausge... pat.
(11) Gp: Deine Zähne rausgemacht?
(12)   ...Warum denn das?
(13) Ya: Ähm ... Die Schularzt/äh ärztin gesagt: "Du muß äh der Doktor", ges(agt), "äh gehen!"
(14) Gp: Hm hm̌.
(15) Ya: Und der / äh::: isch geh zu Doktor.
(16)   Und der Doktor ... gesagter: "Wo is deine .. Zähne?" gesagt.
(17) Gp: Hm̌.
(18) Ya: Dann sag isch: "(Gesuch,) da is meine Zähner".
(19) Gp: Und da?
(20) Ya: Und dann hat /äh ... war in Hause.
(21) Gp: Hm̄
(22)   ...Aber jetzt sind sie ja wieder da, nicht?
(23)   Sind ja neue Zähne nachgewachsen, nicht?
(24) Ya: Ja'

210580/At 87/80/Yaprak/Krefeld
März 82/Rehbein/1:50/Uher CG 350

1. Etablieren des Redegegenstands

Das Kind bejaht die Fragen des Interviewers (statt sie als Aufforderung zum Sprechen aufzufassen) und beginnt erst auf die explizite Anforderung hin (Fragebatterie (s3)-(s5) vor dem Beginn in (s6)). Vor dieser Antwort steht ein Überlegungs- und Planungsprozeß.

Die Etablierung von Aktanten, Schauplatz und Zeit im Rahmen der vorausgreifenden Zusammenfassung "Ich war in Zahnarzt" (s6) fehlt im Vergleich mit der türkischen Arzt-Besuch-Erzählung (allerdings "Ağustosta" im türkischen Beispiel (s5)). Die vorausgeschickte Zusammenfassung wird von Gp elizitiert (in (s7/8)): "Und? Was habt ihr da gemacht?" "Äh ... mein Zähne rausge...pat" (der Verbstamm des Partizips wird lautlich nachgebildet, jedoch nur vage getroffen, das Präfix, das das entscheidende Rhema trägt, ist jedoch lautlich gut artikuliert). Bezogen auf die Semantik des Verbs 'machen' ist zu sagen, daß es sich um ein Basisverb (Architerm) für alles Tun handelt, hier verbunden mit dem Präfix "raus".

Die Etablierung von Schauplatz, Zeit, Aktanten und Konstellation[17] in der vorausgeschickten Zusammenfassung der Gesamthandlung ist also teilweise defizitär, so daß sie der Hörer nicht vorstellungsmäßig verankern kann. Die sprachliche Etablierung der genannten vier Komponenten ist allgemein für den erfolgreichen Beginn einer Erzählung essentiell. Oben handelt es sich zwar nicht um denselben Vorgang, da der Schauplatz ("beim Arzt") bereits durch den Interviewer benannt ist; vielmehr geht es um eine Benennung der Wissenspartikel, die für die Hörertätigkeit beim Erzählen elementar ist und die von dem durch die Interviewfragen verbalisierten Wissen ausgeht. Man kann diesen sprachlich-interaktionalen Vorgang etwas pauschal auch 'Einführung des Redegegenstands' nennen. In der Zweitspracherwerbsforschung hat Hatch 1978 auf die Schwierigkeit hingewiesen, die Lerner mit der Einführung und Etablierung eines "topics", eines Redegegenstands, im Diskurs der Zweitsprache haben. Da Hatch und auch die weitere "topic"-Diskussion in diesem Zusammenhang nicht zwischen Fokussierung, Refokussierung und Thema-Etablierung (wie auch Ochs-Keenan/Schieffelin 1976) unterscheidet, bleiben diese Arbeiten letztlich aus analytischen Gründen unbrauchbar.

2. *Konnektivität durch narrative Implikation und durch Hörersubstitution*

Die Segmente (s13) bis (s20) geben den Ablauf des Arztbesuchs (die Handlungsstruktur) wieder. In der Äußerungsfolge wird von der Sprecherin Ya wenig Zerlegungsarbeit geleistet; d.h. von ihr wird durch die Äußerungsfolge hindurch derselbe Wissensblock festgehalten, der bereits am Beginn in der vorausgeschickten Zusammenfassung "Ich war in Zahnarzt" (s6) enthalten ist. "mein Zähne rausge . . . pat." (s10) ist zwar eine sequentiell unmittelbare Antwort auf "Was habt ihr da gemacht?" (s9), aber bereits in (s6) zumindest teilweise enthalten, da sie propositional eine mit dem Konzept "Zahnarzt" selbstverständlich verbundene "Bedeutung" hat. - Auch die Äußerung: ""Du muß äh der Doktor", ges(agt), "äh gehen!"" (s13) kann als (narrative) Implikation von "Ich war in Zahnarzt" (s6) betrachtet werden. Ähnlich dürften (s15) in (s13), (s16) in (s13) und (s20) in (s18) enthalten sein.

Nach "Und der Doktor . . . gesagter: "Wo is deine Zähne?" gesagt" (s16) gibt das erzählende Kind die Anwort, die Worte repetierend: ""(Gesuch,). da is meine Zähner"". Die Äußerung (s18) ist akustisch nicht ganz verständlich, sie könnte als Antwort auf (s16) im Sinn eines ironischen Hinweises gelesen werden, weil einige Zähne fehlen und der Arzt suchen soll oder aber die Zähne ohnehin sichtbar sind, so daß er nicht zu suchen braucht. Nach "(Gesuch)" wird verbalisiert, was bereits im propositionalen Gehalt der Vorgängeräußerung von Ya enthalten ist. Das verbalisierte Wissen wird also kaum zerlegt. Vielmehr läßt sich auf der propositionalen Ebene eine narrative Implikationsskala etwa folgender Art formulieren:

$$p[(s6)] \supset p[(s9)] \supset p[(s13)] \supset p[(s15)] \supset p[(s16)] \supset p[(s18)]$$

Die planerisch-diskursive Entfaltung des Gewußten verläuft also an präetablierten Handlungsschemata entlang; denn die "Implikationen" sind nichts anderes als mental etablierte schematische Abfolgen von Handlungen und Handlungsfolgen, die diskursiv an konzeptuelle Fixationspunkte gebunden werden. An ihnen orientiert sich das Kind, das sich in der Verbalisierung einem standardisierten Wissen unterwirft. (Dies trifft sich mit dem Befund der Nicht-Etablierung von gemeinsamem Wissen, der beim Einführen deutlich wurde.) Die Orientierung an schematisiertem Wissen ist eine speziell für die Sachverhaltsdarstellung angewendete Strategie. Erst der propositionale Gehalt in (s20) liefert einen *neuen* (-nicht-implizierten) Aspekt.

Das Kind macht bei der Verbalisierung von bestimmten sprachlichen Schemata, um nicht zu sagen, von Klischees, Gebrauch. Klischees sind standardisierte Formulierungen standardisierter Sachverhalte des Alltags. Der Übergang ins Komplementärwissen (Rehbein 1982b) und von dort ins Sprachwissen erscheint gegeben. Im Gebrauch von Klischees drückt sich womöglich ein relativ frühes Stadium des Zweitspracherwerbs aus, der sich nach den Forschungen von Wong-Fillmore 1976 gerade am Beginn an formelhaften Ausdrücken der zweiten Sprache orientiert (bei Erwachsenen vgl. Rehbein 1987c, 1987d). Formelhafte Ausdrücke dienen dem Kind als Hilfe bei der Verbalisierung von Äußerungen. Nach vier Jahren Zweitspracherwerb liegt möglicherweise eine partielle Fossilisierung vor (Selinker 1972).

Die *Konnektivität* der Äußerungen durch Implikationen auf der propositionalen Ebene ist insofern als strategisches Mittel des Wiedergebens anzusehen, als damit das Einführen komplexeren Wissens bzw. der Ausbau von Wissen offensichtlich vermieden werden kann. Es werden lediglich Sachverhaltspartikel in einfachen Äußerungen verbalisiert. Die *erzählerische Verarbeitung* von Erfahrung wird solcherart schwierig, da die Zerlegung des Erfahrungswissens in zweitsprachliche Verbalisierungseinheiten (-Äußerungen) dessen Komplexität nicht angemessen ist.

Die Äußerungen sind aber nun zwar auf der Ebene des propositionalen Gehalts durch Implikation *konnektiert*, jedoch nicht durch explizite sprachliche Mittel auf der Diskursebene. Lediglich mittels Sprecher-Deixis ("ich") wird eine Refokussierung vorgenommen, der Symbolfeldausdruck "Doktor" wird stets erneut gesetzt, so daß - nach den Anaphorisierungsregeln des Deutschen - schwerlich ein Zusammenhang zum Vorhergehenden entsteht. Darüber hinaus verleihen die koordinierenden "und (dann)" (in (s15), (s16), (s18), (s20)) der Verkettung der Wiedergaben eine Listenstruktur (s. Rehbein 1992b).

Bereits die Etablierung des Diskurswissens (s1)-(s5) wird vom Hörer (Gp) mittels *Supplementierung* durchgeführt: Durch die Fragebatterien des Hörers werden die Äußerungen des Kindes (s10) und (s13) elizitiert, auch deren Zusammenhang wird durch die expliziten Nachfragen des Hörers Gp gesteuert. Auch (s20) von Ya wird durch (s19) elizitiert. Die Schlußbewertung (s22/23), die entscheidende Muster-Position einer Erzählung, wird sogar gänzlich vom Hörer substituiert. Die Supplementierung der propositionalen Abfolge und entscheidender Positionen des Musters des Erzählens durch Substitutions-Verfahren des Hörers ist charakteristisch für die vorliegende narrative L2-Produktion. Wir können von einer Hörerabhängigkeit bei der Prozessierung des Erzählens in L2 sprechen; d.h. H substituiert einerseits das narrative Verknüpfen (erzeugt die Konnektivität), andererseits das erforderliche Wissen. Dies bedeutet nun in der Konsequenz, daß das Erzählen in L2 außerordentlich von dem *durch den Hörer in der Sprechsituation* selbst bereitgestellten Wissen abhängt. Allgemeiner gesagt, verwendet das Erzählen hier eine Form der *situativen Rede*. Die situative Rede (Rehbein 1981) ist mit der Kategorie der '*empraktischen Rede*', der Einbettung sprachlichen Handelns in die Sprechsituation, kategorial nicht identisch. Bei der situativen Rede handelt es sich vielmehr um den strategischen Einsatz der Kategorien des Handlungsraums (Funktionalisierung) durch den L2-Sprecher.

Die Wiedergabe direkter Rede ist ein legitimes Mittel, um Wichtiges szenisch zu reproduzieren, also den Handlungs-/Ereignisablauf in den fiktiven Vorstellungsraum zu transponieren. Auch dieses Mittel muß sich jedoch den Prinzipien der Konnektivität der Rede anpassen. So müssen die Aktanten eingeführt sein, bevor ihnen eine Äußerung zitierend in den Mund gelegt werden kann. Die *Redewiedergabe* hat noch eine weitere Rolle: In (s15) oder (s16) zeigt sich z.B., daß der Inhalt der wiedergegebenen Rede auch als abhängiger Nebensatz mit einem Verbum dicendi als Matrix-Verb (s. auch Rehbein 1987a, §5.2.) und einer Einleitung des abhängigen Satzes mit "daß ..." hätte formuliert werden können. Bei Yaprak haben diese Konstruktionen jedoch häufig den Charakter uneingeleiteter Nebensätze, also von Sätzen, die von einem anderen Satz abhängen, ohne dies direkt zum Ausdruck zu bringen - bzw.

die Abhängigkeit wird allein durch die "Wörtlichkeit" der Rede markiert. Ist diese Überlegung zutreffend, dann wird "Redewiedergabe" strategisch verwendet und trägt wohl auch zur Schwierigkeit des Hörers bei der Herstellung von Konnektivität der rezipierten Wiedergabe-Verkettung bei.

Übrigens entspricht die Doppelverwendung und die Wortstellung des *Zitatsignals* vor und nach der Redewiedergabe ("gesagter"..."gesagt" in (s13), (s16)) dem türkischen mündlichen Erzählen - eine *transferbedingte* Erscheinung, die mit der Prozessierung des Satzes nach türkischem Vorbild zusammenhängen dürfte (s.u.).

3. "Subjekttilgung"?

Betrachten wir die abschließende Äußerung Yapraks: "Und dann hat/äh .. war in Hause" (s20): eine *Reparatur*. Interessant ist nun, daß kein Aktant (Subjekt) genannt wird, gleichwohl aus der Ellipse in beiden Teilsätzen ein jeweils anderes Subjekt rekonstruiert werden kann: "Und dann hat" setzt "Zahnarzt" aus der vorhergehenden Szene fort (Ellipse einer Anapher), ".. war in Hause" kann sich nur auf das Kind als Sprecherin beziehen (Ellipse einer Sprecherdeixis). Aus der Perspektive von L2 vollzieht sich innerhalb der Äußerung (20) ein impliziter *Subjektwechsel*. Dieser zeigt auch an, daß das Kind während des Reparierens auf einen anderen Plan umgestiegen ist, so daß ein Anakoluth resultiert.

Das Türkische als Prodrop-Sprache kennt keine obligatorische Verwendung der Anaphern, verwendet zwar die Personaldeixis zur Akzentuierung, aber nicht als obligatorische Aktantenrepräsentanz. Wir könnten es bei dieser Reparatur mit einem *Transfer* in den Prodrop-Charakter des Türkischen zu tun haben. Der Anakoluth in der Reparatur wäre dann von L1 her getriggert.

Ein weiteres, für das Deutsche als L2 bei Kindern mit Türkisch als L1 charakteristisches Phänomen in diesem Beispiel, nämlich die formale Behandlung deutscher anaphorischer Ausdrücke, gehört hierher: In "Und der Doktor gesag*ter*" (s16) läßt sich "er" von "gesagt*er*" als Transfer interpretieren, wird doch die Anapher dem (vom L2-Sprecher als solchen identifizierten) Träger der finiten Information ("gesagt"; s.u.) suffigiert und damit eine der Verwendungsweise der türkischen Verbmorphologie entsprechende Operation vollzogen.

In jedem Fall erscheint es aber nicht sinnvoll, von "Subjekttilgung" zu sprechen, da eine der türkischen L1 analoge Syntax einerseits verwendet wird, andererseits die Aktanteninformation entsprechend dem türkischen Operationsschema dem Verb suffigiert wird.

4. Diskursziel - Bewerten/Einschätzen - Funktionalität des Diskurses

Innerhalb der Reparatur in (s20) vollzieht sich nicht nur ein Aktantenwechsel, sondern ein Szenenwechsel. Die Wiedergabe der Gesamtszene beim Arzt bleibt unabgeschlossen, ist aber kein Abbruch, da in (s20) kein Neubeginn einer Äußerung eintritt, sondern die mit "Und dann" begonnene Äußerung in reparierter Form zuende geführt wird. Damit wird das *Diskursziel*, den Arztbesuch zu schildern, nicht erreicht. An die Stelle der Erreichung des Diskursziels tritt so etwas wie eine Ersatzverbalisierung durch die nachgeschobene Verbalisierung eines neuen Schauplatzes (: "in Hause" = zuhause), die normalerweise das Ende eines Berichts darstellt, nämlich das Ankommen an einer Endposition. (Tatsächlich kommt das Kind in L1 in der erzählerischen Endposition, d.h. im "Hier-und-Jetzt" der Sprechsituation, an; vgl. Beispiel (B2), Segment (s21).)

Zentral ist, daß durch den unausgedrückten Aktantenwechsel in (s20) im Handlungsablauf ein Bruch eintritt, so daß der Hörer das erzählende "Kind" als neuen Aktanten nicht im Vorstellungsraum unterbringen kann. In der Reparatur vollzieht sich damit ein *'Positionssprung' im Muster des Erzählens*, nämlich von der Wiedergabe direkt zur Endposition unter Umgehung der Position des Bewertens. Auch hier liegt also als Diagnose vor, daß das Diskursziel nicht erreicht worden ist.

Ohne das *Einschätzen/Bewerten* fehlt eine für die Diskursform des Erzählens entscheidende Musterposition. Stattdessen wird aber auch nicht dem Hörer gegenüber narrativ erläutert, weshalb eine bestimmte Handlung gemacht wird, ein Ereignis eingetreten ist. Auch die Begründungen/Erläuterungen muß der Hörer als sequentielles Substitutionsverfahren anfordern. Das Kind umgeht also - von der Diskursart her gesehen - auch das narrative Erläutern. Daher haben wir es insgesamt bei Yapraks Wiedergaben mit einem *Berichten* in reduzierter Form zu tun.

5.3. Ein L1-Beispiel

(B1) Yaprak Gesprächspartner
(1) Gp: Okuldan bir hikaye anlatabilir misin bana?
     Kannst du mir eine Geschichte aus der Schule erzählen?
(2)   Şöyle okulda olmuş bir olayı filan.
     So ein in der Schule passiertes Ereignis oder so.
(3) Ya: Hm̄ ((8s)) biz bir gün ee yanımdaki İtalyan kızıyla okulda . geziyorduk.
     Wir waren eines Tages gerade mit dem italienischen Mädchen neben mir in der Schule herumgelaufen.

(4) Gp: ((2s)) Hm̌
(5) Ya: ... İp atlarken . e:m . bozuştuk ikimiz.
        ... Beim Seilspringen ähm haben wir uns beide verkracht.
(6) Gp: Evet.
              Ja.
(7) Ya: ((1s)) İkimiz birbirimizden ayrıldık.
        Wir beide haben uns voneinander getrennt.
(8) Gp: Hm̌
(9) Ya: Ben onun yanından ayrılalı beş dakka olmuştu.
        Seit ich mich von ihr getrennt hatte, waren fünf Minuten vergangen.
(10)   Kendisinin de kolu kırılmış orda.
        Und sie hat sich den Arm dort gebrochen.
(11) Gp: Eh?
              Und?
(12) Ya: Düşmüş de.
        Sie war (nämlich) gefallen.
(13) Gp: Hm̌
(14) Ya: H m̄ . . Beni çağırdı yanına.
        Mich rief sie zu sich.
(15)   Ondan sonra annemi çağırdı.
        Dann rief sie meine Mutter.
(16)   Ben de gittim, annesini çağırdım.
        Ich bin dann ihre Mutter rufen gegangen.
(17)   H m̄ . annesiyle ikimiz hastaneye gitmiştik.
        Zusammen mit ihrer Mutter waren beide wir ins Krankenhaus gegangen.
(18) Gp: Hm̌
(19) Ya: . . Orda . üç buçuk saat kaldıydık.
        . . Dort waren wir dreieinhalb Stunden geblieben.
(20) Gp: Hm̌
(21) Ya: Ama şimdi kolu iyi oldu.
        Aber jetzt ist ihr Arm wieder gut.
(22) Gp: . Düzeldi.
        . Er ist (wieder) in Ordnung.
(23)   Hm̌.

<u>Mai 1981/Yaprak/Krefeld</u>
<u>November 1987/Kolcu-Zengin/1:40</u>
September 1988/Özel/1:50

In der vom Gesprächspartner Gp angeforderten Erzählung auf Türkisch sind eine Reihe sprachlich-prozeduraler Elemente anzutreffen, die im Deutschen fehlen:

1. Zu Beginn (s3) werden Schauplatz ("okulda") und Zeit ("bir gün") ebenso wie die Personen ("yanımdaki İtalyan kız", Sprecherin als Person) etabliert und so ein Vorstellungsraum errichtet.
2. Es werden mehrere Szenen aneinander gereiht und in Beziehung gesetzt: Krach und Trennung (s4/s7), der rekonstruierte Unfall (s9-s12), Hilferuf und Hilfeholen (s14-s16), Gang und Aufenthalt im Krankenhaus (s17/s19), die Heilung aus der Sicht der Hier-und-Jetzt-Situation (s21). Ein Gesamtablauf ist aus dem von Ya Gesagten rekonstruierbar.
3. Die einzelnen Äußerungen sind miteinander verbunden, sobald ein Schauplatzwechsel erfolgt; also in (s9) durch die Zeitangabe "beş dakka olmuştu"(waren fünf Minuten vergangen), "Ondan sonra" (dann) in (s15) und koordinierendes "de" in (s16) und der Wechsel auf die Hier-und-Jetzt-Situation (Umfokussierung) durch "ama" in (s21).
4. Von der Etablierung an werden die beiden Aktanten, nämlich "yanımdaki İtalyan kız" und "ben" (die Sprecherin), sowie die Mutter der Sprecherin (s15) und die Mutter des Kindes (s16), in (s17) werden die Mutter der Sprecherin, die Mutter des Kindes und die Sprecherin genannt. Yaprak macht in (s9) anadeiktische Wiederaufnahme ("onun yanından") und benutzt dreimal die Personaldeixis ("beni" (s14) und "ben" (s16)), sodann "ikimiz birbirimizden" ((17): die Personalsuffixe "-miz-" tragen operative Prozeduren) und mit "orda" (s19) eine lokale Deixis. Dadurch entsteht im Türkischen der Eindruck einer starken Fokussierung auf Aktanten und Vorstellungsraum. - Die Anaphorik wiederum der Possessiv-Suffixe ist standardmäßig. Die Bezugnahme dieser Ausdrücke auf versprachlichte Aktanten und Sachverhalte ist den Diskurs hindurch durchgeführt. Damit erscheint die Erzählung - im Unterschied zum Deutschen - als zusammenhängend, wenn auch viele Fokussierungsleistungen erforderlich sind.
5. Der interne Äußerungszusammenhang wird durch komplexe Konstruktionen gewährleistet (so in (s5) mit dem Partizip "atlarken", in (s9) eine komplexe Zeitangabe durch die Postposition "-alı" in "ayrılalı") sowie durch kohäsive Hintereinanderschaltung zweier Kurzäußerungen in der Form türkischer Erzählsyntax: "Ben de gittim, annesini çağırdım." (Ich bin dann gegangen, habe ihre Mutter gerufen.). Hier wird die Kohäsion durch die Identität von Tempus- und Personalendung geleistet.
6. Es werden zwei Modalisierungen gemacht: in (s10) und (s12), wenn Yaprak den Aspekt der Vermutung und Überraschung wählt, nämlich die "mış"-Form: "Kendisinin de kolu kırılmış orda. Düşmüş de." (Und sie hat sich den Arm dort gebrochen. Sie war (nämlich) gefallen.).
7. Mit (s3) nimmt Ya eine Aktantencharakterisierung ihrer Spielkameradin vor: "yanımdaki İtalyan kız".
8. Die Ereignisse und Handlungen werden entsprechend ihrer Rolle im Gesamtablauf von (s9) bis (s16) detailliert und in (s17/s19) wieder zusammengefaßt (Zerlegen und Zusammenfassen).

9. In (s12) macht Ya eine Erläuterung, im Schlußsegment (s21) eine Einschätzung des ganzen Ablaufes im Rückblick: "Ama şimdi kolu iyi oldu". Dadurch erhält die Geschichte die Gesamtrolle eines "Unfalls mit glücklichem Ausgang", die allerdings erst auf der Basis des Gesamtablaufs möglich wird. In den deutschen Versionen werden Einschätzungen demgegenüber vom Gesprächspartner dem Kind in den Mund gelegt.
Betrachten wir einen problematisch erscheinenden Abschnitt:

(16) Ya: Ben de gittim, annesini çağırdım.
Ich bin dann ihre Mutter rufen gegangen.
(17)   Hm̃ . annesiyle ikimiz hastaneye gitmiştik.
Zusammen mit ihrer Mutter waren beide wir ins Krankenhaus gegangen.
(18) Gp: Hm̃.
(19) Ya: . . Orda . üç buçuk saat kaldıydık.
. . Dort waren wir dreieinhalb Stunden geblieben.
(20) Gp: Hm̃.
(21) Ya: Ama şimdi kolu iyi oldu.
Aber jetzt ist ihr Arm wieder gut.

Hier ist die Form "gitmiştik" (wir waren gegangen) unangemessen, da diese Handlung sich faktisch nach "çağırdım" (s16) vollzieht, hier jedoch als vorzeitig formuliert wird (so daß der Eindruck entsteht, nachdem sie erst ins Krankenhaus gegangen seien, hätte die Sprecherin die Mutter des Mädchens gerufen). (Eine mögliche modale Lesung von "gitmiştik" im Sinne wie 'ich bin mir nicht ganz sicher, ich kann mich nicht mehr daran erinnern, daß wir (ins Krankenhaus) gegangen sind' wird durch die Aussage in (s19) jedoch als gemeinte gerade ausgeschlossen.) Demnach fehlt eine (s16) kontinuierende Zeitangabe in (s17), wie sie etwa das Präteritum darstellen würde.

Auch die anschließende Form "kaldıydık" (wir waren wohl/vielleicht geblieben; epistemische Modalisierung) erscheint als Bruch, zumindest als unerwartete Schwankung der Handlungswiedergabe, weil durch diese Verbalform eine neue Erzählperspektive hergestellt wird (nämlich ein Übergang in den Hier-Jetzt-Zeitpunkt); die jedoch wird erst anschließend (s21) kontrastierend mit "ama şimdi" als ein Zeitwechsel zum Vorhergehenden dargestellt, so daß zwischen (s19) und (s21) der zeitliche Verweisraum selbst gewechselt wird. Die vorhergehende Form "gitmiştik" verlangt jedoch in der Diskursart Erzählen eine Beibehaltung der (temporal-aspektuellen) Perspektive in den anschließenden Äußerungen. - Hinter dem bruchartigen, nicht standardsprachlichen Tempuswechsel steckt ein bestimmtes Diskursphänomen: Yaprak hat ihr Diskursziel nicht explizit ausformuliert, sondern lediglich durch einen Zeitsprung in die gegenwärtige Sprechsituation die narrative Konstellation beendet und damit die Versprachlichung ihres Diskursziels unvollendet gelassen. Mit dem Zeitsprung wird die Erzählung im Damals inhaltlich abgebrochen, als Ausweg bleibt der Rückgang ins Hier-und-Jetzt (die *Nicht-Realisierung des Diskursziels* zeigt sich in L2 jedoch erheblich stärker).

5.4. Syntax im Diskurs: Planung und propositionaler Gehalt in L2

Eingangs (von §5.) wurde von der "handlungstheoretischen Konzeption der Äußerung" gesprochen. Im besonderen Verhältnis von Syntax und Diskurs spielt als Untersuchungseinheit die *"sprachliche Planung"*, in der Wissen in L1 und L2 verarbeitet wird, eine Rolle.

In dem Beispiel (B1) oben macht Yaprak im Deutschen überlange Überlegungs- und Planungspausen in äußerungsinterner Position - ein Phänomen, das sich der "Redeflüssigkeit" zuordnen läßt (s. Rehbein 1987c). Die Pausen liegen dabei keineswegs nur an den Konstituentengrenzen: "Und der Doktor ... gesagter" (s16), sondern auch innerhalb von Konstituenten ("Wo is deine ... Zähne?" (s16)) und sogar innerhalb komplexer Wörter: "rausge ... pat" (s10), wobei hier die vor dem Wortstamm angesiedelte Pause z.B. lexikalische Suchstrategien signalisiert.

Insbesondere fällt nun auf, daß das Kind bei der Prozessierung "analytischer" Verb-Konstruktionen im Deutschen Probleme hat. Diese sind auf dem Hintergrund von L1 und L2 kurz zu erläutern. Im Deutschen liegt bei analytischen Verbkonstruktionen folgende Wortstellung vor:

$$\text{Prä-VF} \wedge \text{VF} \wedge \text{MF} \wedge \text{V-IN};[18]$$

für VF kann ein Auxiliar für Perfekt/Plusquamperfekt (Aux) bzw. ein Modalverb (Mod) eintreten, so daß sich als Ausfüllung ergibt:

$$S \wedge \text{Aux} \wedge \text{MF} \wedge \text{PP bzw.}$$
$$S \wedge \text{Mod} \wedge \text{MF} \wedge \text{INF.}$$

In dem obigen Beispiel (B1) begegnen uns die folgenden Ausfüllungen:

$$S \wedge \text{Aux} \wedge \text{PP (s6)}$$
$$S \wedge \phi \wedge \text{V-IN (s13a)}$$
$$[S \wedge \text{Mod} \wedge \text{PP} \wedge] \text{ eingeschoben V-IN } [\wedge \text{INF}] \text{ (s13b)}$$
$$S / \text{äh } S \wedge \text{VF} \wedge \text{PP (s15)}$$
$$S \wedge \phi \wedge \text{V-IN} \wedge S \text{ (s16a)}$$
$$[\text{INT} \wedge \text{Aux} \wedge S] \wedge \text{V-IN (s16b)}$$

"dann" ∧ VF ∧ S (s18a)
["da" ∧ Aux ∧ S] (18b)
"und dann" ∧ Aux / äh ϕ ∧ Aux ∧ PP (s20)

Die Konstruktionen mit einfachem finiten Verb (ohne Verbklammer) bereiten offenbar keine Probleme. Jedoch: In (s13a) fehlt das finite Verb, V-IN in (s13b) (das partizipiale Zitatsignal "gesagt") steht ohne Anbindung an ein finites Verb, in (s16a) fehlt wiederum VF, in (s16b) hat V-IN (das partizipiale Zitatsignal "gesagt") wiederum keine Anbindung an ein finites Verb, der Abbruch in (s20) nach Aux ("hat") dürfte eine Schwierigkeit in der Prozessierung der analytischen Verbalphrase signalisieren. Auch in der Übernahme und Weiterführung der Syntax des Gesprächspartners aus (s9) verzichtet Ya in (s10) auf die Verbalisierung des *finiten Auxiliars*, wodurch der Aktant der Handlung unklar bleibt.

Wir kommen zu der Kategorie des *"Plans"*. Zwar läßt sich in Beispiel (B1) kein direkter Transfer beobachten, aber aufgrund der geschilderten Beobachtungen legt sich die Hypothese nahe, daß die Probleme des Kindes mit der Prozessierung der analytischen Verbkomponente des Deutschen durch die im Türkischen unterschiedliche Prozessierung der Syntax vorstrukturiert sind.[19] Für die Planung des türkischen Satzes ist charakteristisch, daß das Prädikat mit den temporalen, modalen, personalen u.a. Informationen am Ende des Satzes positioniert ist (vgl. Johanson 1977). Die Planung zielt also im Türkischen auf das Satzende. Die für das Deutsche charakteristische Struktur mit dem finiten Verb in Zweitposition dürfte einem Kind mit Türkisch als dominanter L1 im Fall einer *analytischen* Konstruktion insofern Probleme bereiten, als Tempus, Aspekt und Modalität im Türkischen generell an ein Lexem in Satzendposition suffigiert werden. Demgegenüber trägt im Deutschen VF in Zweitposition die finite Information, die entscheidende lexikalische steht bei analytischen Konstruktionen (zu denen auch modale gehören) - dem Satzbau im Türkischen nicht ganz unähnlich - häufig in Satzendposition. Bei der Prozessierung analytischer Konstruktionen in L2 kann das Kind damit an Planungsgewohnheiten aus L1 anknüpfen.

Im vorliegenden Fall ist die Prozessierung analytischer Syntax in L2 auf den für die Lernerin wichtigen und vertrauten Schwerpunkt des Prädikats gerichtet, nämlich auf die *infiniten* Elemente des Verbs in Satzendposition, und weniger auf die finiten Auxiliar- und Modalelemente in Zweitposition.[20]

Die planerische Verschiebung des Prädikats in die Satzendposition in L2 hat u.E. aber nichts mit der von der Universalgrammatik für die Tiefenstruktur des Deutschen angenommenen Endstellung der Verbalphrase zu tun. Vielmehr ist unser Argument, daß das Kind die *infiniten* Verbteile der deutschen

L2 aufgrund der bei ihr in L1 *routinisierten* Wortstellung als *finite behandelt*, die deutschen (im eigentlichen Sinn) *finiten* jedoch, aus türkischer Funktionalität heraus geplant, im Fall *analytisch konstruierter Prädikate* offenbar als dysfunktional betrachtet.

Bezogen auf den *diskursanalytischen* Ansatz ist zu sagen, daß die Temporal- und Modalstruktur funktional an die Wiedergabe der Handlungsabfolge gebunden ist: Das Kind gibt das Geschehen wieder; dabei ist eine zusammenhängende Rede zu leisten. Insofern erhalten diese Konstruktionen ihren Zweck von der *Aufgabe einer Verkettung sprachlicher Handlungen der Wiedergabe* für die hörerbezogene Rekonstruktion des Geschehens.

6. Zur Gewinnung der "Daten"

Im vorgehenden wurde an einem Ausschnitt des Untersuchungsgegenstands deutlich, in welcher Weise Kategorien der Analyse und Interpretation ineinandergreifen. Im folgenden wollen wir einen grundlegenden Schritt des gesamten Forschungsprozesses näher diskutieren, für den von Spracherwerbsuntersuchungen "normalerweise" zu wenig Sorgfalt aufgewendet wird: den Prozeß der *Datengewinnung (von der Sprachaufzeichnung bis zur Segmentierung von Transkriptionen)*. Wir ziehen dafür ein Diagramm heran, das von Ehlich/Rehbein 1977 für die methodologische Diskussion von Kommunikationsanalysen der Klassenzimmerinteraktion entwickelt wurde und nach dem die einzelnen Schritte auch von Forschungen des Spracherwerbs beleuchtet werden können (vgl. Diagramm 1; wir verwenden die dortigen Abkürzungen).[21] Da der dargestellte Forschungsprozeß auf den Fall der Spracherwerbsuntersuchung hin modifiziert wird, besprechen wir *nicht alle* Schritte ausführlich.

Viele Spracherwerbsuntersuchungen gehen von bereits etablierten Kategorien (z.B. Morphosyntax) aus (: *kategoriales Raster B*), nach dem die *sprachlich-kommunikative Wirklichkeit (A)* verrastert wird. Die Verrasterung (auch "Kodierung"; vgl. Rehbein/Mazeland 1991) liefert *Daten (C)*, die in einem methodologisch allgemein recht gut ausgewiesenen *Verfahren (D) ausgewertet (E1)* und/oder *interpretiert (E2)* werden und so verfahrensmäßig abgesicherte Resultate ergeben (E). Bei *Longitudinal-Untersuchungen (I)* werden die Datenerhebungen über längere Zeit hin einem solchen Verfahren repetitiv unterworfen - ein ebenfalls bekanntes Vorgehen. Es wird jedoch aus unterschiedlichen Gründen üblicherweise zu wenig beachtet:

L2-Erwerb versus L1-Erwerb

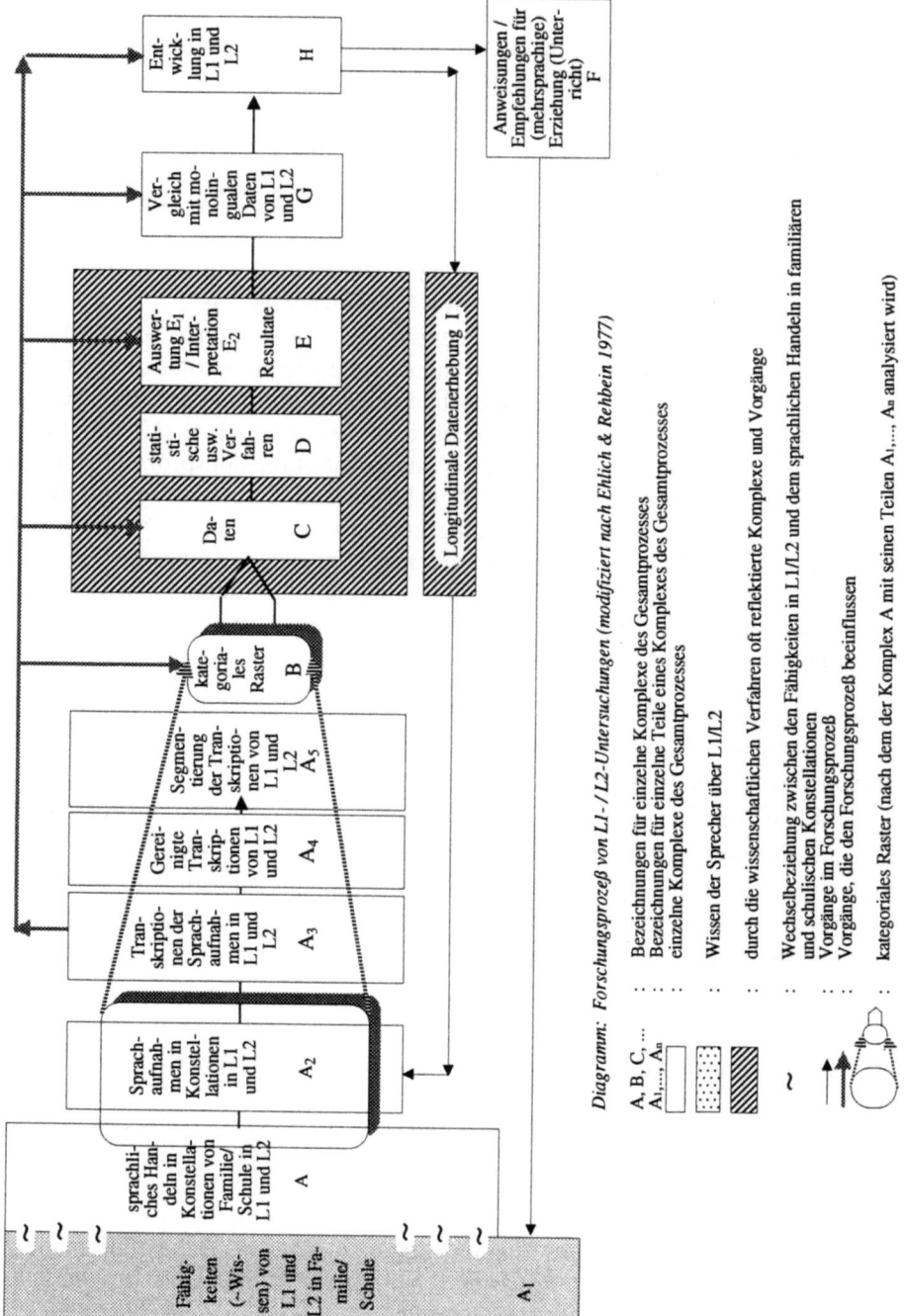

Diagramm: Forschungsprozeß von L1-/L2-Untersuchungen (modifiziert nach Ehlich & Rehbein 1977)

- die Schwierigkeit, in den Konstellationen insbesondere der Familie *authentisches* sprachliches Handeln in L1 und L2 und nicht artifiziell elizitiertes aufzunehmen (Schritt A_2);
- daß die Vorgänge der Transkription (A_3), der Transkript-Reinigung (A_4) und der Segmentierung (A_5) in L1 und L2 nicht allein für die Anwendung des kategorialen Rasters (B), sondern gerade auch für die Aufstellung der Analysekategorien (= für das kategoriale Raster) *konstitutiv* sind;
- daß es hinsichtlich des Konzepts der Entwicklung (H) um *Aussagen* über *authentisches* sprachliches Handeln geht, die deshalb auf Sprachaufzeichnungen (A_2) und Transkriptionen (A_3-A_5) zu basieren sind.

Artifizialität, Reduktivität und Verzerrung authentischen sprachlichen Handelns ebenso wie eine durchgehende Interpretation sind dem Prozeß von Datenerhebung, Transkription und Segmentierung, kurz, den Schritten A_1,..., A_5 des Forschungskomplexes A inhärent. Eine reflektiert-empirische Vorgehensweise kann jedoch diese Interpretationsprozesse auf der Stufe des Komplexes A permanent erhellen und dergestalt den oft ignorierten Einfluß dieses Forschungskomplexes A auf den Komplex "kategoriales Raster" (B) sowie die anschließenden Komplexe "Daten" (C), "Auswertung" (E), "Vergleich" (G) bis hin zu "Entwicklung" (H) systematisch herausarbeiten und methodisch die Strukturen der zugrundeliegenden Handlungskonstellation aufdecken.

Darüber hinaus ist ein genaueres Wissen von der bilingualen Entwicklung in ihrem Bezug auf die monolinguale Entwicklung jeweils in L1 und L2 zu gewinnen (Forschungskomplex G).

Erst auf der Grundlage von Ergebnissen der Sprachentwicklungsforschung (H), die die genannten Schritte des Forschungsprozesses durchlaufen haben, trauen wir uns dann zu, "Anweisungen" oder "Empfehlungen" (F) für Konzepte eines mehrsprachigen Unterrichts zu formulieren, der das sprachliche Handeln der Kinder positiv beeinflussen könnte.

6.1. Zum Vorgehen bei der Datenerhebung (audiovisuelle Aufzeichnung)

Bei der Erhebung der Daten, also audiovisuellen Sprachaufzeichnungen, sollten einige Prinzipien beachtet werden:
1. Das sprachliche Handeln in den einschlägigen Konstellationen (A) ist zu erfassen, um die Rolle des "inputs" klären zu können. Dabei sind tendenziell *alle* Kommunikationspartner bei der Aufzeichnung zu berücksichtigen, d.h. nicht allein die Kommunikation mit den Aufnehmenden (= Interviewern), sondern mit den Eltern ebenso wie mit anderen Verwandten usw. Allerdings sind die Kommunikationspartner nicht allein die wesentliche Komponente. Vielmehr sind die *Diskursformen* zu erheben,

ohne sie durchgehend zu elizitieren. Z.B. ist ein sechsjähriges Kind nicht ohne weiteres aufzufordern, etwas über xy zu erzählen, wohl aber innerhalb eines Spiels. Daraus folgt das Prinzip, das Kind beim Spielen, beim Essen usw. in den verschiedenen Konstellationen des Handelns aufzunehmen (A_2).

2. Um möglichst eindeutig interpretierbare Daten zu erreichen, erscheint es notwendig, auch die nonverbale Kommunikation mit aufzuzeichnen (vgl. die Untersuchungen von Bruner, Garvey, Miller usw.). So kann eine Geschichte, in der ein Kind Zirkusgestalten beschreibt, von einem Zirkus-Bild ausgehen, das das Kind vor sich sieht: eine Situation, die erst mittels einer Video-Aufzeichnung deutlich wird (vgl. auch Bühler 1922).
3. Weitere Konstellationen (A_2) sind Gespräche und Spiele mit den Forschern und Interviewern. Dieser Bestandteil macht keineswegs den größten Teil der Datenerhebung aus. Dennoch können einige (in den Vorarbeiten mit Kindern erprobte) Verfahren angewendet werden, so Erzählen vom vergangenen Tag, sich ein Bilderbuch ansehen und kommentieren, Theater usw. spielen und wiedererzählen, eine angefangene Geschichte weitererzählen lassen. - Insgesamt sollen sich die aufnehmenden Personen so weit wie möglich in den Tagesablauf und den Alltag der betreffenden Familien integrieren und selbst eine klare Rolle als Bekannter der Familie einnehmen.
4. Es ist sinnvoll und essentiell, die Eltern in die Aufnahmetechniken einzuführen und sie um regelmäßige Aufzeichnungen zu bitten. Deshalb wird über längere Zeit ein Aufnahmegerät jeweils in einer Familie verweilen müssen.
5. Im Schulunterricht werden regelmäßig Aufzeichnungen gemacht. Dabei ist in muttersprachlichen Unterricht und Unterricht in deutscher Sprache zu differenzieren.

6.2. Longitudinale Datenerhebung

Aufgrund von Erfahrungen mit der Untersuchung langfristiger Entwicklungsvorgänge auch in dem genannten Krefelder Projekt (in einem Aufnahmezeitraum von 6 Jahren) läßt sich der Schluß ziehen, daß Aussagen über Spracherwerb auf kontinuierlich erhobenen Daten über längere Zeit hin basiert werden müssen (I).

Die vorliegende Untersuchung bezieht sich auf einen Zeitraum von vier Jahren, um Aussagen über einen Erwerbsabschnitt (von 6-10 J.) machen zu können, in dem sich im allgemeinen der Übergang von frühkindlichen Erwerbsphasen zu den Phasen des Erwerbs komplexerer Strukturen sprachlichen Handelns vollzieht. Acht bilinguale türkisch-deutsche Kinder sollen in familiären und schulischen Kontexten beobachtet werden.

Sprachen	Spezifizierung der Sprachen		Ausfüllungsmöglichkeiten					Kommentar
			Fl_1	Fl_2	Fl_n	F2	F3	
Sprachen in der Familie ("Familiensprachen") F	Familie (Erziehungspersonen)	Namenfeld für einzelne Sprachen	*Türkisch*			*Deutsch*		F : Sprache(n) der Erz.; $Fl_1,...,Fl_n$: Muttersprache(n) der Erziehenden; F2 : Zweit- oder Fremdsprache(n) der Erziehenden; F3 : Mischen von Sprachen bzw. Mischsprachen
	Geschwister, Freunde usw.	Namenfeld für einzelne Sprachen	*Türkisch*			*Deutsch*	*T.-D.*	Die Sprachen von Geschwistern, Freunden, Nachbarn usw. zählen im weiteren Sinn als F-Sprachen
Sprachen aus der Perspektive des erwerbenden Individuums L	L1	Baby	+					Die Eintragung erfolgt hier unter Bezug auf die Familiensprache(n) F. L1 ist gegenüber L2 qualitativ differenziert.
		Kind	+					
		Jugendl.	+					
		Erwachs.						
	L2	Baby						Die Sprachen L1, L2 der Individuen werden nach Erwerbsalter sowie nach Verwendung eingetragen.
		Kind				+		
		Jugendl.				+		
		Erwachs.						
Sprachen in nichtfamiliären Institutionen ("Institutionssprachen") I	I-Sprachen, geordnet nach Landessprache(n)	Namenfeld für die einzelnen Landessprachen	Il_1	Il_2	Il_3	I2	IN	Die institutionellen Sprachen I1, I2, IN sind nach Landessprache(n) priorisiert. $Il_1,..., Il_n$: nicht-diglossische Verteilung (gleichrangig); I1, I2 usw.: diglossische Verteilung (nicht gleichrangig).
			Deutsch					
	Vorschule/ Kindergarten	VOR	*L2*					
	Arbeit	ARB						
	andere Institutionen	AIN	*L2*					VOR : Vorschule/Kindergart. ARB : Arbeit AIN : andere Institutionen SUN : Sachorientierter Schulunterricht FU : Fremdsprachenunterr. MUS : Muttersprachlicher Unterricht ZWU : Zweitsprachunterricht BIL : Bilinguales Programm LH : "Diplomatensprache"
	Unterricht, einzuteilen nach sachorientiert (SUN) und sprachorientiert (Schule)	SUN	*L2*					
		FU					*LH*	
		MSU					*L1*	
		ZWU	*L2*					
		BIL						

Tabelle 1: *Mögliche L1-L2-Verhältnisse (mit konkreter Ausfüllung für türkische Kinder/ Jugendliche in der Bundesrepublik)*

6.3. Vergleich des bilingualen Spracherwerbs mit dem monolingualen Erwerb des Deutschen und Türkischen

Da sowohl für das Deutsche als auch für das Türkische bilingualer türkischer Kinder noch kein Standard existiert, andererseits jedoch für die Bestimmung der Entwicklungsstadien in der jeweiligen Sprache Bezugsgrößen festgestellt werden müssen, ist es unabweisbar, die in dem Vorhaben gewonnenen Daten mit denen der Bezugssprachen monolingualer Kinder zu vergleichen. Daher müssen die im Vorhaben gewonnenen Daten mit Daten aus der monolingualen Entwicklung des Türkischen in Bezug gesetzt werden (G).

Es wäre wünschenswert, wenn man sich in bezug auf das Deutsche auf Daten von Deutsch-als-L1-Spracherwerbsforschungen stützen könnte. Dazu wäre eine bislang kaum realisierte Forschungskooperation erforderlich.

6.4. Die Rolle von Transkription und Segmentierung im Forschungsprozeß

Aus analytischen Gründen, anders gesagt: zu Zwecken einer wissenschaftlichen Auswertung (E1) und Interpretation (E2) ist eine Dokumentation (Erfassung und Präsentation) der Daten mit dem Ziel einer weitestgehenden "Kontextualisierung" zwingend erforderlich (Schritte A_3 bis A_5). Eine Präsentation, die demgegenüber eklektizistisch Sätze, Morpheme usw. aus dem Material extrahiert und den kommunikativen Zusammenhang dieser sprachlichen Einheiten im vorhinein aus der Präsentation heraus- und so der wissenschaftlichen community vorenthält, erscheint aus methodologischen Gründen für eine linguistische Untersuchung als unsolide.

Aus vielen Untersuchungen, die etwa grammatische Zielsetzungen haben (s. auch kategoriales Raster B) und daher nach eigenem Selbstverständnis einem "Kontextbezug" der Daten kaum analytische Bedeutung beimessen, lassen sich beliebig Beispiele für eine fragmentarische bis dürftige Datenpräsentation auswählen (Schritte A_3 bis A_5 sind unzureichend).[22] Solchen Beispielen ist gemeinsam, daß sie - wenn überhaupt - Äußerungen ohne Zusammenhang präsentieren. Der Leser ist auf Vermutungen über den Zusammenhang angewiesen. Eben dies - die vorstellungsmäßige "Kontextualisierung" der Einzeläußerung - ist dann auch der methodologische Schritt, der vom Analytiker häufig stillschweigend, d.h. unausgewiesen, vollzogen wird.[23]

Auch wenn die Spracherwerbsforschung lediglich am Erwerb von Konstituenten isolierter Sätze und der zeitlichen Reihenfolge ihres Auftretens interessiert sein sollte, ist eine Präsentation der Daten in ihrem satzübergreifenden Zusammenhang als Transkription sowie einer darauf aufbauenden gereinigten Transkription und einer anschließenden Segmentierung[24] unabdingbar.

Wie Grießhaber 1991 (§8.) am Beispiel einer eingehenden Diskussion der Clahsenschen Profilanalyse (Clahsen 1986) und einer Replikation mit eigenen Sprachaufnahmen gezeigt hat, können mit diesem Verfahren eine Reihe typischer lernersprachlicher Phänomene systematisch nicht erfaßt werden. Daher werden sie in den Schritten von der Aufnahme über die Transkription bis hin zur Datenpräsentation ausgelassen bzw. ignoriert. Dies sind z.B. über mehrere Segmente hin durch Zwischenfragen unterbrochene, fragmentierte Äußerungen; dazu heißt es bei Grießhaber 1991:

> "Die ... systemkonforme Lösung, beide Sätze als unabhängige syntaktische Strukturen zu analysieren, ordnet zwar beiden Teilen eine Konstituentenstruktur zu, ignoriert jedoch die Komplexität der Verschränkung der Sätze: anders als bei einer linearen Abfolge der Sätze, für die es in den Arbeiten von Clahsen Beispiele gibt, ist dieser Fall sprachpsychologisch komplexer. Es muß ja nicht nur der übergeordnete Satz geplant, unterbrochen und im Anschluß an die Unterbrechung nach dem ursprünglichen Plan weitergeführt werden, sondern es muß auch der Schaltsatz in sich stimmig geplant und geäußert werden, während der übergeordnete Satz mental im Hintergrund gehalten wird. Für diese Art syntaktischer Komplexität ist im Profilbogen kein Platz, obwohl gerade sie im Rahmen der zugrundegelegten sprachpsychologischen Annahme als eigener Komplexitätstyp Berücksichtigung verdient hätte." (169)

Auch andere Phänomene wie koordinierte Äußerungen, über den Satzrahmen voran- bzw. nachgestellte Äußerungsteile, Anakoluthe usw. sind mit der Profilanalyse nicht erfaßbar. Zudem wurde aus der obigen Interpretation des Beispiels deutlich, daß Anaphern, Wortstellung und andere Bereiche der Syntax ihre Funktionalität durchaus erst im Diskurs erhalten. Dies gilt schon gar für die oben auch beschriebenen Phänomene der "narrativen Implikation" sowie der "Hörersubstitution".

Die hier vertretene These ist nun, daß bereits in den methodologischen Schritten der zur Datenpräsentation gehörenden Transkription *mitentschieden* wird, welche Phänomene in das kategoriale Raster passen, somit als Daten (C) analysierbar und Objekt der wissenschaftlichen Verfahren (D) werden. So sind es häufig nur 20-25% typischer Zweitsprachdiskurse, die als geeignet angesehen werden, als Basis für Aussagen über die Longitudinalentwicklung von Sprache zu dienen. Die Phänomene der Forschungskomplexe A bis A_5 werden auf diese Weise vor ihrer eigentlichen Analyse abselektiert.

Demgegenüber sollten die Daten zunächst die *Vollform der Transkription* (A_3) erhalten, in der der *Diskurszusammenhang* möglichst umfassend wiedergegeben ist. Nur anhand eines vollständigen Transkripts läßt sich die *Handlungskonstellation* erschließen, in der die einzelnen sprachlichen *Formen ihre Funktionalität erhalten* (s. Bührig 1992).

Erst *auf der Basis eines vollständigen Transkripts* und dessen Präsentation zumindest in der Forschungsöffentlichkeit läßt sich eine *Transkriptreinigung* etwa nach syntaktischen Kriterien vornehmen. Die Präsentation eines Transkripts aber allein in gereinigter Form ist oft unzureichend, werden doch z.B. zumeist Elemente des Wahrnehmungsraums, auf die etwa deiktische Ausdrücke verweisen (z.B. bei Nacherzählung in Filmen), durch die Reduktion auf die verbale Kommunikation ausgelassen. In der Transkriptreinigung werden andererseits allerdings die für die Handlungskonstellation typischen Realisierungen von Diskursformen erfaßt. Bevor das Transkript als Datum Objekt der wissenschaftlichen Verfahren wird, ist es empfehlenswert, eine Segmentierung[25] der Transkription vorzunehmen.

Die obigen kritischen Bemerkungen zielen *nicht* auf den in den Untersuchungen jeweils vertretenen linguistisch-theoretischen Bezugsrahmen (also nicht auf das jeweils verwendete kategoriale Bezugsraster (B) und die damit verbundene Theorie), sondern auf deren Diät in der Datenpräsentation, die den Lesern von den Autoren verordnet wird, und damit auf die (die methodologisch konstitutive Rolle der Schritte "Sprachaufzeichnung", "Transkription" bis hin zur "Segmentierung" ignorierende) Anwendung des kategorialen Rasters (B). Denn dadurch erhalten die Untersuchungsergebnisse (E) wiederum den Status, durch die präsentierten Daten nicht stützbar zu sein: Die Daten haben lediglich den Charakter von Hinweisen, daß sich in dem (nichtpräsentierten) Corpus ein einschlägiges Phänomen befinden könnte, jedoch keine Rolle als wissenschaftliche Belege. Auf diese Weise sind die Daten, deren Struktur durch eine Untersuchung erkannt und bewertet werden sollte, für die Untersuchung letztlich verzichtbar, also nicht auswertbar (nicht E). Die Ergebnisse werden methodologisch von der Datenbasis abgelöst. Im positivistischen Paradigma gesprochen: Die Daten können in einem derartigen Zustand die Ergebnisse kaum verifizieren, nicht einmal falsifizieren. Datenseitig wird tatsächlich der Spekulation Tür und Tor geöffnet, da der theoretisch bedeutsame Status der Daten und ihrer Präsentation als Transkription nicht erkannt wird. Methodologisch ergeben sich schwerwiegende Konsequenzen hinsichtlich der Generalisierbarkeit der Untersuchungsergebnisse selbst.

Für die Sprachwerbsforschung im Wirkungsfeld mehrerer Sprachen erscheint eine möglichst vollständige Transkription (statt einer codierten Datenpräsentation) eine methodologische conditio sine qua non. Eine alleinig satz-, morphemweise verfahrende Präsentation der Daten ist für die Erfassung der sprachpsychisch konstituierten Prozesse des sprachlichen Handelns in L1 und L2 unzureichend.

6.5. Methodologische Begriffskonstellation einer Untersuchung von L1 und L2

Fassen wir thesenartig einige Schlußfolgerungen zusammen:
1. Die Methodologie einer L1-/L2-Untersuchung ist hauptsächlich mit dem Konzept der Handlungskonstellation (A) verknüpft (s. Bührig 1992). Sprachaufnahmen sind in spezifischen sprachlichen Handlungskonstellationen durchzuführen (A_2).
2. Die Aufnahmen sind in Form von Transkriptionen (A_3 und A_4) und Segmentierungen (A_5) vollständig darzustellen.
3. Die Sprachaufnahmen sind in den betroffenen Sprachen L1, L2 usw. zu erheben (A_2).
4. Die Sprachaufnahmen sind longitudinal zu erheben (A_2-I-A_2-I usw.).
5. Gereinigte Transkriptionen (A_4) (etwa nach Äußerungen vorgenommene Segmentierungen) dienen als Ansatzpunkte für ein kategoriales Raster (B) (nach welchen Untersuchungskategorien auch immer).
6. Analytisch sind Diskursformen zu isolieren, in denen verschiedene sprachliche Muster dargestellt sind (E unter Bezug auf A).
7. Die sprachlichen Muster werden von sprachlich-mentalen Prozeduren umgesetzt; diese haben Funktionsbereiche und sprachliche Kategorien und dienen deshalb als Vergleichsmöglichkeiten in den Fähigkeiten von L1 und L2 (B unter Bezug auf G und A).
8. Die Varietäten von Schriftlichkeit und Mündlichkeit (A_1, A_2) sind nach den Institutionen im Entwicklungskontext (H) unterschiedlich zu bestimmen.
9. Als Methoden der Untersuchung (D, E) sind zu kennzeichnen: diskursanalytisch-prozedurale, sprachtypologische, sprachpsychologische.
10. Es sind Aussagen über Strategien und Operationen von L1 und L2, die Funktionalität von L1 und L2 und letztlich über den Zuwachs/Verlust von L1 und L2 zu gewinnen (H unter Bezug auf A1). Der Zuwachs/Verlust von L1 und L2 ist also in den Begriffen sprachlich-mentaler Prozeduren, bezogen auf sprachliche Muster in beiden Sprachen (A), zu formulieren (Entwicklung H).
11. Die Untersuchung ist (möglichst) quantitativ abzusichern (D).

7. Konsequenzen für Bildung und Erziehung

Unter Bezugnahme auf die oben (§6.) diskutierten Schritte des Forschungsprozesses möchten wir mit Blick auf den (wieder aktuell werdenden) Problembereich "*Sprache und Erziehung*" einige Überlegungen zu einer mehrsprachigen Erziehung anschließen, die sich als Forschungskomplex F (s. Diagramm 1 oben) aus den Resultaten der Sprachentwicklungsforschung ergeben könnten.

Ergebnisse des Forschungskomplexes F wirken wiederum auf die Institutionen der Erziehung, auf Familie und Schule, ein.

Die Lebenssituation in der Migration ist zweisprachig angelegt, die Familiensprache ist zumeist die Minderheitensprache, die Sprache in den deutschen Institutionen fast ausschließlich die Mehrheitssprache Deutsch. Die ausländischen Kinder machen sehr früh Bekanntschaft mit dieser Mehrheitssprache und mit der negativen Einschätzung ihrer Familiensprache. Sie haben bei Beginn der Schule praktische Spracherfahrungen sowohl in der Muttersprache als auch im Deutschen. Oft zeigen sie eine gute Beherrschung der unmittelbar handlungspraktisch ausgerichteten Alltagskommunikation auf deutsch, die deutsche Schulleiter und andere testende Personen zu dem Urteil veranlaßt: "Die Kinder können ja ausgezeichnet Deutsch" - ein Urteil, das beinhaltet, daß das Kind einer einsprachigen deutschen Regelklasse zugewiesen werden kann.[26]

Wenn z.B. der Inhalt einer Geschichte in der Muttersprache verstanden wird, ist sie von dem ausländischen Kind als ganze auch in der zweiten Sprache wiedererzählbar, wenn sie aber nur auf deutsch gehört wird, wird sie oft nicht verstanden und ist dann gar nicht wiedererzählbar. Oder wenn ein kompliziertes zusammengesetztes Wort wie "befestigen" im Deutschen unbekannt ist, jedoch ins Türkische übersetzt bzw. erklärt wird (etwa: "iple bağlamak") und damit auch das zugrundeliegende Konzept des Wortes (= das Wissen über den Sachverhalt "befestigen") dem Kind verfügbar gemacht wird, dann kann es plötzlich auf deutsch erklären, was "befestigen" ist. (Diese Beispiele beruhen auf Untersuchungen zum Verhältnis von Muttersprache und Zweitsprache, die in Rehbein 1986 und Weigt 1985 im einzelnen dargestellt werden.) Dies sind nur zwei Beispiele für die Abhängigkeit der beiden Sprachen voneinander, wobei diese Abhängigkeit auf der Wissens- bzw. der konzeptuellen Ebene und im Bereich der sprachlichen Fähigkeiten liegt, nicht in den morphosyntaktischen Gegebenheiten.

Gerade Kinder aus Familien, die (aufgrund ihrer Klassensituation) keine Vorbereitung auf die Schule etwa durch regelmäßiges Geschichtenvorlesen oder -erzählen betreiben können, sind in ihrer sprachlichen Entwicklung besonders auf die Hilfe der Institution Schule angewiesen. In kaum einem Elternhaus von Arbeiterkindern wird es ja möglich sein, den Kindern eine umfassende sprachbezogene Ausbildung zu erteilen wie zum Beispiel in der Familie eines australischen Hochschuldozenten, der seinen Kindern sogar eine Fremdsprache (Deutsch) als Familiensprache vermittelte (vgl. Saunders 1982, 1988). Dennoch entwickeln sich die sprachlichen Basisfunktionen in der Muttersprache selbstverständlich auch in Arbeiterfamilien. Sie sind Voraussetzung für den Erwerb der komplexeren schriftsprachlichen und allgemein schulsprachlichen Fähigkeiten. Diese Fähigkeiten bedürfen einer Förderung, die an die muttersprachlich ausgebildeten Fähigkeiten der Familiensprache anknüpft und sie schulisch weiterführt. Denn, so wurde bereits gesagt, die Begriffsbildung und auch die weitere Identitätsbildung entwickeln sich in enger Bindung an die Sprache. Andererseits bedeutet ein Anknüpfen an die und ein Ausbau der Muttersprache in der Schule, daß die Grundfunktionen der Sprache produktiv im muttersprachlichen Unterricht weitergebildet und koordiniert in die zweite Sprache Deutsch übertragen werden, wenn die Muttersprache einmal den allgemeinen schulischen Beherrschungsgrad erreicht hat ("Schwellenhypothese"). Wir haben bereits gesagt, daß die Muttersprache selbst dann, wenn sie sich noch nicht zur vollen schuladäquaten Komplexität ausgefaltet hat, dennoch die Sprachfunktionen aufgrund der normalen familiären Kommunikation so entwickelt hat, daß die Kinder von ihr in der Schule erfolgreich Gebrauch machen könnten. Die Entwicklung in L2 benötigt viele Jahre. So offenbart sich noch nach Jahren in L2 bei der Einschätzung sozialer Abläufe eine Fremdheit zwischen Sachverhalt, Konzept und Wort: Die Kinder bilden oft ein soziales bzw. kulturelles Komplementärwissen aus, um den sprachlichen Anforderungen der Mehrheitssprache zu begegnen (vgl. Rehbein 1982b). Mittels der Muttersprache wären aber auch schnellere Lernprozesse in der zweiten Sprache möglich. Voraussetzung ist allerdings, daß die Schule die Muttersprache nicht nur als Ergänzung, als Zusatz oder erst ab dem 5. Schuljahr anstelle einer Fremdsprache einführt, sondern konsequent von Anbeginn an funktional verwendet.

Anhand der Untersuchung narrativer Diskursformen soll deren ungleichgewichtige Ausbildung in zwei Sprachen gesichtet werden. Daraus sind Folgerungen für die curricularen Bedingungsschemata und insbesondere für die sprachpädagogischen Vorgehensweisen in der schulischen Erziehung zu ziehen. Um den Zerfall und den möglichen Verlust der Muttersprache mit den angedeuteten psychischen Auswirkungen bei den Kindern aufzuhalten, müßten etwa die Muttersprachen als Unterrichtssprachen vom ersten Schuljahr an verwendet werden.

Wird muttersprachliche Erziehung realisiert, sollte sie auch nicht auf sich selbst beschränkt bleiben, sondern ein bewußter Bezug zum zweitsprachlichen Unterricht ist herzustellen (vgl. Fritsche 1985). Hier sind die Vorschläge aufzugreifen, die für einen *koordinierten zweisprachigen* Unterricht in allen Schulformen und Klassenstufen von der Bundesarbeitsgemeinschaft BAGIV (1985) vorgelegt wurden. Dort wird argumentiert, daß die Institution Schule die zweisprachige Lebenspraxis der ausländischen Schüler stützen und weiter aufbauen solle: Dies erscheint als der vielen anderen vorzuziehende Weg, die ausländischen Schüler als individuelle und gesellschaftliche Wesen mit anderer Sprache und Kultur in die deutsche Gesellschaft zu "integrieren" und die Integration auch kommunikativ zu leisten. Erst durch Einbeziehung der muttersprachlichen Erziehung werde auch der *Zweitspracherwerb* des Deutschen zufriedenstellend verlaufen.

Dabei ist die *Konzeption* der "interkulturellen Pädagogik" zu radikalisieren, indem die *Sprachen* der Minderheiten essentiell gerade in deren Funktionalität miteinzubeziehen sind. "Interkulturalismus" wird dann nicht länger Zierat der Mehrheit und damit ein neues Symbol für Sprachenfresserei sein. Der Institution Schule kommt also die außerordentlich wichtige Aufgabe zu, der für sukzessiven Bilingualismus charakteristischen Gefahr des Sprachverlustes Einhalt zu gebieten.

Mit der umrissenen Untersuchung soll jedoch auch ein positives Bild von den Sprachfähigkeiten von Schülern mit nicht-deutscher L1 erarbeitet werden, so daß aus den Einsichten in deren Entwicklungspotenzen vielleicht eine systematische Berücksichtigung von Bildungsprozessen und Bildungsmöglichkeiten in zwei Sprachen durch die deutschen Erziehungs- und Bildungsinstitutionen erwächst.

Anmerkungen

1 Die Arbeit zählt als Arbeitspapier 8 des DFG-Forschungsprojekts ENDFAS (näheres s. Anmerkung 7).
2 Die Einteilung unterscheidet sich von der geläufigen Fishmanschen Einteilung (z.B. in Fishman 1975) des individuellen und gesellschaftlichen Bilingualismus durch die hier vorgenommene Differenzierung der Institution "Familie", "Sprachunterricht", "andere Institutionen", die auf das "Alter" bezogen werden.
3 Die Unterscheidung "simultan" vs. "sukzessiv" für die grundsätzlichen Möglichkeiten der Sprachenfolge beim zweisprachigen Individuum geht im wesentlichen auf McLaughlin 1979 zurück. Die formelle Grenze von drei Jahren dürfte jedoch sehr strittig sein, da der sukzessive Bilingualismus (insbesondere wenn eine Fl l1, die andere IN ist) bereits sehr viel früher einsetzen kann.
4 Zu verschiedenen Typen bilingualen Unterrichts, bezogen auf die Verteilung von Muttersprache und Zweit-/Fremdsprache und die mit den verschiedenen Organisationsformen verbundenen Zielen, vgl. Rehbein 1985b.
5 S. die Ausführungen über das DFG-Vorhaben ENDFAS in Anmerkung 7.
6 Slobin hat allerdings ein sehr viel sprachspezifischeres Universalien-Konzept als universalgrammatische Ansätze.
7 Den folgenden Ausführungen liegt der Entwurf des Forschungsprojektes "Entwicklung narrativer Diskursfähigkeiten im Deutschen und Türkischen in Familie und Schule" (ENDFAS) zugrunde, das von 1990 bis 1992 im Schwerpunkt FABER (: Folgen der Arbeitsmigration für Bildung und Erziehung) von der Deutschen Forschungsgemeinschaft gefördert wurde; Forschungsleiter: Wilhelm Grießhaber und Jochen Rehbein. Allerdings wird auch auf die Erfahrung mit folgenden weiteren Forschungsprojekten zum Bilingualismus und Zweitspracherwerb der Autoren rekurriert: Kotüs (Krefeld-Studie) (Rehbein 1986) und Schubs (Grießhaber 1991).

8 S. Anmerkung 4.
9 Man könnte versucht sein, von "kultureller Identität" zu sprechen, die die Sprache herstellt und aufrechterhält. Es ist einerseits jedoch schwierig und führt zu bislang nicht geklärten Problemen, bei einem nicht-individuellen, offensichtlich *gesellschaftlichen*, Zusammenhang von "Identität" zu sprechen. Andererseits sind "Sprache" und "Kultur" nicht begrifflich zu identifizieren; vielmehr ist Sprache, weil sie Handlungsstruktur hat, Trägerin kultureller Zusammenhänge und kulturellen Wissens; durch Sprache realisiert sich unterschiedliches kulturelles Wissen. - Unter "kultureller Identität" ist weder eine Nationalideologie zu verstehen noch ein rassistisches Selbstverständnis, sondern ein Repertoire gemeinsamen Wissens, das eine gesellschaftliche Gruppe historisch ausgebildet hat. Aufgrund der Herausbildung einer "kulturellen Identität" wird das Kind in die Lage versetzt, sich die sprachlichen Erfordernisse in den verschiedenen Institutionen sukzessive zu erarbeiten. Der Erwerb kulturellen Wissens dient also auch einer Vorbereitung auf gesellschaftlich-institutionelles Handeln. Zum Verhältnis von "Sprache" und "Kultur" verweisen wir im einzelnen auf die Ausführungen in Rehbein 1985a sowie auf die Arbeit von Redder/Rehbein 1987.
10 Die monolinguale Entwicklung verschiedener sprachlicher Handlungen wie *Erzählen*, *Erklären*, *Auffordern* usw. in der institutionellen Kommunikation des Kindergartens wird in der Untersuchung von Meng u.a. (1991) anhand von Sprachaufnahmen untersucht.
11 Cummins 1980 hat - im Rahmen der Evaluation von "bilingual programs" - die schulspezifischen sprachlichen Fähigkeiten pauschal als "akademische Fertigkeiten" ("academic skills") zusammengefaßt, ihnen eine spezifische Sprachprofizienz unterstellt (die "cognitive academic linguistic proficiency" = CALP) und sie den "grundlegenden interaktionalen und kommunikativen Fähigkeiten" ("basic interactional communicative skills" = BICS) der unspezifischen Alltagssprache gegenübergestellt. Wir halten sowohl diese dyadische Einteilung des sprachlichen Handelns als auch die theoretische Trennung dieser Fähigkeiten nicht für falsch, aber für eine linguistisch nicht zureichende Erfassung dessen, was in der Institution Schule sprachlich geschieht. (Zur Kritik s. auch Rehbein 1985b.)
12 Den Zusammenhang zwischen den in der Familie entwickelten Sprachstilen und jenen in der Schule stellt Heath 1982 am Beispiel gemeindespezifisch unterschiedlich ausgeprägter Formen des *Fragens* und *Geschichtenerzählens* dar.
13 Damit sollen allgemein Kategorien der Handlungsanalyse mit jenen der spracherwerbstheoretisch sowie lernersprachlich orientierten Analyse von L1 und L2 ansatzweise methodologisch vermittelt werden.
14 Bührig 1992 hat in ihrer Studie diesen Zusammenhang handlungstheoretisch erarbeitet, auf die Entwicklung von L1 und L2 und auf das quantitative Forschungsparadigma bezogen. Die These wird also anderenorts detaillierter verfolgt.
15 Vgl. die Bemerkungen zu der Kategorie der *'situativen Rede'* in L2 §5.2 unten.
16 Vgl. dazu die Untersuchung von Grießhaber 1990.
17 Diese Komponenten des Erzählens werden z.B. in Rehbein 1987a anhand einer Geschichte ("Die Zauberstäbe") näher erläutert.
18 'VF': finites Verb, 'Prä-VF': Stelle vor dem finiten Verb, 'V-IN': infinite Verbteile (Stelle am Satzende, oft ausgefüllt mit Präfix, Partizip, Infinitiv usw.), 'MF': Mittelfeld, 'Aux': Hilfsverb (Auxiliar), 'Mod': Modalverb, 'INF': Infinitiv, 'PP': (Präpositional)komplement, 'S': Subjekt, 'INT': Interrogativum, 'ϕ': Nichtausfüllung einer obligatorischen Konstituentenposition, '$\wedge$': Zeichen für lineare Verkettung von Satzgliedern, '/': Reparaturzeichen. Die Grundlage der am Beispiel entwickelten Überlegungen ist die Darstellung in Rehbein 1992a.

19 Wir haben bei der Interpretation des türkischen Beispiels die Vertrautheit mit dem Erzählen des Kindes in L1 auch in der schwierigen Gesprächssituation des Interviews mit einem Erwachsenen beobachten können.

20 Die hier entwickelte Hypothese wird durch Beobachtungen und Analysen Grießhabers 1991 gestützt, nach denen *Präfixe* trennbarer (deutscher) Verben in Satzendposition entgegen einer oberflächlich-strukturalistischen Kontrastivitätshypothese von türkischen Lernern weitgehend beherrscht werden, demgegenüber die (lediglich pränominal positionierten) deutschen Präpositionen größere Lernschwierigkeiten bereiten.

21 Das Diagramm zum Forschungsprozeß der Kommunikationsanalyse dient Ehlich 1993 zur methodologischen Illustration "qualitativer" und "quantitativer" Aspekte von Untersuchungen u.a. des Fremdsprachenunterrichts.

22 Ausführlicher dazu vgl. die Untersuchung von Grießhaber 1991, insbesondere §8, 157ff.

23 Die Supplementierung des sogenannten "Kontextwissens" erfolgt nach der Maxime: Man weiß schon, in welchen Zusammenhängen xy geäußert wird. Wissenschaftstheoretisch dürfte es sich in solchen Fällen - nach einer Überlegung Th. T Ballmers 1974 - um eine Immunisierungsstrategie gegenüber der Verpflichtung zur Datenanalyse handeln.

24 Reinigung und Segmentierung eines Transkripts richten sich nach der Art und Weise und der Ausdehnung eines gesuchten Phänomens in der Sprachaufzeichnung; deshalb ist die faktische *Reihenfolge* von Reinigung und Segmentierung nicht festlegbar.

25 Die 'Segmentierung' wurde in vielen früheren Untersuchungen, etwa zur "Kommunikation in der Schule", (vgl. Ehlich/Rehbein 1986) als methodologischer Schritt bei der Diskursanalyse verwendet. Eine computergestützte, automatische Segmentierung von Transkriptionen im Partiturflächenformat ist nun mit dem Computerprogramm syncWRITER möglich (Bezug über med-i-bit, Hamburg).

26 In einer programmatischen Broschüre mit dem Titel "Sprachlehr- und Sprachlernforschung: Begründung einer Disziplin" heißt es noch 1983: "Auch bei den gegenwärtig in der Bundesrepublik lebenden Gastarbeitern finden wir weniger bilinguale als bikulturelle Probleme" (S. 80). Einmal abgesehen von der Merkwürdigkeit, daß hier "Bilingualismus" offenbar als "Problem" angesehen wird, wird die Sprachsituation der "Gastarbeiter" und ihrer Familien selbst in der genannten Schrift einseitig aus nationalstaatlich-zielsprachlicher Perspektive betrachtet und dürfte sicherlich der Ausfluß eines ideologischen Disziplinbegründungsversuchs einer "Fremdsprachendidaktik" sein. Denn wir finden in zahlreichen Gastarbeiterfamilien durchaus Bilingualismus. In welchem Ausmaß, ist in Deutschland aber bislang kaum untersucht worden, da die meisten Forschungsprojekte sich lediglich mit Deutsch als Zielsprache befaßt haben. Hier wird Forschungsvermeidung zum Forschungsprogramm erhoben. Vgl. demgegenüber Rehbein/Schwerdtfeger 1986.

Literatur

(1985) Memorandum zum Muttersprachlichen Unterricht in der Bundesrepublik Deutschland (2. neubearbeitete Fassung). In: BAGIV (Hg.) (1985) Muttersprachlicher Unterricht in der Bundesrepublik Deutschland. Hamburg: ebv Rissen, 13-41

Abrams, D.M.; Sutton-Smith, B. (1977) The development of the trickster in children's narrative. In: Journal of American Folklore 90, 29-47

Aksoy, A.; Grießhaber, W.; Kolcu-Zengin, S.; Rehbein, J. (1992) Lehrbuch Deutsch für Türken. Türkler için Almanca ders kitabı. Eine praktische Grammatik in zwei Sprachen. İki dilli uygulamalı Almanca. Hamburg: Signum

Ames, L.B. (1966) Children's stories. In: Genetic Psychology Monographs 73, 337-396

Antos, G. (1985) "Mit weil Begründen lernen." Zur Ontogenese argumentativer Strukturen im natürlichen L2-Erwerb. In: Kutsch, S.; Desgranges, I. (Hgg.) (1985) Zweitsprache Deutsch - Ungesteuerter Erwerb. Tübingen: Niemeyer, 273-320

Applebee, A.N. (1978) The child's concept of story: Ages two to seventeen. Chicago: University of Chicago Press

Asher, J.J.; Garcia, R. (1969) The optimal age to learn a foreign language. In: Modern Language Journal 53, 334-341

Auer, J.C.P. (1982) Transferierte Rituale in bilingualen Interaktionen italienischer Migrantenkinder. In: Bausch, K.-H. (Hg.) (1982) Mehrsprachigkeit in der Stadtregion. Düsseldorf: Schwann, 194-224

Augst, G. (1984) Kinderwort. Der aktive Wortschatz kurz vor der Einschulung. Frankfurt/M: Lang

Augst, G. (Hg.) (1978) Spracherwerb von 6 bis 16. Düsseldorf: Schwann

Auwärter, M.; Kirsch, E. (1982) Die Generierung fiktionaler Realität im kindlichen Handpuppenspiel. In: Soeffner, H.-G. (Hg.) (1982) Beiträge zu einer empirischen Sprachsoziologie. Tübingen: Narr, 91-114

BAGIV (Hg.) (1985) Muttersprachlicher Unterricht in der Bundesrepublik Deutschland. Hamburg: ebv Rissen

Bakker, P.; Mous, M. (eds.) (1994) Mixed languages. 15 case studies in language intertwining. Amsterdam: Institute for Functional Research in Language and Language Use (IFOTT)

Ballmer, Th.T (1974) Inwiefern ist Linguistik empirisch? In: Wunderlich, D. (Hg.) (1974) Wissenschaftstheorie der Linguistik. Kronberg: Athenäum, 6-53

Bamberg, M. (1987) Form and function in the construction of narratives: Development perspectives. Berlin: de Gruyter

Bever, T.G. (1970) A cognitive basis for linguistic structures. In: Hayes, J.R. (ed.) (1970) Cognition and the development of language. New York: Wiley, 279-362

Bühler, K. (1922^3) Die geistige Entwicklung des Kindes. Jena: Fischer

Bührig, K. (1992) Zur Generalisierung qualitativer Forschungsergebnisse. Überlegungen zur Verknüpfung qualitativer und quantitativer Methoden bei der Untersuchung narrativer Diskursfähigkeiten zweisprachiger Kinder. Arbeitspapier 2 des DFG-Forschungsvorhabens ENDFAS. Universität Hamburg: Germanisches Seminar

Burstall, C.; Jamieson, M.; Cohen, S.; Hargreaves, M. (1974) Primary French in the balance. Slough: NFER Publishing

Chafe, W.L. (ed.) (1980) The pear stories. Cognitive, cultural, and linguistic aspects of narrative production. Norwood: Ablex

Clahsen, H. (1986) Die Profilanalyse. Ein linguistisches Verfahren für die Sprachdiagnose im Vorschulalter. Berlin: Marhold

Cummins, J. (1979) Linguistic interdependence and the educational development of bilingual children. In: Review of Educational Research 49, 222-225

Cummins, J. (1980) The construct of language proficiency in bilingual education. In: Alatis, J.E. (ed.) Current issues in bilingual education. Washington: Georgetown University Press, 81-103

Cummins, J. (1984) Bilingualism and cognitive functioning. In: Shapson, S.; D'Oyley, V. (eds.) (1984) Bilingual and multicultural education: Canadian perspectives. Clevedon: Multilingual Matters, 55-70

Damanakis, M. (1983) Muttersprachlicher Unterricht für ausländische Schüler. In: Deutsch lernen 4/1983, 15-47

Dorian, N.C. (1981) Language death. The life cycle of a Scottish Gaelic dialect. Philadelphia: University of Pennsylvania Press

Dressler, W.; Leodolter, R. (1973) Sprachbewahrung und Sprachtod in der Bretagne. In: Wiener linguistische Gazette 3/1973, 45-58

Dressler, W. (1977) Wortbildung bei Sprachverfall. In: Brekle, H.E.; Kastovsky, D. (Hgg.) (1977) Perspektiven der Wortbildungsforschung. Bonn: Bouvier, 62-69

Ehlich, K. (1993) Qualitäten des Quantitativen, Qualitäten des Qualitativen. Theoretische Überlegungen zu einer gängigen Unterscheidung im Wissenschaftsbetrieb. In: Timm, J.P.; Vollmer, H.J. (Hgg.) (1993) Kontroversen in der Fremdsprachenforschung. Beiträge zur Fremdsprachenforschung Bd. 1. Bochum: Brockmeyer, 201-222

Ehlich, K.; Rehbein, J. (1976) Halbinterpretative Arbeitstranskriptionen (HIAT). In: Linguistische Berichte 45/1976, 21-46

Ehlich, K.; Rehbein, J. (1977) Schulbezogene Kommunikationsanalyse - reflektierte und geheime Wissenschaftspraxis. In: Unterrichtswissenschaft 4/1977, 346-360

Ehlich, K.; Rehbein, J. (1979) Sprachliche Handlungsmuster. In: Soeffner, H.-G. (Hg.) Interpretative Verfahren in den Text- und Sozialwissenschaften. Stuttgart: Metzler, 243-274

Ehlich, K.; Rehbein, J. (1986) Muster und Institution. Untersuchungen zur schulischen Kommunikation. Tübingen: Narr

Ehlich, K.; Wagner, K. (Hg.) (1989) Erzähl-Erwerb. Bern usw.: Lang

Ervin-Tripp, S.M. (1974) Is second language learning like the first? In: Hatch, E.M. (ed.) (1978) Second language acquisition. A book of readings. Rowley, MA: Newbury House, 190-206

Fathman, A. (1975) The relationship between age and second language learning. In: Language Learning 25, 245-253

Fathman, A.; Precup, L. (1983) Influences of age and setting on second language proficiency. In: Bailey, K.M.; Long, M.H.; Peck, S. (eds.) (1983) Second language acquisition studies. Rowley, MA: Newbury House, 151-161

Felix, S.W. (1982) Psycholinguistische Aspekte des Zweitspracherwerbs. Tübingen: Narr

Fienemann, J. (1987) Ein und dieselbe Geschichte? Erzählen auf deutsch und französisch. In: Redder, A.; Rehbein, J. (Hgg.) (1987) Arbeiten zur interkulturellen Kommunikation. Osnabrück: Osnabrücker Beiträge zur Sprachtheorie (OBST) 38, 151-172

Fishman, J. (1975) Soziologie der Sprache. München: Hueber

Flader, D.; Hurrelmann, B. (1984) Erzählen im Klassenzimmer. - Eine empirische Studie zum 'freien' Erzählen im Unterricht. In: Ehlich, K. (Hg.) (1984) Erzählen in der Schule. Tübingen: Narr, 223-249

Freed, B. (1982) Language loss: Current thoughts and future directions. In: Lambert, R.D.; Freed, B.F. (eds.) (1982) The loss of language skills. Rowley, MA: Newbury House, 1-5

Friedrich, B. (1976) Die Entwicklung des mündlichen Erzählens in der ersten und dritten Klasse der Unterstufe mit Hilfe des methodischen Verfahrens "Vorgabe sprachlicher Vorbilder". Diss. Erfurt/Mühlhausen (masch.)

Fritsche, M. (1982) Mehrsprachigkeit in Gastarbeiterfamilien. "Deutsch" auf der Basis der türkischen Syntax. In: Bausch, K.-H. (Hg.) (1982) Mehrsprachigkeit in der Stadtregion. Düsseldorf: Schwann, 160-170

Fritsche, M. (1985) Für einen koordinierten Muttersprachunterricht. In: Deutsch lernen 3/1985, 57-65

Fritsche, M. (1985a) Interkulturelle Kommunikation - ein deutsches Märchen? In: Rehbein, J. (Hg.) (1985) Interkulturelle Kommunikation. Tübingen: Narr, 60-69

Fthenakis, W.E.; Sonner, A.; Thrul, R.; Walbiner, W. (1985) Bilingual-bikulturelle Erziehung. Ein Handbuch für Psychologen, Pädagogen und Linguisten. München: Hueber

Gal, S. (1979) Language shift. New York: Academic Press

Genesee, F. (1978) Is there an optimal age for starting second language instruction? In: McGill Journal of Education 13/1978, 145-154

Genesee, F. (1979) Acquisition of reading skills in immersion programs. In: Foreign Language Annals 12/1979, 71-77

Grießhaber, W. (1987) Muttersprachlicher Unterricht mit Kindern ausländischer Arbeitnehmer in der Bundesrepublik Deutschland. Erfahrungen mit zweisprachigem Unterricht. Universität Hamburg: Germanisches Seminar

Grießhaber, W. (1990) Transfer, diskursanalytisch betrachtet. In: Linguistische Berichte 129, 1990, 386-414

Grießhaber, W. (1991) Die relationierende Prozedur im Deutschen. Zu Grammatik und Pragmatik lokaler Präpositionen und ihrem Gebrauch durch türkische Deutschlerner. Universität Hamburg (Habilitationsschrift)

Grießhaber, W.; Rehbein, J. (1992) Kontextualisierte Wortschatzanalyse (KWA). Ziele, Probleme und Verfahren. Arbeitspapier 1 des DFG-Forschungsvorhabens ENDFAS. Universität Hamburg: Germanisches Seminar

Harley, B. (1986) Age in second language acquisition. Clevedon: Multilingual Matters

Hatch, E. (1978) Discourse analysis and second language acquisition. In: Hatch, E. (ed.) (1978) Second language acquisition. Rowley: Newbury House, 401-435

Heath, S.B. (1982) What no bedtime story means: Narrative skills at home and school. In: Language Sociology 49, 49-76

Johanson, L. (1977) Bestimmtheit und Mitteilungsperspektive im türkischen Satz. In: Johanson, L. (1991) (ed.) Linguistische Beiträge zur Gesamtturkologie. Budapest: Akadémiai Kiadó, 225-242

Karmiloff-Smith, A. (1979) A functional approach to child language. Cambridge: University Press

Karttunen, F. (1977) Finnish in America: A case study in monogenerational language change. In: Blount, B.G.; Sanches, M. (eds.) (1977) Sociocultural dimensions of language change. New York: Academic Press, 173-184

Keenan, E.O. (1983) Conversational competence in children. In: Ochs, E.; Schieffelin, B.B. (eds.) (1983) Acquiring conversational competence. London: Routledge & Kegan

Kemper, S. (1984) The development of narrative skills: Explanations and entertainments. In: Kuczaj, S.A. (ed.) (1984) Discourse development: Progress in cognitive development research. New York: Springer

Kernan, K. (1977) Semantic and expressive elaboration in children's narratives. In: Ervin-Tripp, S.; Mitchell-Kernan, C. (eds.) (1977) Child discourse. New York: Academic Press, 91-162

Keskin, A. (1988) Alphabetisierung in der Muttersprache. In: Deutsch lernen 2/1988, 18-45

Kim, H.-S. (1992) Zur Sprache koreanischer Kinder in der Bundesrepublik Deutschland. Fallstudie über den Verlust der Muttersprache in einer sprachlichen Minderheitensituation. Bochum: Brockmeyer

Kuczaj, S.A.; McClain, L. (1984) Of hawks and moozes: The fantasy narratives produced by a young child. In: Kuczaj, S.A. (ed.) (1984) Discourse development: Progress in cognitive development research. New York: Springer

Labov, W.; Waletzky, J. (1967) (dt. 1972) Erzählanalyse: Mündliche Versionen persönlicher Erfahrung. In: Ihwe, J. (Hg.) Literaturwissenschaft und Linguistik. Bd. 2. Frankfurt/M.: Fischer-Athenäum, 78-126

Lambert, W.; Freed, B. (1982) The loss of language skills. Rowley: Newbury House

Mandler, J.M.; Johnson, N.J. (1977) Remembrance of things parsed; story structure and recall. In: Cognitive Psychology 9, 111-151

McLaughlin, B. (1979, 1984) Second language acquisition in childhood. Vol. 1 & 2. Hillsdale: Erlbaum

Meggyes, K.S. (1981) A Mondat - És Szövegalkotás Néhány Sajátossága Hatéves Gyermekek Képleírásában. In: Pszichológia 4, Budapest

Meng, K. (1991) Erzählen und Zuhören bei Drei- und Sechsjährigen. Eine längsschnittstudie zur Aneignung der Erzählkompetenz. In: Meng, K.; Kraft, B.; Nitsche, U. (1991) Kommunikation im Kindergarten. Studien zur Aneignung der kommunikativen Kompetenz. Berlin: Akademie, 20-131

Meng, K.; Kraft, B.; Nitsche, U. (1991) Kommunikation im Kindergarten. Studien zur Aneignung der kommunikativen Kompetenz. Berlin: Akademie

Michaels, S.; Collins, J. (1984) Oral discourse styles: Classroom interaction and the acquisition of literacy. In: Tannen, D. (ed.) (1984) Coherence in spoken and written discourse. Norwood: Ablex, 219-244

Miller, M. (1976) Zur Logik der frühkindlichen Sprachentwicklung. Empirische Untersuchungen und Theoriediskussion. Stuttgart: Klett

Mougeon, R.; Heller, M. (1986) The social and historical context of minority French language education in Ontario. In: Journal of Multilingual and Multicultural Development 7/2 u. 3/1986, 199-228

Nikolaus, K.; Quasthoff, U.; Repp, M. (1984) Der Erwerb kommunikativer Fähigkeiten am Beispiel kindlichen Erzählens. Freie Universität Berlin: Linguistische Arbeitsberichte (LAB) Nr. 20

Ochs-Keenan, E.; Schieffelin, B.B. (1976) Topic as a discourse notion: A study of topic in the conversation of children and adults. In: Li, C.N. (ed.) (1976) Subject and topic. New York: Academic Press, 335-384

Öktem, A.; Rehbein, J. (1987) Kindliche Zweisprachigkeit. Eine kommentierte Bibliographie zum kindlichen Erwerb von zwei Sprachen und zu Aspekten des Erstspracherwerbs. Arbeiten zur Mehrsprachigkeit 29/1987. Universität Hamburg: Germanisches Seminar

Pellegrini, A.; Yawkey, T. (eds.) (1984) The development of oral and written language in social contexts. Norwood: Ablex

Peters, A.M. (1983) The units of language acquisition. Cambridge: University Press

Poplack, S. (1983) Intergenerational variation in language use and structure in a bilingual context. In: Rivera, C. (ed.) (1983) An ethnographic/sociolinguistic approach to language proficiency assessment. Clevedon: Multilingual Matters, 42-70

Preece, A. (1987) The range of narrative forms conversationally produced by young children. In: Journal of Child Language 14, 353-373

Quasthoff, U. (1983) Kindliches Erzählen. Zum Zusammenhang von erzählendem Diskursmuster und Zuhöreraktivitäten. In: Boueke, D.; Klein, W. (Hgg.) (1983) Untersuchungen zur Dialogfähigkeit von Kindern. Tübingen: Narr, 45-74

Quasthoff, U. (1987) Sprachliche Formen des alltäglichen Erzählens: Struktur und Entwicklung. In: Erzgräber, W.; Goetsch, P. (Hgg.) (1987) Mündliches Erzählen im Alltag, fingiertes mündliches Erzählen in der Literatur. Tübingen: Narr, 54-85

Rath, R. (1987) Mündliches Erzählen unter Kindern: Eine Analyse mit Beispielen aus dem Saarbrücker Projekt "Gastarbeiterkommunikation". In: Erzgräber, W.; Goetsch, P. (Hgg.) (1987) Mündliches Erzählen im Alltag, fingiertes mündliches Erzählen in der Literatur. Tübingen: Narr, 86-104

Redder, A. (1984) Modalverben im Unterrichtsdiskurs. Pragmatik der Modalverben am Beispiel eines institutionellen Diskurses. Tübingen: Niemeyer

Redder, A. (1985) Beschreibungsverfahren türkischer Kinder auf deutsch: Eine einfache Bildfolge. In: Rehbein, J. (Hg.) (1985) Interkulturelle Kommunikation. Tübingen: Narr, 222-241

Redder, A.; Rehbein, J. (1987) Zum Begriff der Kultur. In: Redder, A.; Rehbein, J. (Hgg.) (1987) Arbeiten zur interkulturellen Kommunikation. Osnabrück: Osnabrücker Beiträge zur Sprachtheorie (OBST) 38, 7-21

Rehbein, J. (1977) Komplexes Handeln. Elemente zur Handlungstheorie der Sprache. Stuttgart: Metzler

Rehbein, J. (1981) Verbale und nonverbale Kommunikation im interkulturellen Kontakt. In: Nelde, Peter H. u.a. (Hgg.) Sprachprobleme bei Gastarbeiterkindern. Tübingen: Narr, 111-127

Rehbein, J. (1982a) Worterklärungen türkischer Kinder. In: Osnabrücker Beiträge zur Sprachtheorie (OBST) 22 (Themenheft: "Handlungsorientierung im Zweitspracherwerb"), 122-157

Rehbein, J. (1982b) Zu begrifflichen Prozeduren in der zweiten Sprache Deutsch. Die Wiedergaben eines Fernsehausschnitts bei türkischen und deutschen Kindern. In: Bausch, K.-H. (Hg.) (1982) Mehrsprachigkeit in der Stadtregion. Düsseldorf: Schwann, 225-281

Rehbein, J. (1984) Beschreiben, Berichten und Erzählen. In: Ehlich, K. (Hg.) (1984) Erzählen in der Schule. Tübingen: Narr, 67-124

Rehbein, J. (1985a) Einführung in die interkulturelle Kommunikation. In: ders. (Hg.) (1985) Interkulturelle Kommunikation. Tübingen: Narr, 7-39

Rehbein, J. (1985b) Typen bilingualen Unterrichts. In: BAGIV (Hg.) (1985) Muttersprachlicher Unterricht in der Bundesrepublik Deutschland. Hamburg: ebv Rissen, 246-273

Rehbein, J. (1986) Zur Zweisprachigkeit türkischer Schüler. Ein Bericht über Untersuchungen der sprachlichen Handlungsfähigkeit türkischer Schüler im ehemaligen Krefelder Grundschulmodell. In: Materialien Deutsch als Fremdsprache Heft 25, 265-279

Rehbein, J. (1987a) Diskurs und Verstehen. Zur Rolle der Muttersprache bei der Textverarbeitung in der Zweitsprache. In: Apeltauer, E. (Hg.) Gesteuerter Zweitspracherwerb. München: Hueber, 113-172

Rehbein, J. (1987b) Sprachloyalität in der Bundesrepublik? Ausländische Kinder zwischen Sprachverlust und zweisprachiger Erziehung. Arbeiten zur Mehrsprachigkeit 26/1987

Rehbein, J. (1987c) On fluency in second language speech. In: Dechert, H.W.; Raupach, M. (eds.) (1987) Psycholinguistic models of production. Norwood: Ablex, 97-105

Rehbein, J. (1987d) Multiple formulae. Aspects of Turkish migrant workers' German in intercultural communication. In: Knapp, K.; Enninger, W.; Knapp-Potthoff, A. (eds.) (1987) Analyzing intercultural communication. Berlin, New York, Amsterdam: Mouton de Gruyter, 215-248

Rehbein, J. (1989) Biographiefragmente. Nicht-erzählende rekonstruktive Diskursformen in der Hochschulkommunikation. In: Kokemohr, R.; Marotzki, W. (Hgg.) (1989) Biographie in komplexen Institutionen. Frankfurt/M.: Lang, 163-254

Rehbein, J. (1992a) Zur Wortstellung im komplexen deutschen Satz. In: Hoffmann, L. (Hg.) (1992) Deutsche Syntax. Ansichten und Aussichten. Berlin: de Gruyter, 523-574

Rehbein, J. (1992b) Konnektivität. Eine Vorstudie zu einigen Verfahren der Zusammenhangsbildung in narrativen Texten türkischer Kinder. Arbeitspapier 5 des DFG-Forschungsvorhabens ENDFAS. Universität Hamburg: Germanisches Seminar

Rehbein, J.; Bozkurt, F.M. (1986) On the literacy of Turkish minority children in West Germany. Universität Hamburg: Germanisches Seminar (mimeo)

Rehbein, J.; Mazeland, H. (1991) Kodierentscheidungen. Zur Kontrolle interpretativer Prozesse bei der Kommunikationsanalyse. In: Flader, D. (Hg.) Verbale Interaktion. Studien zur Empirie und Methodologie der Pragmatik. Stuttgart: Metzler, 166-221

Rehbein, J.; Schwerdtfeger, I.C. (1986) Überlegungen zur Sprachlehr- und -lernforschung. In: Bausch, K.-R.; Königs, F.G.; Kogelheide, R. (Hgg.) (1986) Probleme und Perspektiven der Sprachlehrforschung. Frankfurt/M: Scriptor, 23-34

Reimann, B. (1988) Die Entwicklung des Gebrauchs temporaler Mittel in den Vorformen des Erzählens beim Kleinkind. Linguistische Studien 181/1988, 69-108

Saunders, G. (1982) Bilingual children: Guidance for the family. Clevedon: Multilingual Matters

Saunders, G. (1988) Bilingual children: From birth to teens. Clevedon: Multilingual Matters

Schu, J. (1985) "Wä:sche was passiert is?" Wie Kinder Erzählungen anfangen und wie Erwachsene zu deren Durchführung beitragen. In: Kutsch, S.; Desgranges, I. (Hgg.) (1985) Zweitsprache deutsch - ungesteuerter Erwerb. Interaktionsorientierte Analysen des Projekts Gastarbeiterkommunikation. Tübingen: Niemeyer, 231-272

Silva-Corvalán, C. (1988) Oral narrative along the Spanish-English bilingual continuum. In: Staczek, John J. (ed.) (1988) On Spanish, Portuguese, and Catalan Linguistics. Washington: Georgetown University Press, 172-184

Selinker, L. (1972) Interlanguage. In: International Review of Applied Linguistics 10, 209-231

Skutnabb-Kangas, T. (1982) Some prerequisites for learning in the majority language - a comparison between different conditions. In: Osnabrücker Beiträge zur Sprachtheorie (OBST) 22 (Themenheft: Handlungsorientierung im Zweitspracherwerb), 63-95

Slama-Cazaku, T. (1984) Das Verhältnis von Denken und Sprache bei Vorschulkindern (3-7 Jahre). Berlin: Akademie

Slobin, D.I. (1982) Universal and particular in the acquisition of language. In: Wanner, E.; Gleitman, L.R. (eds.) (1982) Language acquisition - The state of the art. Cambridge: University Press, 128-172

Slobin, D.I.; Talay, A. (1986) Development of pragmatic use of subject pronouns in Turkish child language. In: Aksu-Koç, A.A.; Erguvanlı-Taylan, E. (eds.) (1986) Proceedings of the Turkish Linguistics Conference. Istanbul: Boğaziçi Üniversitesi, 207-228

Snow, C.E.; Hoefnagel-Höhle, M. (1978a) Age differences in second language acquisition. In: Hatch, E.M. (ed.) (1978) Second language acquisition. A book of readings. Rowley, MA: Newbury House, 333-346

Snow, C.E.; Hoefnagel-Höhle, M. (1978b) The critical period for language acquisition: Evidence from second language learning. In: Child Development IL/4, 1114-1128

Snow, C.E. (1983) Age differences in second language acquisition: Research findings and folk psychology. In: Bailey, K.M.; Long, M.H.; Peck, S. (eds.) (1983) Second language acquisition studies. Rowley, MA: Newbury House, 141-150

Stein, N.L.; Glenn, C.G. (1979) An analysis of story comprehension in elementary school children. In: Freedle, R.O. (ed.) (1979) New directions in discourse processing. Vol. 2. Norwood: Ablex, 53-120

Stern, H.H. (1976) Optimal age: Myth or reality? In: The Canadian Modern Language Review 32/1976, 283-294

Stern, C.; Stern, W. (1928, 1987^4) Die Kindersprache. Eine psychologische und sprachtheoretische Untersuchung. Darmstadt: Wissenschaftliche Buchgesellschaft

Stölting, W. (1980) Die Zweisprachigkeit jugoslawischer Schüler in der Bundesrepublik Deutschland. U. Mitarb. v. Delic, D.; Orlovic, M.; Rausch, K.; Sausner, E. Wiesbaden: Harrassowitz

Swain, M. (1978) Home-school language switching. In: Richards, J. (ed.) (1978) Understanding second and foreign language learning. Rowley, MA: Newbury House, 238-250

Swain, M.; Lapkin, S. (1982) Evaluating bilingual education: A Canadian case study. Clevedon: Multilingual Matters

Toukomaa, P. (1985) Semilinguisme et éducation des enfants de migrants. In: Psychopédagogie 1/42/1985, 7-13

Toukomaa, P.; Skutnabb-Kangas, T. (1977) The intensive teaching of the mother tongue to migrant children at pre-school age. Tutkimuksia Research Reports 26. Tampere: Department of Sociology and Social Psychology

Umiker-Sebeok, D.J. (1979) Preschool children's intra-conversational narratives. In: Journal of Child Language 6, 91-109

van Peer, W. (1989) Hören und Sehen. In: Ehlich, K.; Wagner, K. (Hgg.) (1989) ErzählErwerb. Bern usw.: Lang, 31-48

Wagner, K. (1986) Erzählerwerb und Erzählungstypen. In: Wirkendes Wort 2/1986, 142-166

Weigt, M. (1985) Bilingualer Fachunterricht. Möglichkeiten sonderpädagogischer und sprachpädagogischer Förderung türkischer Schüler in einer 6. Klasse der Schule für Lernbehinderte (SfL). In: Arbeiten zur Mehrsprachigkeit 4/1985. Universität Hamburg: Germanisches Seminar

Weltens, B.; de Bot, K.; van Els, T. (eds.) (1986) Language attrition in progress. Dordrecht: Foris

Wong-Fillmore, L. (1976) The second time around: Cognitive and social strategies in second language acquisition. Stanford (unpublished Ph.D. Diss.)

Wong-Fillmore, L. (1982) Language minority students and school participation: What kind of English is needed? In: Journal of Education 2, 143-156

Yakut, A. (1981) Sprache der Familie. Tübingen: Narr

Phonologie und Kindersprachforschung

Inge Schleier

Gesprochene Laute haben in der deutschen Sprachwissenschaft keine Lobby. Der erste und eigentlich auch letzte Sprachforscher, der der physischen Natur der Sprachlaute Reverenz erwiesen hat, war 1770 Herder, der die Laute als Naturtöne definiert und so die Rückführung der Sprachentstehung auf einen tierischen, also physischen, und eben nicht göttlichen Ursprung begründet hat. Ihre Funktion beschrieb er so: "Da unsre Töne der Natur zum Ausdrucke der Leidenschaft bestimmt sind: so ists natürlich, daß sie auch die Elemente aller Rührung werden." (Herder, S. 15ff.) Klopstocks Versuch von 1778, mit Hilfe einer eindeutigen, lautrichtigen Schreibweise eine "gute Aussprache" im Gegensatz zu dialektal gefärbter "Aussprecherei" zu etablieren, verhallte ebenso ungehört wie seine Formel für das Prinzip der Rechtschreibung: "Das Gehörte der guten Aussprache nach der Regel der Sparsamkeit zu schreiben" (Klopstock 1778, zit. nach Garbe 1978, S. 26-38). Nur etwa 50 Jahre später werden bei W. v. Humboldt Laut und Ton als Rede und Sprachwahrnehmung, die Schrift als ihr bleibender Körper, beide als Manifestationen des menschlichen Geistes aufgefaßt:

> "Die Articulation beruht auf der Gewalt des Geistes über die Sprachwerkzeuge sie zu einer Behandlung des Tons zu nöthigen, welche der Form seines Wirkens entspricht. ... Außer jener Gewalt ist aber auch in dem Geiste ein, sich den Sprachwerkzeugen selbst mitteilender Drang, von ihnen einen solchen Gebrauch zu machen..." (Humboldt 1827/1979, S. 192).

Hier erweist sich Humboldts Welt des Geistigen als Konstrukt, mit dem er ein wissenschaftliches Dilemma seiner Zeit zu überbrücken suchte: Die Polarisierung der Begriffe göttlich - tierisch war als Fundament sprachphilosophischer Argumentation nicht mehr tragfähig. Anderseits reichten die zur Verfügung stehenden naturwissenschaftlichen Erkenntnisse für ein adäquates Paradigma noch nicht aus.

Nur wenige Jahre später, nämlich 1851, also wenige Jahre vor dem Erscheinen der Helmholtzschen akustischen Studien über die Tonempfindungen, eröffnete sich den Sprachforschern eine Perspektive, die Jacob Grimm auch sogleich zu nutzen verstand:

> "Die anatomie wird noch lange zu lernen haben, ehe sie die sprachwerkzeuge eines auf der ebene eingewohnten Norddeutschen von denen eines süddeutschen alpenhirten unterscheidet. Unserm hauptergebnis aber, daß die menschliche sprache unangeboren sei, wird nichts dadurch benommen. Die natürliche lautgrundlage, deren sie gleich der tierischen stimme bedarf und die sie voraussetzt, wie unsre seelen den menschlichen schädelbau, ist nichts als das instrument, auf dem die sprache gespielt wird, und dies spiel erzeigt sich beim menschen in einer mannigfaltigkeit, die den unveränderbaren tierlauten völlig entgegensteht. Den physiologen wird doch mehr das instrument selbst, den philologen das spiel darauf anziehen." (Grimm 1851/1985, S. 22)

Mit dieser Zuweisung in die Physiologie setzte für die Erforschung der Laute im deutschsprachigen Raum der Prozeß der Entmaterialisierung ein, der für die deutsche Philologie, Sprachwissenschaft und Linguistik charakteristisch werden und bleiben sollte - bis heute. Bei de Saussure wird der Laut "in der gesprochenen Reihe" zum "image acoustique", zum Lautbild, Lautkörper, Zeichen und Phonem. Einerseits versucht er zwar, die Phonetik als Hilfswissenschaft an die Sprachwissenschaft anzubinden, andererseits deklariert er die Ebene der "parole" als den individuellen Bereich des Sprechens, der nicht Gegenstand sprachwissenschaftlicher Forschung sein könne, die auf die Ermittlung allgemeingültiger Grundzüge abziele (de Saussure 1915/1967, S. 37ff.).

Bühler spricht von "der stoffbedingten Gestaltung des Lautstroms der Rede", wobei er auf Silbengliederung und Sprechakte zielt, nicht ohne den Hinweis zu geben, daß "der moderne Phonetiker" nicht steckenbleibt "in der Beschreibung von Vokalen und Konsonanten..." (Bühler 1965[2], S. 259f.). Seine Definitionen von langue und parole heißen "phonematisches Signalelement der Wörter" und "Klanggesicht".

Bei Chomsky geht die materielle Basis vollends in der "phonetischen Repräsentation" auf, während dem Phonem immerhin das Überleben innerhalb der Transformationsregeln gesichert wird: Phonem gerettet - Laut tot!: "Der generative Phonologe braucht für seine Arbeit keine Ohren; die Analyse der Lautgestalt von Sprache erfolgt leise" (Auer 1990, S. 2).

Duden (1974[2]) und Siebs (1969) vermitteln Aussprachelehren auf der Grundlage von Standardaussprache und Hochlautung, die bekanntlich ursprünglich auf das Wiener Burgtheaterdeutsch zurückgeht. Beide lassen nur wenige, längst eingebürgerte Varianten der Alltagssprache gelten, was immer wieder zum Mißverständnis führt, was denn nun Norm und "normal" sei, die in Duden und Siebs festgeschriebenen phonetischen Transkriptionen oder ihre allophonen Varianten im alltäglichen Sprachgebrauch. Die Duden-Grammatik

(1984[4]), "unentbehrlich für richtiges Deutsch", gibt eine Darstellung des Laut-Buchstabensystems auf der Grundlage der Standardlautung mit Blick auf die Graphem-Phonem-Korrespondenzen und die daraus resultierenden Schwierigkeiten der Rechtschreibung.

Die "Grundzüge einer deutschen Grammatik" (1984) diskutieren Phonologie in zwei Kapiteln unter intonatorischen und segmentalen, in beiden Fällen unter systematisch-strukturellen Aspekten von "Äußerungen".

Helbig/Buscha (1989[12]), eine "Resultatsgrammatik", setzen mit Wortklassen ein, fahren mit der Darstellung des Satzes fort und enden bei Interpunktionsregeln. Phonetik und Phonologie tauchen überhaupt nicht auf, erstaunlich für ein "Handbuch für den Ausländerunterricht"!

Engel (1988) erklärt das Fehlen des phonischen Bereichs in seiner "Deutschen Grammatik" so:

> "Viele mögen bedauern, daß von Aussprache, funktionalen Klangeinheiten, Satzintonation nicht systematisch die Rede ist. Dieser gesamte phonische Bereich wurde, obwohl er im Grunde Bestandteil jeder Grammatik sein sollte, bewußt ausgespart, weil er von völlig anderer Natur ist als die übrigen Teile. Die Phonik hat es mit bedeutungsfreien (wiewohl bedeutungsrelevanten) Einheiten zu tun, während sich alle anderen Teile der Grammatik mit bedeutungstragenden Elementen und ihrer Kombinatorik beschäftigen.
>
> Durch die Aussparung des phonischen Bereichs konnte so eine innere Geschlossenheit erreicht werden, die andere grammatische Handbücher oft vermissen lassen. Über Aussprache, Geltung der Laute, Satzmelodie können sich Interessierte in zahlreichen vorliegenden Beschreibungen informieren." (Engel 1988, S. 11)

Eisenberg (1986) erwähnt zwar im einleitenden Kapitel seines "Grundrisses einer deutschen Grammatik", daß in der Wechselbeziehung von Sprachfunktion und Sprachstruktur Prozesse auf allen Ebenen, so auch auf der phonologischen ablaufen. Aber ein eigenes Kapitel ist auch ihm das nicht wert.

In Szaguns (1993[5]) vielbenutztem Lehrbuch zur "Sprachentwicklung beim Kind" steht nichts zum Aufbau des Laut- und Phoneminventars! Und im Forschungsbericht "Phonological Acquisition and Change" von Locke (1983) taucht als einziger Nachweis deutscher Lautsprachforschung die MÖHRING-SCHE LAUTTREPPE von 1938 auf, "nicht nur eine bildhafte Darstellung der Ergebnisse der Verarbeitung einer Materialsammlung von über 2000 Lautprüfungen an Stammlern, die von 161 Protokollführern in 31 Orten deutschen Sprachgebietes ausgeführt wurden..." (Wulff 1983, S. 148f.).

Besonders in der Kindersprachforschung zieht diese Negativbilanz für Phonetik und Phonologie folgenschwere Resultate nach sich, auf die im folgenden hingewiesen werden soll.

Harald Clahsen, entschiedener Vertreter phonetik- und phonologiefreier Kindersprachforschung, faßt in seiner Studie von 1988, "Normale und gestörte Kindersprache", 18 Sprachproben von 11 Kindern im Alter von 3.8 - 10.8 zusammen: von fünf Kindern je 1 Probe im Alter von 4.7, 4.5, 7.4, 4.8, 4.5; von 5 Kindern je 2 Sprachproben im Alter von 7.0 - 7.1, 9.6 - 10.8, 6.6 - 7.7, 3.2 - 3.3, 4.6 - 4.7, was Beobachtungszeiträume von 3 x 1 Monat, 1 x 14 und 1 x 13 Monaten ergibt. Bei einem Kind wurden im Alter von 3.8 - 3.11 - 4.7, also in 12 Monaten, 3 Sprachproben erhoben. Als statistische Grundlage hat er MLU (Mean Length Utterance) gewählt und ausdrücklich dem Alter als "alternativem Auswahlkriterium" (S. 126) vorgezogen, obwohl er selbst betont, daß "aus MLU-Werten keine direkten Rückschlüsse auf grammatische Regelsysteme möglich" seien (S. 135). Clahsen gibt keine Begründung dafür, warum er glaubte, die Relation Symptomatik - Alter vernachlässigen zu können. Auch drängt sich die Frage auf, ob es überhaupt sinnvoll ist, derartig divergierendes Datenmaterial zu bündeln und ob hier nicht die Fallanalyse angemessener gewesen wäre. Clahsen gibt auch keine Anamnese- und Diagnosedaten preis, sondern beschränkt sich auf die summarische Feststellung, daß alle untersuchten Kinder "Schwierigkeiten mit dem altersgemäßen Erwerb von Syntax und Morphologie haben, ohne daß Hörschädigungen, geistige Behinderungen sowie massive emotionale Störungen vorliegen" (S. 125f.). Clahsen analysiert die Proben methodisch mit der von ihm entwickelten linguistischen Profilanalyse (Clahsen 1986), die er dem von ihm entwickelten Phasenmodell kindlichen Grammatikerwerbs gegenüberstellt (Clahsen 1982). Die Analyseergebnisse werden in ebenfalls von ihm entworfenen Profilbögen (Clahsen 1986) dargestellt. Versucht man, die in den Profilbögen eingetragenen Werte auf die Transkriptionen zu übertragen, stellt sich heraus, daß das ohne weiteres gar nicht möglich ist, weil die entsprechenden Verweise fehlen. Problematischer noch ist, daß Clahsen Wort-, Konstituenten- und Satzstrukturen, Flexionssystem und Wortstellung untersucht, sich aber nicht im mindesten dafür interessiert, ob die Kinder ihre Lautsprache beherrschen und über ein gesichertes Phonemsystem verfügen, um ihre grammatischen Operationen zu realisieren. Er hat hier einen folgenschweren Denkfehler von Grimm/Kaltenbacher (1982) übernommen, die bei ihrer Definition von Dysgrammatismus als Kriterium benannt haben: "... (b) Die Schädigung betrifft vorwiegend den strukturellen Bereich; zusätzlich findet man oft Stammelfehler" (zit. bei Clahsen 1988, S. 111). An den Sprachproben von drei der untersuchten Kinder ist zu zeigen, daß diese falsche Gewichtung der phonetisch-phonemischen Ebene zwangsläufig zu Fehldiagnosen führen muß.

Eine phonetisch-phonemisch orientierte Durchsicht der Transkripte (Clahsen 1988, S. 275 - 325) ist mir Vorbehalt zu versehen, weil Clahsen die Sprachproben nicht in phonetischer Umschrift, sondern in Schreibschrift notiert hat. Aber auch wenn die Transkriptionen eher als Annäherungen an die tatsächlichen lautlichen Realisierungen aufgefaßt werden, bilden sie die er-

Phonologie und Kindersprachforschung

kennbaren Entwicklungstendenzen deutlich ab. Es werden nur Äußerungsbeispiele herangezogen, deren Bedeutung zweifelsfrei ist, Zusätze des Autors erscheinen im Interesse besserer Lesbarkeit nur, wenn sie unerläßlich sind. Auf die nicht immer eindeutig zu interpretierenden Interpunktionszeichen wird nach Möglichkeit verzichtet. Clahsens Notationen werden in Schrägstrichen wiedergegeben.

Beispiel 1: Petra 3.8, 3.11, 4.7 (Clahsen 1988, S. 308 - 316)
Petra ist das jüngste der untersuchten Kinder. Ihre Sprachproben weichen in Art und Häufigkeit der auftretenden Auffälligkeiten stark voneinander ab, so daß eine ausgeprägte Entwicklungsdynamik erkennbar wird. In der ersten Probe kann man ohne Schwierigkeiten feststellen, daß ihre Aussprache noch sehr unvollständig ist.

Die Probe 1 (3.8) weist eine große Zahl mißlingender Konsonantenverbindungen und Clusterbildungen auf.

So notiert Clahsen für

Schwänzchen	/swänzchen/
	/bändschen/
	/bänzchen/
Pfoten	/foten/
ganz schmutzig	/ga mutzig/
Mütze	/mütsche/
Hals	/haltsch/ (einmal auch /hals/)
jetzt	/jetsch/
Frau	/bau/
schwarze	/warze/
Krankenhaus	/lankenhaus/

Daß die Phonemisierung von Petras Lautsprache noch nicht abgeschlossen ist, kann man am Pendeln zwischen den Artikulationsstellen erkennen, wobei die Tendenz zur Artikulation im vorderen Bereich des Ansatzrohres ausgeprägter erscheint.

/swänzchen/
/lankenhaus/
/isch/ für ich
/wase/ für Rasen.

Rückverlagerungen erscheinen dagegen in

/mütsche/
/haltsch/
/jetsch/

In Probe 2, nur drei Monate später, mißlingen Konsonantenverbindungen nur noch selten, auch das Realisieren der Lautbildung an den richtigen Stellen weist stabilisierende Fortschritte auf. Clahsen notiert für

Krankenauto	/tankenauto/
verletzt	/lett/
	/letzt/
bluten	/buten/
Krankenhaus	/kankenhaus/
Krankenschwester	/schrankenschwester/

In dieser Probe dominieren aber häufige Wiederholungen, die Clahsen im Profilbogen nicht als Reduplikationen wertet. Im Transkript erscheinen:

/ich weiß ich nich/
/dei deiner viel kleiner/
/dei dein ganz klein/
/vie deiner viel ganz klein/
/dei deiner immer zukucken/
/äng äng du äng äng so sag/
/du du jetzt zukucken/
/dann du du tot/
/du un du au au/
/du aber in in du in aber in ritschra/
/du ein tanken tanken tanken auto/
/dein tanken tanken boot/
/ganz tot tot/
/du ganz wa wa/

In Petras Sprachprobe 3, also elf Monate nach der ersten, erscheinen Artikulation und Phoneminventar gesichert, es finden sich nur noch geringfügige Auslassungen und Wiederholungen. Dafür treten in dieser Probe nun deutliche Wortstellungs- und Flexionsschwierigkeiten in den Vordergrund, so z.B.:

/die einfach getrocknen die/
/weil ich wollte die suchen/
/ich das mache jetzt/
/un dann immer werft/

Jeder erfahrene Sprachdiagnostiker würde sein Augenmerk zu allererst und vor allem auf Petras Alter richten, um zu erkennen, daß es sich bei ihrer Symptomatik und bei dem eindeutigen Symptomwandel in nur elf Monaten um das Bild einer nicht mühelosen, aber durchaus altersgerechten Sprachentwicklung handelt. Die Auffälligkeiten fügen sich einwandfrei in die für das Alter ca. 3 - 5 Jahre typischen Phasen der physiologischen Dyslalie, des physiologischen Polterns und des physiologischen Dysgrammatismus (Wulff 1983, S. 15). Man könnte von verzögertem Entwicklungsverlauf sprechen, der sich aus der dyslalischen Phase erklären läßt, aber gewiß nichts mit gestörter grammatischer Kompetenz zu tun hat. Dysgrammatismus wäre in Petras Fall eine Fehldiagnose, wobei darauf hinzuweisen ist, daß Clahsen bei der Auswertung offenbar selber Zweifel gekommen sind: "Ob es sich bei dem Fall Petra um eine eigenständige Form des Dysgrammatismus handelt oder aber nur um eine idiosynkratische Randerscheinung, läßt sich hier nicht beantworten" (S. 239).

Beispiel 2 : Jonas 6.6, 7.7 (Clahsen 1988, S. 287 - 292)
Bei Jonas wird man beim ersten Durchlesen der beiden Proben dysgrammatische Sprache erkennen, vor allem, wenn man sie auf das Alter projiziert. Analysiert man die Sprachproben aber unter phonetisch-phonologischem Aspekt, zeigt sich, daß auch in diesem Fall die Einordnung unter Dysgrammatismus problematisch ist. Die Auffälligkeiten werden nämlich nicht nur von dysgrammatischen Formen, sondern vor allem von artikulatorischen Defiziten bestimmt, die es nahelegen, hier eine gravierende multiple Dyslalie zu konstatieren, die verhindert, daß sich das Phoneminventar etabliert und morphologische Strukturen aufgebaut werden. Deshalb ist auch der Anteil unverständlicher Äußerungen besonders hoch, und, anders als bei Petra, zeichnet sich beim Vergleich der Proben auch keine wesentliche Veränderung innerhalb eines Jahres ab. Wenige Beispiele aus dem Transkript können das Festgestellte demonstrieren. Clahsen notiert z.B. in Probe 1:

Was machst du da?	/fat mattu da?/
?	/alcha feiche mÜche hihoche/
und hier tu ich den Schrank hin	/und hier sank hintuje/
Was ist das da?	/fa is das da?/
Die Tiere tu ich oben hin	/hier obe tieche honhoje/

Clahsen notiert in Probe 2 u.a.:

?
/also hierhin tellen/
/und dann so neigucke/
/meike ei apfel hier immer din/
/leite ite mitte rundbieje/
/oga oga diese äpfel pflücke/

Ähnlich wie bei Petra erscheinen viele Auslassungen bei Mehrfachkonsonanz. Aber schon die Artikulationsansätze sind kaum interpretierbar, was die phonemische Ebene betrifft. Es fällt auf, daß Jonas offenbar in vielen Fällen Ersatzphoneme einsetzt, so z.B. /so geche nit/, /morjen, moje/ usw. Insgesamt macht das Sprechbild auch der zweiten Probe phontetisch-phonemisch einen rudimentären Eindruck. Andererseits fällt auf, daß Jonas über sicheren Zugriff zum Lexikon verfügt. Viele der elliptischen Äußerungen werden im dialogischen Kontext plausibel. Gerade die Sprachproben von Jonas zeigen, daß Dyslalie eben nicht als "zusätzliche", den Dysgrammatismus begleitende Symptomatik anzusehen ist, sondern daß von Fall zu Fall überprüft werden muß, ob sie im Gegenteil verursachend oder mit verursachend ist.

Beispiel 3: Anja 9.6, 10.8 (Clahsen 1988, S. 281 - 286)
Anja ist das älteste der untersuchten Kinder. Ihre Sprachproben sind in einem Alter aufgenommen worden, in dem normalerweise der Spracherwerb einschließlich grammatischer Kompetenz abgeschlossen ist. Die Äußerungen der Zehn-, fast Elfjährigen bestehen zum überwiegenden Teil aus Ein- und Zweiwortsätzen, der für Zweijährige typischen Pivot-Grammatik vergleichbar, so daß morphologische Strukturen sich gar nicht ausbilden können. In diesem Fall von Dysgrammatismus zu sprechen, würde eine Nivellierung der gravierenden Problematik des Falles bedeuten - wiederum auf das Alter projiziert. Während man bei Jonas zwischen erster und zweiter Probe eine Steigerung der Sprechflüssigkeit ausmachen kann, wird bei Anja keinerlei Entwicklung zwischen den Proben sichtbar. Ihre Äußerungsstruktur wirkt chronifiziert. Interessant aber auch hier die in den Transkriptionen erkennbaren Aussprachecharakteristika: Anders als bei Jonas zeichnen sie sich durch ein hohes Maß an Regelmäßigkeit aus, die phonemische Differenzierungsfähigkeit wirkt stabil. Die Laute werden durchgehend richtig angesetzt, aber Doppel- und Mehrfachkonsonanz gelingen selten. Dazu einige Beispiele aus Probe 1:

fehlt /fel/
hier war keine Nummer /hier nich war num/
hier soll eine Nummer hin /ein nu hier/

fester drehen	/feter dehn/
ich schreibe mit dem roten Stift	/rote schreiben/
zwei, drei	/wei/, /dei/
acht, neun	/ach/, /neu/
Schmusekater	/musekater/
Freund	/feun/

Gerade die ausgeprägte Regelmäßigkeit der dyslalischen Symptome ist es, die den Fall Anja gravierend macht und die offenlegt, wie irreführend sich das Auswahlkriterium der MLU auswirken kann. Die Regelmäßigkeit der phonetisch-phonemischen Auffälligkeiten nämlich deutet auf einen Entwicklungsstillstand hin, und es wäre zu überprüfen, ob der Fall Anja mit der Einordnung in das Syndrombild des Dysgrammatismus überhaupt vollständig zu erfassen ist oder ob sich hier nicht der Übergang zum Agrammatismus ankündigt. Anders als bei den beiden Beispielen hat die Dyslalie dem Aufbau morphologischer Strukturen nicht im Wege gestanden.

Die drei Beispiele zeigen, daß Phonetik und Phonemik für die Beschreibung des kindlichen Spracherwerbs so konstitutiv sind wie für seine Analyse. Deshalb ist Clahsens Versuch, auf der Grundlage seiner Sprachproben eine Phänomenologie dysgrammatischer Kindersprache zu entwickeln, ohne die phonetisch-phonemische Ebene mit einzubeziehen, nicht akzeptabel.

Während im englischen Sprachraum Phonetik und Phonologie in der Klinischen Linguistik längst den ihrer Bedeutung angemessenen Raum eingenommen und die Kindersprachforschung ein umfangreiches diagnostisches Instrumentarium ausgebaut hat, gibt es im deutschen Sprachraum zur Zeit nur eine Arbeit - Hacker/Weiss (1986): "Zur phonemischen Struktur funktioneller Dyslalien" -, die auf der Grundlage der von Roman Jakobson ermittelten phonologischen Entwicklungsprinzipien eine diagnostische Systematik anbietet und zugleich neuere englische Forschungsergebnisse mit referiert. Allerdings: Deutsche Kindersprachforscher neigen dazu, sich allzu bedenkenlos an den viel reicher sprudelnden Forschungsquellen zu bedienen, eine Versuchung, der auch Hacker/Weiss nicht entgangen sind. Der Übertragbarkeit auf den deutschen Wissenschaftszuschnitt sind aber enge Grenzen gesetzt, im Linguistischen, Methodischen, Terminologischen. Schon die Zuordnung von Phonetik und Phonologie zueinander ist kaum kompatibel. Die Definitionen von "Phon" und "Phonem" sind offen und strittig. Die Umschreibung der Spracherwerbsphänomene mit der bei uns eingebürgerten ist nur bedingt vergleichbar, so z. B. die Verwendung der Termini der Merkmale "Dys-" und "A-". Auch haben Hacker/Weiss leider einen Mangel mit übernommen, der allen phonologischen Untersuchungen zur Kindersprache eigen ist, auch der englischsprachigen. In der Darstellung der Prozesse des kindlichen Spracherwerbs werden grundsätzlich Begriffe benutzt, die in der linguistischen Forschung auf der Grundlage entfalteter Erwachsenensprache gewonnen worden sind. So übernehmen sie die von Crystal (1981) benutzten Begriffe "Reduktion", "Eliminierung", "Substitution". Reduzieren, eliminieren und substituieren kann man aber nur Sprache, die entfaltet ist. Im Anwenden dieser Begriffe auf die kindliche Entwicklung verkehrt sich der Erwerbsprozeß, der ja aufbauend ist, in sein Gegenteil, weil, auf die Erwachsenensprache bezogen, damit in der Regel abbauende Prozesse beschrieben werden. Hacker/Weiss, und das scheint eine vordringliche Aufgabe zu sein, wären zu allererst um eine Terminologie zu ergänzen, die den Entwicklungsaspekt auf der phonetisch-phonemischen Ebene auch begrifflich abbildet. Die aus der an der Erwachsenensprache orientierten Linguistik übernommenen Analysemethoden unterstellen nämlich stillschweigend ein vollständig entfaltetes Sprachsystem und fragen, welche Leistungen das Kind nicht bringt, anstatt zu fragen, welche Leistungen es noch nicht erworben hat. Die Fragerichtung verläuft vom Satz zur Morphologie und, wenn überhaupt, zum Laut- und Phonemsystem, während der kindliche Spracherwerb der gegenläufigen Dynamik folgt.

Ein weiterer Aspekt, der bei der Beurteilung normaler sowie gestörter Kindersprache in den Kriterienkatalog aufgenommen werden müßte und auf den Hacker/Weiss nicht näher eingehen, betrifft die Gegenüberstellung Kindersprache - Erwachsenensprache. Die meisten Untersuchungen setzen voraus, daß Kinder in DUDEN-gemäßer Lautsprachumgebung aufwachsen. Aber Kinder durchlaufen ihren Spracherwerb in der Regel in einem alltagssprachlichen Feld, das von elliptisch-reduziertem, lautlich-diffusem Sprachgebrauch bestimmt ist. Zur Illustration sei das bei Kohler (1977, S. 207) aufgeführte Beispiel möglicher Reduktion des Satzes "Hast du einen Moment Zeit?" in vereinfachter Transkription wiedergegeben:

```
['has du    ainen  mo'men 'tsait]
['has du    ain    mo'men 'tsait]
            aim
            en
            em
            n
            m
[has de     n      mo'men 'tsait]
            m
['has d     n      mo'men 'tsait]
            m
['has b     m      mo'men 'tsait]
```

Auf der Grundlage dieser nur wenigen Menschen bewußten alltäglichen Redeweisen bauen Kinder ihre Hörmerkbilder auf. Alltägliche Lautsprachproduktion bedeutet Auslaut- und Schwa-Tilgung, r-Vokalisierung usw., von sensibleren Merkmaloppositionen wie stimmhaft - stimmlos ganz zu schweigen. Diese Phänomene müßten besonders bei gestörter Kindersprache wenigstens gesondert ausgewiesen werden und dürften nicht ohne weiteres als Symptome der Störung gewertet werden. Freilich ist das zur Zeit nur schwer zu realisieren. Es fehlt für das Deutsche eine systematische Untersuchung des Phonemerwerbs wie die noch immer vollständigste und maßgebliche von Shvachkin (1948) für das Russische. Genauso fehlt eine Übersicht über die Reduktionsformen deutscher Alltagssprache. Auer (1990), der mit seiner "Phonologie der Alltagssprache" ohne Zweifel ein wichtiges Modell geliefert hat, hat das Verhältnis von Standardsprache und Dialekt-Variationen der Konstanzer Stadtsprache untersucht und kann deshalb für die Kindersprachforschung nicht herangezogen werden.

Solange diese grundlegenden Untersuchungen fehlen, bleibt die Kindersprachforschung auf allgemeinere Entwicklungsraster verwiesen. Deshalb haben Hacker/Weiss (1986) ihre Studien zur phonemischen Struktur funktioneller Dyslalien auf Roman Jakobsons Forschungen (1941; 1979; 1986) begründet, obwohl dessen Studien zu Sprachauf- und -abbau lange umstritten waren, weil auf zu schmaler und zu wenig präzis definierter empirischer Basis fundiert, so daß es gelegentlich zu Widerlegungen en d'etail kommt. Doch die Kindersprachforschung konnte bisher nur zwei seiner Annahmen als definitiv falsch nachweisen: Säuglinge produzieren nicht ein universelles Lallrepertoire, aus dem sie dann die Phoneme ihrer Erwerbssprache herausfiltern, und deshalb gibt es auch zwischen Lallen und Phonemdifferenzierung keine Phase der Hörstummheit. Hingegen gelten die von ihm aufgestellten universellen Entwicklungsgesetze im Sinne von -tendenzen heute als bestätigt.

Alle Kinder beginnen ihre Sprachentwicklung mit universellem Lautrepertoire, nämlich dem Basisvokalismus (a - i - u) und dem Basiskonsonantismus (p - t - k - m - n) (Jakobson 1979, S. 54 - 106, vgl. auch Shvachkin 1948). Diese Basisausrüstung ist weitestgehend physiologisch mit der Muskelaktivität begründet:

Kontraktion, Erschlaffen, Pressen, Saugen. In diese fundamentalen Aktivitäten des Säuglings wird auch die physische Grundlage der Sprache eingebettet und so den biologischen Entwicklungsgesetzen unterworfen, die dem Prinzip des maximalen Kontrasts und der daraus resultierenden Binnendifferenzierung folgen. Daraus unmittelbar abzuleiten sind die phonetisch-phonemischen Prinzipien der Entwicklung, die von der immer differenzierter sich ausbauenden Wechseldynamik von Motorik und Sensorik gesteuert wird.

Diese Prinzipien sind Distinktivität und Merkmalhaftigkeit, also der Oppositionsfolgen oral - nasal, plosiv vor frikativ, labial vor dental. Hacker/Weiss (1986) haben mit ihrer Studie überzeugend nachgewiesen, daß auf dieser Grundlage, um neuere Erkenntnisse ergänzt, zumindest die phonologische Phänomenologie gestörter Kindersprache durchaus erfaßt, beschrieben und interpretiert werden kann, eben weil die phonetisch-phonemische Ebene die einzige ist, die die physischen Anteile an den Sprachentwicklungsprozessen abbildet. Dennoch bleibt das Desiderat einer Systematik des regelgeleiteten Phonemerwerbs für das Deutsche bestehen. Es ist zu vermuten, daß sich einige der Auffälligkeiten, die zur Zeit noch als Symptome gestörter Entwicklung gewertet werden, als Elemente regelgeleiteter Übergangsphonologien erweisen werden, vergleichbar den Übergangsgrammatiken und Übergangsschreibweisen im Schriftspracherwerb.

Literatur

Auer, P. (1990) Phonologie der Alltagssprache. Berlin: de Gruyter.

Autorenkollektiv (1981) (Heidolph; Flemig; Motsch) Grundzüge einer Grammatik des Deutschen. Berlin: Akademieverlag.

Bühler, K. (1934; 1965^2) Sprachtheorie. Die Darstellungsfunktion der Sprache. Stuttgart: Fischer.

Clahsen, H. (1982) Spracherwerb in der Kindheit. Eine Untersuchung zur Entwicklung der Syntax bei Kleinkindern. Tübingen: G. Narr (= Tübinger Beiträge zur Linguistik. Language Development 4).

Clahsen, H. (1986) Die Profilanalyse. Ein linguistisches Verfahren für die Sprachdiagnose im Vorschulalter. Berlin: Marhold (= Logotherapia 3).

Clahsen, H. (1988) Normale und gestörte Kindersprache. Linguistische Untersuchungen zum Erwerb von Syntax und Morphologie. Amsterdam: J. Benjamins Publ. Comp.

Crystal, D. (1981) Clinical Linguistics. Wien/New York: Springer.

DUDEN-Aussprachewörterbuch (1974^2). Mannheim: Bibliographisches Institut/Dudenverlag (= DUDEN 6).

DUDEN-Grammatik der deutschen Gegenwartssprache (1984^4). Mannheim: Bibliographisches Institut/Dudenverlag (=DUDEN 4).

Eisenberg, P. (1986) Grundriß der deutschen Grammatik. Stuttgart: J.B. Metzler.

Engel, U. (1988) Deutsche Grammatik. Heidelberg: Groos.

Ferguson, Ch.A.; Slobin, D.I. (eds.) (1973) Studies of Child Language Development. New York: Holt, Rinehart & Winston, Inc.

Füssenich, I.; Gläß B. (Hgg.) (1985) Dysgrammatismus. Theoretische und praktische Probleme bei der interdisziplinären Beschreibung gestörter Kindersprache. Heidelberg: Edition Schindele.

Garbe, B. (Hg.) (1978) Die deutsche rechtschreibung und ihre reform 1722 - 1974. Tübingen: Niemeyer.

Grimm, J. (1851) Über den Ursprung der Sprache. Gelesen in der Preußischen Akademie der Wissenschaften am 9. Januar 1851. Frankfurt: Insel 1985 (= insel tb 877).

Grimm, H.; Kaltenbacher, E. (1982) Die Dysphasie als noch wenig verstandene Entwicklungsstörung: sprach- und kognitionspsychologische Überlegungen und erste empirische Ergebnisse. In: Frühförderung interdisziplinär 1, 97 - 112.

Grohnfeldt, M. (Hg.) (1989ff.) Handbuch der Sprachtherapie. Band 1: Grundlagen der Sprachtherapie (1989); Band 2: Störungen der Aussprache (1990); Band 4: Störungen der Grammatik (1991). Berlin: Edition Marhold im Wissenschaftsverlag Volker Spiess.

Hacker, D.; Weiss, K.-H. (1986) Zur phonemischen Struktur funktioneller Dyslalien. Oldenburg: Arbeiter-Wohlfahrt Weser-Ems e.V.

Heidtmann, H. (1990^2) Neue Wege der Sprachdiagnostik. Analyse freier Sprachproben. Berlin: Edition Marhold.

Helbig, G. (1970; 1981^5) Geschichte der neueren Sprachwissenschaft. Opladen: Westdeutscher Verlag.

Helbig, G.; Buscha, J. (1989^{12}) Deutsche Grammatik. Ein Handbuch für den Ausländerunterricht. Leipzig: Verlag Enzyklopädie.

Helmholtz, H.L.v. (1863) Die Lehre von den Tonempfindungen als physiologische Grundlage für die Theorie der Musik. Braunschweig: Vieweg.

Herder, J.G. (1770) Abhandlung über den Ursprung der Sprache. München: Hanser (= Reihe Hanser 269, Literatur-Kommentare).

Humboldt, W.v. (1827-29) Über die Verschiedenheit des menschlichen Sprachbaus. In: Werke. Band 3. Schriften zur Sprachphilosophie, S. 144ff. Darmstadt: Wissenschaftliche Buchgesellschaft 1979.

Jakobson, R. (1941; 1972^3) Kindersprache, Aphasie und allgemeine Lautgesetze. Frankfurt: Suhrkamp (= edition suhrkamp/es 330).

Jakobson, R.; Halle, M. (1956; 1980^4) Fundamentals of Language. Den Haag: Mouton.

Jakobson, R. (1979) Aufsätze zur Linguistik und Poetik. Frankfurt: Ullstein (= Ullstein Materialien 35005).

Jakobson, R.; Waugh, L.R. (1986) Die Lautgestalt der Sprache. Berlin: de Gruyter.

Klopstock, F.G. (1778) Ueber di deutsche Rechtschreibung. In: Garbe 1978, S. 26 - 38.

Kohler, K.J. (1977) Einführung in die Phonetik des Deutschen. Berlin: E. Schmidt.

Krinz, J. (Hg.) (1984) Sprachentwicklungsstörungen. München: Fink (= Patholinguistica 13).

Locke, J.L. (1983) Phonological Acquisition and Change. New York/London: Academic Press.

Mugdan, J. (1977) Flexionsmorphologie und Psycholinguistik. Tübingen: G. Narr (= Tübinger Beiträge zur Linguistik/TBL 82).

Robins, R.H. (1973) Ideen- und Problemgeschichte der Sprachwissenschaft. Mit besonderer Berücksichtigung des 19. und 20. Jahrhunderts. Frankfurt: Athenäum (= Schwerpunkte Linguistik und Kommunikationswissenschaft 16).

Röhr-Sendlmeier, U. (1985) Zum sprachlichen Entwicklungsstand des Grundschulkindes. In: Linguistische Berichte 98, S. 338 - 346.

Saussure, F. de (1915; deutsch 1967^2) Grundfragen der Allgemeinen Sprachwissenschaft. Berlin: de Gruyter.

Shvachkin, N.Kh. (1948) The Development of Phonemic Speech. Perception in Early Childhood. In: Ferguson/Slobin (eds.) 1973, S. 91 - 127.

Siebs - Deutsche Aussprache (1969^{19}) Reine und gemäßigte Hochlautung mit Aussprachewörterbuch. Berlin: de Gruyter.

Szagun, G. (1993^5) Sprachentwicklung beim Kind. Eine Einführung. München-Weilheim: PsychologieVerlagsUnion.

Wulff, H. (1983) Diagnose von Sprach- und Stimmstörungen. München. Reinhardt (= UTB Große Reihe).

Die Bedeutung des Korpus für die Theorie des Spracherwerbs

Klaus R. Wagner

KANTs bekannter Satz: "Gedanken ohne Inhalt sind leer, Anschauungen ohne Begriffe sind blind" (Kritik der reinen Vernunft, Ausgabe A, 51) läßt sich für das Verhältnis von Spracherwerbstheorien und Kindersprachkorpora folgendermaßen abändern: Theorien ohne Korpora sind leer, Korpora ohne Theorien sind blind. Im Spannungsfeld zwischen theoretischen Gedankengebäuden und empirischen Datensammlungen sind die anschließenden Überlegungen angesiedelt.

1. Ein Beispiel als Prüfstein

Ich möchte mit einem *Beispiel* beginnen, und zwar aus folgenden Gründen:
- Ein *Beispiel veranschaulicht*. Gerade bei einem abstrakten Thema wie dem Verhältnis von Kindersprachkorpora und Spracherwerbstheorien ist es empfehlenswert, daß die hohen Gedankenflüge sich von Zeit zu Zeit auf Beispielsplätzen niederlassen und so den Bodenkontakt nicht verlieren.
- Ein *Beispiel setzt Maßstäbe*. Wenn es gut gewählt ist, wenn es ein markantes bzw. prägnantes Beispiel ist, dann stellt es Ansprüche an die theoretischen Überlegungen. Diese müssen nämlich entweder das Beispiel angemessen interpretieren oder aber zeigen, daß das Beispiel falsch gewählt wurde, daß es also zu viele hinkende Beine hat.

Beispiel: FREDERIK (2;6) "Kerze ausmachen"
(vgl. Wagner 1978b; vgl. auch Wagner 1978a, 12)

Die Mutter will zum Weihnachtsfest den Großeltern eine Tonbandaufnahme von ihrem Sohn Frederik (2 Jahre; 6 Monate) schenken. Dafür möchte sie ihr Söhnchen zum Singen von Weihnachtsliedern animieren. In der vorausgegangenen Adventszeit haben Mutter und Sohn häufig Kerzen angezündet und Weihnachtslieder gesungen. Auch bei der Aufnahme am 23. Dezember 1968 brennt eine Kerze:

1	Mutter:	"Sing doch mal ein Lied!"
2	Frederik:	"Ja!/ (singt) Laa-la-Laa!"
3	Mutter:	"Fein!/'O Tannenbaum' kannst des (=du das)?"
4	Frederik:	"Ma auch!" (=Mama soll auch singen)
5	Mutter:	(singt) "'O Tannenbaum'//Sing mit!"
6	Frederik:	(Sprechgesang) "O Tannenbaum"
7	Mutter:	(singt) "wie grün sind deine"
8	Frederik:	"Ma mach/lieber/die Terze (=Kerze) aus!"
9	Mutter:	"Die soll ma (=wir) lieber ausmachen?"
10	Frederik:	"Jaa!"
11	Mutter:	"Warum denn?"
12	Frederik:	"Weil sie nich, bennt (=brennt)!"
13	Mutter:	"Die brennt doch!"
14	Frederik:	"Ausmachen!"
15	Mutter:	(erstaunt) "Ausmachen?"
16	Frederik:	"Ja!"
17	Mutter:	"Gefällt's dir nicht?"
18	Frederik:	"Ja!"
19	Mutter:	"Gut! (bläst die Kerze aus) Aus die Kerze!"
20	Frederik:	"Und tetz (=jetzt) kann kein Tannenbaum singen!"
21	Mutter:	(lachend, weil sie von der Strategie des Söhnchens überrascht ist) "Jetzt können wir 'O Tannenbaum' singen"
22	Frederik:	"Kar nich" (= gar nicht)
23	Mutter:	"Gar nicht!"
24	Frederik:	"Weil die Terze (= Kerze) aus is!"
25	Mutter:	"Weil die Kerze aus ist? Man kann aber auch singen, wenn keine Kerze an ist!"
26	Frederik:	(singt) "O Tannenbaum! O Tannenbaum! Tann noch!" (= ich kann noch singen)
27	Mutter:	"Ja! Kannst noch, gel!"

(I. Häussermann 1990, 46, Dauer 1 Min. 4,2 Sek. Die Schrägstriche bedeuten Pausen, vgl. Wagner 1974, Register).

Kommentar: Weil beim Liedersingen immer Kerzen gebrannt haben, hat sich beides für Frederik fest assoziiert: Kerzenschein und Liederklang gehören zusammen. Und weil Frederik jetzt nicht singen will, soll die Kerze ausgemacht werden, und dann kann man nicht mehr singen. Anstatt zu sagen: "Ich will nicht singen", lenkt Frederik auf die Kerze ab und sagt: "Die Kerze soll ausgemacht werden!" Als es die Mutter tut, kommt als Schlußfolgerung: "Und jetzt kann kein Tannenbaum singen, weil die Kerze aus ist!" - Sehr lange hält die Weigerung bei Zweieinhalbjährigen dann aber doch nicht vor. Die Mutter kann Frederik unmittelbar anschließend überzeugen bzw. überreden, daß man auch ohne Kerze singen kann (vgl. Ablenkungs-Sprechplan SP 63 in Wagner 1978a).

Charakterisierung des Beispiels

Auf den verschiedenen Ebenen des Spracherwerbs hat der zweieinhalbjährige Frederik folgenden Sprachstand erreicht:

a) *Phonologie/Aussprache*: Frederik sagt "Terze" statt "Kerze" (Zeile 8 und 24), "bennt" statt "brennt" (Z.12), "tetz" statt "jetzt" (Z.20), "tann" statt "kann" (Z.26).
Er hat also offenbar noch Schwierigkeiten mit den Gaumenlauten (Palatal j, Velar k und Uvular R), die er durch Dentale ersetzt oder ausläßt.
b) *Morphologie und Syntax*: Die Subjekt-Prädikat-Kongruenz beherrscht Frederik weitgehend. An zwei Stellen fehlt das Subjekt "Ich/Frederik" (Z.20 und 26). In Zeile 20 tritt zusätzlich die abweichende Formulierung "...kann kein Tannenbaum singen" auf. Von den Satzarten sind der Aufforderungssatz (Z.8) und der Aussagesatz (Z.20) vorhanden, ferner zweimal (Z.12 und 24) der kausale Nebensatz mit "weil".
c) *Pragmatik*: Hier liegt die Pointe dieses Mutter-Kind-Dialogs. Wäre er nicht auf Tonband festgehalten worden, hätte sich die Mutter nicht an dieses Tonband erinnert, als sie sechs Jahre später das Teilkorpus FREDERIK (ihres inzwischen achteinhalbjährigen Sohnes) aufnahm (Häussermann 1990), dann ließe sich heute schwerlich belegen, daß so kleine Kinder bereits Sprecherstrategien perfekt beherrschen. Denn der Clou des Beispiels liegt darin (und deswegen wurde es ausgesucht), daß der Zweieinhalbjährige eine "Umgehungsstrategie" (vgl. Wagner 1978a, "Ablenkungs-Sprechplan", 79f.) wählt und gekonnt einsetzt. Selbst die Mutter ist von den sprecherstrategischen Fähigkeiten ihres Sohnes überrascht. - Es darf spekuliert werden, wo das Kind diese Strategie gelernt hat. Ein Grund dürfte in der damaligen anti-autoritären Erziehung liegen. Direkte Gebote und Verbote galten als Kunstfehler, so daß erziehungsverpflichtete Bezugspersonen auf indirekte Anweisungen auswichen. Und wie die Alten sungen, so zwitschern nun die Jungen.

Wie dem auch sei - folgendes soll als ein Schwerpunkt meiner Argumentation festgehalten und herausgestellt werden: Phonologische, morphologische und syntaktische Aspekte des Spracherwerbs sind zwar wichtig, aber sie reichen nicht aus, wenn die Totalität der sprachlichen Fähigkeiten erfaßt werden soll, wenn es gilt, die pragmatische Pointe der Kindersprache herauszuarbeiten. Eine Spracherwerbstheorie, die Vollständigkeit anstrebt, darf sich nicht mit dem Erwerb von Phonologie, Morphologie und Syntax zufrieden geben. Sie muß darüber hinaus verständlich machen können, wie die Pragmatik erworben wird. Denn Kinder lernen nicht sprechen, um sprechen zu können, sondern um auf ihre Bezugspersonen sprechhandelnd einzuwirken (vgl. unten Kap. 3.3.).

Kehren wir nun vom Beispiel zum Verhältnis von Theorie und Korpus zurück.

2. Theorie versus Korpus

Beide Bereiche zeigen typische Unterschiede:
- Eine *Theorie* ist prinzipiell *unbegrenzbar*, sie ist stets durch neue Einsichten veränderbar. Ein *Korpus* dagegen ist prinzipiell *begrenzt*; seine Abgeschlossenheit und Endgültigkeit gehören zu seiner Definition.
- Eine *Theorie* hat sich *logischen* Normen der Argumentation anzupassen, sie muß einen bestimmten Grad von Schlüssigkeit und Stimmigkeit aufweisen. Ein *Korpus* dagegen enthält immer viel *Unvorhersagbares*, *Zufälliges*, mitunter *Chaotisches*.
- Eine Theorie genießt die Freiheit des *Wählen-Könnens*, was in ihr Konzept paßt. Das bedeutet gleichzeitig auch ein *Weglassen-Können*, was die Stimmigkeit stört. Ein *Korpus* dagegen steht unter dem Zwang des *Analysieren-Müssens* dessen, was die Korpussammlung enthält. Bei der Planung eines Korpus ist der Wissenschaftler Herr, bei seiner Analyse Knecht.

In den letzten Jahren und Jahrzehnten ist eine Wende in der Wertschätzung von Theoriearbeit und Korpusarbeit eingetreten, die sich an drei Schlagworten festmachen läßt:
- Von der *Schreibtisch-Forschung zur Feldforschung!* Sprachforschung vom Schreibtisch aus wird in ihrer Einseitigkeit und Isoliertheit zunehmend durchschaut; bestimmte Arten von Sprachexperimenten werden als "Lehnstuhlexperimente" problematisiert (Müller 1977, 16). "Feld"-forschung steigt zum neuen Gralswort der Linguistik auf.
- Von der *Beispielsatz-Linguistik zur Korpus-Linguistik!* "Wenn ein Forschungsbetrieb (wie zum Beispiel im Bereich der generativen Grammatik) sich lange genug mit der Entwicklung sehr elaborierter Theorien beschäftigt hat, die bereits dann für gerechtfertigt gehalten wurden, wenn sie sich mit passenden Beispielen belegen ließen, - dann läßt sich eines Tages die Frage nicht mehr übersehen und übergehen, ob die Plausibilität der Ergebnisse nicht (wie erhofft) in der Adäquatheit von Theorie und Belegma-

terial, sondern vielmehr in der Einseitigkeit der 'passenden' Beispiele begründet sei" (Wagner 1975, 7). Derartige Zweifel verstärkten die Tendenz: "from example - to sample linguistics"(a.a.O., 8).
- Von der *Schriftsprachen- zur Sprechsprachen-Linguistik*! Mit dem Aufkommen neuer Aufnahmetechniken (Tonband, Video) verlagert sich vor allem in der Kindersprachforschung der Untersuchungsschwerpunkt zur gesprochenen Sprache hin. Dies zeigt sich besonders an Reflexionen über die angemessene Spracherzeugungssituation (vgl. unten Kap. 7). Stichwortartig läßt sich diese Tendenz folgendermaßen beschreiben: "from type- to tape-linguistics" (a.a.O., 7).

So könnte man diesen Abschnitt beschließen mit Mephistos Worten zum Schüler (Faust I, Vers 2038f.):

> "Grau, teurer Freund, ist alle Theorie,
> doch grün des Lebens goldner Baum!" -

wenn es hier nur um Tendenzwenden und nicht um Wissenschaft ginge.

Die Problematisierung eines bestimmten Theoriebegriffs in der Sprachwissenschaft und die Aufwertung der Korpusarbeit vor allem in der Kindersprachforschung stellt zwar eine Akzentverlagerung dar, aber keinen Umsturz der wissenschaftlichen Grundlagen. *Wissenschaft* besteht weiterhin in *erster Linie* aus *Theorien und Methoden* und erst in *zweiter Linie* aus *Daten-Sammeln*. Und unter einer *Theorie* (bescheidener: Hypothese) soll ein schlüssiges, möglichst widerspruchsfreies Gedankengebäude zur Erklärung eines Phänomenbereichs verstanden werden. Eine Theorie definiert allererst, was als Daten in Frage kommt. - *Methode* als zweiter, Wissenschaft-konstituierender Begriff ist ein zuverlässiger "Weg", eine Operation, um zu nachprüfbaren, wiederholbaren Ergebnissen zu kommen.

Wenn nun diese allgemeinen Überlegungen zur Stellung der Theorie im Rahmen einer Wissenschaft eingegrenzt werden auf das Thema "Die Bedeutung des Korpus für die Theorie des Spracherwerbs", dann werden zur *Entfaltung der Problematik fünf Theorien* benötigt:

1. Eine *Sprachtheorie*, die angibt, was hier unter einer Sprache verstanden werden soll.
2. Eine *Grammatiktheorie*, die angibt, wann eine Sprache angemessen beschrieben ist.
3. Eine *Spracherwerbstheorie*, die angibt, wie (auf welche Art und Weise) die unter Punkt 1 definierte Sprache vom Kind erworben, erlernt wird.
4. Eine *Korpustheorie*, die angibt, welche Anforderungen an die Sammlung von Sprachkorpora, besonders an Kindersprachkorpora, zu stellen sind.
5. Eine *Theorie der Spracherzeugungs-Situation*, die angibt, welchen Einfluß die Spracherzeugungs-Situation auf die kindliche Sprachproduktion hat.

3. Zur Sprachtheorie

Im Rahmen meiner Überlegungen sind die Antworten auf drei Fragen wichtig: 1. Was für ein "System" ist die Sprache? Ein Zeichensystem oder auch ein Handlungssystem? - 2. Welche Rolle spielt die Korpusarbeit für die Theoriebildung in den drei semiotischen Dimensionen: Syntaktik, Semantik und Pragmatik? - 3. Was ist das Ziel des Sprechens? Hat die Sprachbenutzung eine Pointe?

3.1. Sprache als Zeichen- und Handlungssystem

Für Saussure (1967, 16f.) ist die langue als Zeichensystem das Eigentliche der Sprache, das "Soziale" und das "Wesentliche". Das Sprechen (parole) dagegen ist "individuell" und "akzessorisch", "zufällig". Hier setzt meine Kritik an (vgl. Wagner 1988, 114ff.). Ich möchte fragen, ob der Zeichenbegriff bei Saussure den Handlungscharakter der Sprache angemessen faßt. Der Einwand richtet sich sowohl gegen den äußeren Umfang (Extension) als auch gegen die innere Gliederung (Intension) des sprachlichen Zeichens, wie Saussure es darstellt.

a)   *Umfang des sprachlichen Zeichens*

Als Beispiel für das sprachliche Zeichen nimmt Saussure Wörter, u.a. "arbor", "Baum" (a.a.O., 76ff.). Es ist jedoch zu fragen, ob die Einheit 'Wort' eine charakteristische, eine typische und prototypische Einheit zur Abgrenzung des sprachlichen Zeichens darstellt. Wenn Sprachbenutzung in Sprechen und Schreiben immer auch Sprachhandeln ist, dann kommt Sprache in Sprechakten vor, dann ist Sprache in Sprechakten konstituiert, dann ist die Einheit Sprechakt der 'normale' Umfang des sprachlichen Zeichens und nicht die Einheit Wort. In Ausnahmefällen kann ein Sprechakt aus einem einzigen Wort bestehen ("Los!", "Bitte!", "Feuer!").

Aber im Regelfall existieren die Wörter nicht frei und isoliert in einer Sprache, sondern sie sind mit anderen zusammen in einen Sprechakt integriert. Und innerhalb des Sprechaktes bestimmt nicht der lokutive oder der perlokutive, sondern der illokutive Teilakt die Segmentierungsgrenze des sprachlichen Zeichens. Mit anderen Worten, weder das Wort noch der Satz noch die Äußerung oder was sonst als sprachliche Einheit in Frage käme, strukturieren eine Sprache in Sprachzeichen, wenn man den Begriff der Tätigkeit ernst nimmt, sondern der illokutive Teilakt als Sprachhandlung. Wenn wir also im 'Wald' des Saussureschen Beispiels bleiben wollen, dann wäre nicht das Wort "Baum" ein passendes Exempel für das sprachliche Zeichen, sondern eher der Sprechakt "Baum ab?" (aus dem bekannten Slogan "Baum ab? Nein danke!"). Der Begriff des sprachlichen Zeichens bei Saussure ist zu elementaristisch und zu statisch. Auch hier hat die Metaphorik die Begriffsbildung in die Irre geleitet. Zeichen stehen da und zeigen, verweisen auf etwas. Damit ist jedoch die sprachliche Tätigkeit unangemessen auf den Begriff gebracht. Denn sowohl das Holistische, Ganzheitliche als auch das Dynamische, Energetische, Generative des sprachlichen 'Zeichens' kommt in eben diesem Zeichenbegriff zu kurz.

b) *Inhalt des sprachlichen Zeichens*

Saussure unterscheidet zwei Bereiche: image acoustique (Lautbild, Lautform, Lautkörper) und concept (Begriff, Inhalt, Bedeutung). Die Erweiterung des Umfangs vom Wort zum Sprechakt führt auch beim Inhalt zu einer Erweiterung und Präzisierung. Im concept-Bereich tritt neben die propositionale Bedeutung die illokutive. Unser Beispiel "Baum ab?" hat also nicht nur die Bedeutung 'Baum abholzen/fällen' (Proposition), sondern auch die Bedeutung 'Frage' (Illokution) (Wagner 1988, 114f.).

3.2. Die Bedeutung des Korpus für die Theoriebildung in den drei semiotischen Dimensionen: Syntaktik, Semantik, Pragmatik

Peirce sieht das Zeichen in einer dreifachen (triadischen) Beziehung: 1. der *Mittelbezug*, das Zeichen als solches, als Mittel zur Bezeichnung; 2. der *Objektbezug*, das Zeichen steht für ein Objekt, das es bezeichnet; 3. der *Subjektbezug* (Interpretantenbezug), das Zeichen wird von dem Benutzer gedeutet (interpretiert).
Für "eine genauere Untersuchung" abstrahiert nun Morris (1938/72, 23f.) aus dem triadischen Modell von Peirce drei zweistellige Relationen, und zwar: 1. die Beziehung des Zeichens zu anderen Zeichen (bei Peirce Mittelbezug). Diese Relation befaßt sich mit der Kombinatorik der Zeichen. Morris nennt die Untersuchung dieser Dimension *Syntaktik*. 2. Die Beziehung des Zeichens zu den Objekten/Gegenständen, für welche die Zeichen stehen. Diese Relation gibt die Bedeutung des Zeichens an; Morris nennt sie *Semantik*. 3. Die Beziehung des Zeichens zum Subjekt, zum Interpretanten. Diese Relation befaßt sich mit dem Gebrauch, der Benutzung, der Verwendung der Zeichen. Morris prägt hierfür den Terminus *Pragmatik* (vgl. auch Wagner 1978a, 164ff.).

Ich möchte nun die These vertreten, daß die *Rückwirkung* der Korpusarbeit auf die semiotischen Dimensionen *nicht gleich* ist. Die drei semiotischen Bereiche sind bei ihrer Konzeptualisierung in unterschiedlichem Ausmaß auf Korpusbildung angewiesen. Die Gründe für diese Asymmetrie liegen einmal in der *Verbindung*, die das Zeichen eingeht. Bleibt es im *Inneren* unter seinesgleichen (Syntaktik) oder tritt es in Verbindung nach *außen* (Semantik und Pragmatik). Zum andern spielt die *Zahl* der Beteiligten eine Rolle. Die Zeichen einer Sprache können zwar erweitert werden durch Neubildungen, dafür kommen aber veraltete Zeichen aus dem Gebrauch. Prinzipiell ist die Anzahl der Zeichen einer Sprache begrenzt. Dagegen ist die Zahl der Bedeutungen und die Zahl der Benutzer prinzipiell unbegrenzt. Dies hat Konsequenzen für die Korpusarbeit:

a) Die *Syntaktik* bedarf am wenigsten der Korpuskorrektur. Wenn alle Zeichen mit allen anderen durchkombiniert sind, dann reicht der kompetente Sprecher (Grammatiker) aus, um zu entscheiden, welche Kombinationen den Ansprüchen von Grammatikalität und Akzeptabilität genügen. Ein Korpus könnte lediglich quantitative Hinweise geben: wie häufig z.B. eine bestimmte Zeichenkombination in einem Text vorkommt.

b) Im Bereich der *Semantik* dagegen geht es nicht ohne Korpusarbeit. Der Umfang und die Gliederung des Wortschatzes lassen sich nur empirisch ermitteln. Dies gilt vor allem für die Wortfelder.

c) Dasselbe gilt für den Bereich der *Pragmatik*. Auch hier stößt die Idiokompetenz des Grammatikers sehr schnell an ihre Grenzen. Es erscheint unter dieser Perspektive typisch, daß die Syntaktik weitgehend von der Schreibtischforschung entwickelt wurde, während Semantik und Pragmatik auf die Feldforschung angewiesen bleiben.

3.3. Sprechen als zielgerichtete Handlung mit Pointe

Im dritten Punkt dieses Kapitels "Sprachtheorie" soll auf die *Zielgerichtetheit der Sprachbenutzung* hingewiesen werden. Der Umgang mit Sprache erschöpft sich nicht im regelgemäßen Gebrauch von Phonologie, Morphologie, Syntax und Semantik. Sprachgebrauch, sofern er nicht pathologisch ist, hat immer eine *pragmatische Pointe*. So benutzt FREDERIK in unserem Beispiel die Sprache, um über den Umweg "Kerze ausmachen" das Singen abzulehnen. Es wäre m.M. nach eine Fehleinschätzung, die Pointe nur besonders "pfiffigen" Kindern zuzutrauen. Der Terminus "Pointe" mag das nahelegen. Gemeint ist hier aber nicht ein besonders attraktiver "Höhe"-punkt, sondern eher so etwas wie ein "Punkt" (Wagner 1986, 145ff.). Alles Sprechen hat einen Punkt, um dessentwillen es veranstaltet wird. Die Pointe des Sprechens ist der Motor des Spracherwerbs. Dies muß die Sprachtheorie berücksichtigen, weil sie sonst einen Sprachbegriff entwickelt, der zu statisch ist. Der Unterschied zwischen Syntaktik und Semantik auf der einen Seite und der Pragmatik auf der anderen läßt sich mit drei Gegensatzpaaren beschreiben, die jedoch alle neben zutreffenden auch fehlleitende Aspekte haben:

- *explizit versus implizit*
  Die Beherrschung der pragmatischen Pointe ist das explizite Spracherwerbs-Ziel; Syntaktik und Semantik dagegen sind implizite Ziele. Sie "unterlaufen" beim Spracherwerb, sie werden nicht explizit angestrebt.
- *primär versus sekundär*
  Dieser Gegensatz scheint brauchbar, wenn mit ihm kein zeitliches Nacheinander verbunden ist. Alle drei semiotischen Dimensionen werden gleichzeitig erworben, - dennoch gibt es eine Rangfolge zwischen ihnen.
- *Mittel versus Zweck*
  Bei diesem Gegensatz erscheinen Syntaktik und Semantik als die Mittel zum Zweck der Pragmatik. Irreführend ist hier die Aussparung der pragmatischen Sprachmittel (illokutive Typen, Strategien und Muster). Innerhalb der Pragmatik müßte also zwischen den Mitteln und dem Zweck (der Pointe) unterschieden werden.

4. Zur Grammatiktheorie

Unter einer Grammatik soll hier in einem sehr umfassenden Sinne eine Sprachbeschreibung verstanden werden. Folgende Punkte möchte ich diskutieren, weil sie für das Thema wichtig sind: 1. die Vollständigkeit eines Grammatikmodells und die methodische Zuverlässigkeit der grammatischen Analyse und 2. der Unterschied zwischen einer Erwachsenen-Grammatik und einer Kinder-Grammatik.

4.1. Die Vollständigkeit eines Grammatikmodells und seine methodische Zuverlässigkeit

Zur besseren Übersicht habe ich die drei semiotischen Bereiche Syntaktik, Semantik und Pragmatik in einer Matrix aufgefächert: In der Horizontalen sind die Kategorien von Peirce angeordnet (Mittel, Objekt, Subjekt), in der Vertikalen die Kategorien von Morris (Kombinatorik, Bedeutung, Gebrauch). In die so entstandenen neun Felder lassen sich nicht nur alle wichtigen Teile einer Grammatik einordnen, sondern es läßt sich auch prüfen, welche Felder bereits gründlicher beackert sind und welche noch ziemlich brach liegen (vgl. Tab. 1).

Der Bereich der *Syntax* (Peirce "Mittelbezug") differenziert sich in die Felder "Satzbaupläne" (Kombinatorik), "Satzarten" (Bedeutung), "Textstrukturen" (Gebrauch), von denen die ersten beiden Felder bereits relativ gut erforscht sind, während das letzte Feld noch eine recht problematische Füllung aufweist.

Im Bereich der *Semantik* ("Objektbezug") werden unterschieden: "semantische Felder"/Wortfelder (Kombinatorik), "Referenz-Semantik gegenüber Sprachstruktur-Semantik, Autosemantik gegenüber Synsemantik" (Bedeutung) und die "Rhetorik: z.b. Schlagworte in Politik und Werbung" (Gebrauch).

Der Bereich der *Pragmatik* ("Subjektbezug") gliedert sich in die Felder "Sprecherstrategien und Kommunikationsmuster" (Kombinatorik), "illokutive Typen" (Bedeutung) und "rollen-, schicht-, geschlecht-spezifisches Sprachverhalten" (Gebrauch).

Tab. 1: Matrix einer semiotisch-orientierten Grammatik

Peirce / Morris	Mittel	Objekt	Subjekt
Kombinatorik	Satzbaupläne	semantische Felder	Sprecherstrategien Kommunikationsmuster
Bedeutung	Satzarten	Referenz- vs. Struktur-Sem. Auto- vs. Synsemantik	illokutive Typen
Gebrauch	Textstrukturen ?	Rhetorik:z.B. Schlagworte (Politik, Werbung)	rollen-, schicht-, geschlechtsspezifisches Sprachverhalten

Nun bieten zwar die neun Felder der Matrix einen groben Überblick, was alles zu einer umfassenden, "vollständigen" Sprachbeschreibung gehören sollte - sie machen aber auch das Dilemma zwischen Vollständigkeit und methodischer Exaktheit deutlich. Denn die verschiedenen Grammatikkapitel in den 9 Feldern sind mit recht unterschiedlichen Methoden erschlossen und von einem vergleichbaren Analysestandard noch ziemlich weit entfernt. Zwischen der Skylla der Vollständigkeit und der Charybdis der methodischen Exaktheit bewegt sich auch die Spracherwerbsforschung. Und weil die Wissenschaftlichkeit auf seiten der Methode steht, ist es nicht verwunderlich, daß etliche Untersuchungen sich auf das methodisch abgesicherte Terrain der Phonologie, Morphologie und Syntax beschränken und Semantik nebst Pragmatik außen vor lassen.

4.2. Erwachsenen-Grammatik versus Kinder-Grammatik

Eine Erwachsenen-Grammatik kann ihre Daten grundsätzlich aus drei Quellen gewinnen: durch die Analyse eines Korpus, durch Introspektion des Grammatikers und durch Befragung kompetenter, muttersprachlicher Sprecher. Eine Kinder-Grammatik dagegen läßt sich nur durch Korpusanalyse erstellen, besonders, wenn die Kinder noch sehr klein sind (Müller 1977, 2). Aus dieser Datenlage ergeben sich drei Problempunkte:

a) *Wie explizit soll eine Kinder-Grammatik sein?*

Erwachsenen-Grammatiken sind so elaboriert, wie es die Grammatiker zur Beschreibung aller Phänomene für nötig halten. Ihrer ständig fortschreitenden Differenzierung sind keine Grenzen gesetzt. Was folgt daraus für Kinder-Grammatiken? Genügt es, wenn sie so differenziert sind, daß sie alle Phänomene im Korpus zufriedenstellend beschreiben? Oder müßte eine Kinder-Grammatik nicht wenigstens etwas über dem jeweiligen Spracherwerbsniveau liegen und alle wichtigen Kategorien der Erwachsenen-Grammatik enthalten, um Entwicklungstendenzen überhaupt deutlich machen zu können? Denn Kindersprache ist kein Endzustand, sie ist unterwegs zur Erwachsenensprache. Und Entwicklungen lassen sich nur erkennen, wenn über den Tellerrand des Ist-Zustandes hinausgeblickt werden kann. Dieses grundlegende Verhältnis zwischen Erwachsenensprache und Kindersprache sollte auch die Sprachbeschreibung berücksichtigen.

Das eine Extrem wäre eine zu einfache Kindergrammatik, die zwar ein Korpus leidlich beschreiben kann, aber zielblind für die weitere Entwicklung ist. Ein Beispiel wäre hier die Pivot-Grammatik (Braine 1963) zur Beschreibung des Zwei-Wort-Stadiums (vgl. zur Kritik Miller 1972, 154ff., Szagun 1983, 29ff. und 68ff.). - Das andere Extrem wäre dagegen eine zu komplizierte Kindergrammatik, die Unterschiede in die kindlichen Daten hineinträgt, die dem Entwicklungsstand nicht angemessen sind. Ein Beispiel wäre hier der Terminus "Einwortsatz", bei dem der Satzbegriff verfrüht in ein Gebilde hineinprojiziert wird, das zutreffender mit "Einwortäußerung" bezeichnet wird.

Insgesamt muß festgestellt werden, daß die Problematik, welche Kategorien der Erwachsenen-Grammatik denn nun ausgewählt werden sollen, um welche Kindersprache zu beschreiben, bisher noch nicht genügend berücksichtigt wird. Ein aufschlußreiches Beispiel stellen die Analyseschwerpunkte dar, die in dem Forschungsbericht von Mills (1985) aufgelistet werden: 1. Wortstellung, 2. Morphologie der Nominalphrase, 3. Präpositionen, 4. Morphologie des Verbs, 5. Fragen, 6. Negation, 7. Passiv, 8. Nebensätze. Es fällt auf, daß der gesamte Bereich der Pragmatik, Kommunikation und Interaktion (bis auf das isolierte Kap. 5 "Fragen") überhaupt nicht vorkommt. Die Landkarte der Kindersprache weist noch erstaunlich viele weiße Stellen auf.

b) *Diagnose-Grammatik versus Prognose-Grammatik,*
   Ist-Grammatik versus Soll-Grammatik

Eine Diagnose-Grammatik begnügt sich mit der Beschreibung des Ist-Standes, eine Prognose-Grammatik dagegen macht Vorhersagen, wie ein Kind in welchem Entwicklungsstadium sprechen wird. Ein Beispiel für die erste Art ist Steinsträter (1990), die im Bereich der Pragmatik die kindliche Sprechhandlungsfähigkeit einer Fünfjährigen beschreibt. Ein Beispiel für die zweite Art stellt die sogenannte "Profilanalyse" dar (Clahsen 1986). Hier werden 6 Stufen unterschieden, die aufeinander aufbauen, in ihrer Reihenfolge nicht umkehrbar sind und alle notwendigen Stadien der Sprachentwicklung enthalten sollen.

Diagnose und Prognose sind in den Rahmen von Entwicklungslogik und Entwicklungsdynamik eingespannt. Die *Entwicklungslogik* gibt das allgemein gültige Gesetz der Entwicklung an, deren Richtung nicht umkehrbar und deren Entwicklungsstufen nicht überspringbar sind. Die *Entwicklungsdynamik* dagegen betrachtet die konkreten, einzelnen "Fälle" und stellt fest, daß die Entwicklung eines Kindes nicht gleichmäßig, sondern individuell unterschiedlich verläuft. Die Entwicklungsdynamik hilft erklären, warum die individuelle Entwicklung abweichend verlaufen kann und dennoch das allgemeine Gesetz der Entwicklungslogik in seiner Gültigkeit nicht erschüttert wird. Diagnose-Grammatik und Prognose-Grammatik haben beide ihre Berechtigung. Diagnose-Grammatiken liefern immer wieder neu diejenigen Daten, die den Ist-Stand der kindlichen Sprachentwicklung dokumentieren. Sie bilden die Basis jeglicher Entwicklungsprognose. - Bei den Prognose-Grammatiken muß stets kritisch gefragt werden, ob sie nicht zugunsten der Vorhersagbarkeit bestimmte (restringierte) Grammatikmodelle bevorzugen, die der Totalität der kindlichen Sprachentwicklung gar nicht gerecht werden können.

c) *Mechanistische Spracherwerbs-Termini*

Eine ganze Reihe von Fachausdrücken in der neueren Spracherwerbsforschung macht stutzig. Da ist von Spracherwerbs-"Mechanismen" die Rede, von

"Modulen", "menschlichen Parsern" und "Parametern", da "operiert das Kind mit einer Datenbasis", da gibt es "Schnittstellen" zwischen den sprachlichen Ebenen u.a. (Ebert 1989, vgl. auch Kegel 1986, Weydt 1986 und Hums 1988). - Fragt man nach dem Menschenbild, das hinter derartigen Metaphern steht, so tauchen die französischen Enzyklopädisten des 18. Jahrhunderts auf mit ihrer Devise: "l'homme machine".

Ein prototypisches Beispiel ist der Ausdruck *"scaffolding"* (=Gerüst-bilden, Wood/Bruner/Ross 1976) für die Tätigkeit der Bezugsperson (Mutter), die dem kleinen Kind (etwa 10 Monate alt) "eine Art Grundgerüst der Handlung liefert" (Bruner 1979, 45). Die etymologische Bedeutung des Wortes "scaffolding" kann (milde ausgedrückt) nur als zweideutig bezeichnet werden, denn es ist mit dem Wort "Schafott" verwandt, dem Blutgerüst, auf dem der verurteilte Mensch einen Kopf kürzer gemacht wurde. So beinhaltet "scaffolding" als Fachterminus der Kindersprachforschung auf der einen (gemeinten, positiven) Seite die Hilfestellung der Bezugspersonen, ohne die das kleine Kind seine Muttersprache nicht erwerben kann. Auf der anderen (nicht gemeinten, sondern unterlaufenen) Seite gibt der Ausdruck unbeabsichtigt und brutal zu erkennen, daß der Erwerb einer Sprache immer auch auf Kosten der kindlichen Individualität geht, mag diese Sprache noch so heimelig und Vertrauen-erweckend "Mutter"-sprache genannt werden.

Ich möchte niemandem, der derartige Termini benutzt, negative Absichten unterstellen. Ich möchte allerdings darauf hinweisen, daß unreflektierte Metaphernhaltigkeit von Fachausdrücken die Forschung leicht in eine bestimmte (falsche) Richtung lenken kann. Insofern wäre eine größere Sensibilität der Spracherwerbsforschung hinsichtlich ihrer eigenen sprachlichen Mittel wünschenswert. Denn Kinder sind bekanntlich Menschen und keine Maschinen und auch keine Computer.

5. Zur Spracherwerbstheorie

Die heutige Diskussion dieses zentralen Theoriebereichs beginnt, sich aus den unfruchtbaren Entweder-Oder-Polaritäten zu befreien. Die alten Schlachtrufe "Hie Behaviorismus" - "Hie Nativismus" oder "Hie Kognitivismus" - "Hie Biologismus" verlieren ihre Anfeuerungskraft. An ihre Stelle treten Sowohl-als-auch-Konzepte, in denen die ehemals sich ausschließenden Auffassungen miteinander in Verbindung gebracht werden.

Das folgende *Schema* versucht, die verschiedenen *Komponenten des Spracherwerbs* in einem Baumgraphen zu ordnen.

Schema zu den verschiedenen Komponenten des Spracherwerbs

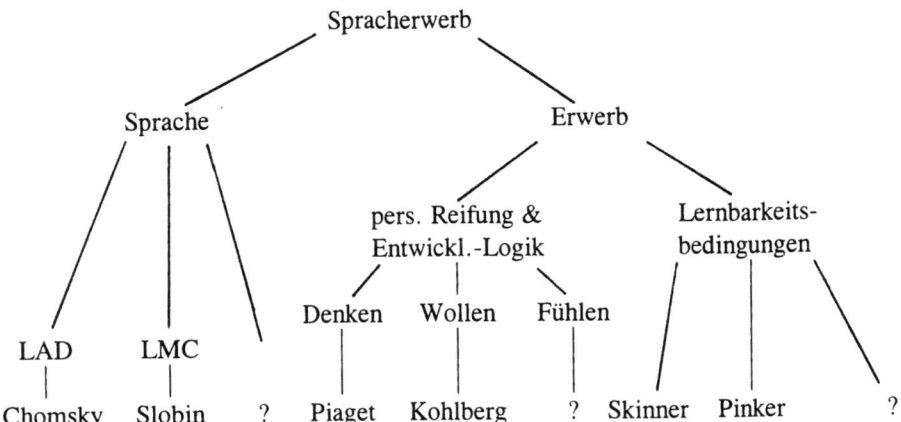

Er soll veranschaulichen, daß drei Bereiche bei einer umfassenden Spracherwerbstheorie berücksichtigt werden müssen.

a) Der *Bereich der Sprache*, in dem u.a. auch die biologisch-nativistische Problematik einer Verankerung des Spracherwerbs im Genom diskutiert wird (vgl. Lenneberg 1972, Chomsky in Piattelli-Palmarini 1980, zur Kritik vgl. Jäger 1989).
b) Der *Bereich der personalen Entwicklung*, der hier mit der Trias Denken, Wollen, Fühlen (Augustinus) umrissen wird und in dem verschiedene Konzepte der kognitiven (Piaget) und der moralischen (Kohlberg) Entwicklung diskutiert werden.
c) Der *Bereich der Lernbarkeit*, der durch Pinker (1984) auf ein anspruchsvolles Niveau gehoben wurde und der die Abrechnung Chomskys (1959) mit Skinner heute in einem anderen Licht erscheinen läßt.

Alle drei Bereiche machen deutlich, daß eine Spracherwerbstheorie mehr leisten muß, als nur in einem Bereich plausibel zu sein. So fällt etwa aus heutigem Abstand auf, daß der Spracherwerbsmechanismus Chomskyscher Prägung (LAD) mindestens ebensoviel von einer black box hat, wie der von ihm heftig kritisierte Behaviorismus.

Ein Beispiel für das Aneinander-vorbei-Argumentieren sind die Habilitations-Schriften von Füssenich (1987) und Clahsen (1988). Sie beschäftigen sich beide mit gestörter Kindersprache, sie sind beide zur selben Zeit entstanden, haben ihre Hintergründe im selben Institut (Wunderlich, Düsseldorf) und lesen sich, als kämen sie von verschiedenen Sternen. Füssenich vertritt die These, daß erst die Berücksichtigung der linguistischen Pragmatik eine angemessene Diagnose und Therapie kindlicher Sprachstörungen ermöglicht. Clahsen dagegen konzentriert sich auf Morphologie und Syntax. In seiner Spracherwerbstheorie kommt die Pragmatik überhaupt nicht vor. Die Erwartung, daß beide Arbeiten wenigstens einen Anstandshappen von gemeinsamer Schnittmenge aufweisen sollten, mag (m)einem übertriebenen Harmoniebedürfnis entspringen. Wie dem auch sei, Forschung lebt vom kritischen Austausch der Meinungen. Und da er hier nicht stattfindet, muß auf die nächste Generation gehofft werden.

6. Zur Korpustheorie

In der vorkritischen Phase hatten Korpora u.a. zwei Funktionen zu erfüllen:
- Sie dienten als *nachträgliche Belegsammlung* zur Garnierung einer Theorie, als zufällige Erinnerungsfundgrube eines Idiogrammatikers, - sie fungierten mehr oder weniger als Alibi für fehlende Korpusarbeit.
- Eine zweite Aufgabe erfüllten Korpora als *vorausgehende Sammlungen* von Sprachformen, Sprachzuständen, Textsorten (z.B. Alltagserzählungen, Witzen) u.a., - sie dienten als Arbeitsgrundlage bei der Sprachanalyse. Beim Sammeln galt die Maxime: je umfangreicher, desto besser! Es herrschte die Hoffnung, daß mit der Vergrößerung des Umfangs irgendwann irgendwie Repräsentativität zu erreichen sei.

Durch die "Kompetenz-orientierte Grammatiktheorie wurde der Empiriebezug in der Linguistik zunächst subjektiviert. Sie ersetzte das Korpus tatsächlich geäußerter Sätze durch Urteile kompetenter Sprachteilhaber über die Akzeptabilität von ad hoc gebildeten Satzbeispielen. Diese im Hinblick auf den idealen Sprecher/Hörer in homogener Sprachgemeinschaft bestenfalls heuristische nicht aber empirische Überprüfungsmethode der 'Beispiele und Gegenbeispiele' ... bleibt auf die Satzebene beschränkt. Sie versagt daher nicht erst zur Beurteilung, sondern schon bei der adäquaten Erfassung sowohl über-satzmäßiger als auch Sprecher-übergreifender Phänomene" (Rieger 1979, 55f.).

An drei Punkten macht Rieger (1979) die veränderte Einschätzung der Korpusarbeit deutlich: 1. an der Hinwendung zur Performanzanalyse ("vom Satz zum Text"), 2. an der Repräsentativitäts-Problematik bei der Korpusbildung ("vom Umfang zur Repräsentativität") und 3. an dem Computereinsatz bei der Datenverarbeitung eines Korpus ("von automatischer Sprachanalyse zu künstlicher Intelligenz", a.a.O., 54f.).

6.1. Performanzanalyse

Die kompetenz-orientierte Forschung der generativen Grammatiker konzentrierte sich auf den idealen Sprecher/Hörer, der in seiner Losgelöstheit von gesellschaftlichen Einflüssen sehr ätherisch und aseptisch wirkte (Wagner 1984, 60). "Eine verstärkte Hinwendung zu gesellschaftswissenschaftlichen Problemen und eine zunehmende Beeinflussung durch sozialwissenschaftliche Forschungsansätze" führte zur "linguistischen Performanzanalyse". Sie entspringt der "Einsicht in die *primär gesellschaftlich wirksame Funktion von Sprache als Kommunikationsmittel*, die es in ihren die sozialen Wirklichkeiten determinierenden Leistungen für Individuen, Gruppen und Schichten zu erforschen gilt ... bzw. [die] als pragma-linguistische Sprechhandlungstheorie in einem umfassenden handlungstheoretischen Zusammenhang" analysiert werden kann. "Der Übergang *von der Satz- zur Äußerungs- bzw. Textebene* ist für" die Performanzanalyse "ebenso kennzeichnend, wie ihre um soziale Funktionen erweiterten Semantiktheorien, die auch den Kontext historischer, geographischer, pragmatischer etc. Normenvariabilitäten einzubeziehen suchen" (Rieger 1979, 57, Hervorhebungen von mir).

6.2. Repräsentativität eines Korpus

Die Diskussion war zunächst "von der Frage nach dem Umfang der sprachlichen Datenmenge beherrscht gewesen, solange man geglaubt hatte, *allein durch Vergrößerung* des (mit Hilfe elektronischer Rechenanlagen auch zunehmend leichter zu verarbeitenden) Sprachkorpus sicherstellen zu können, daß alle (auch seltenere) linguistische Erscheinungen mit ausreichenden Häufigkeiten belegbar sein würden. Die Auffassung, wonach ein Korpus *nicht nur* als eine im philologischen Sinne verstandene *Belegsammlung* dient, sondern vielmehr als eine *Stichprobe* aus einer unendlichen *Grundgesamtheit* gedeutet werden könne, die prinzipiell immer nur ausschnitthaft zugänglich sein wird, weil kein Korpus alle möglichen vergangenen und zukünftigen Erscheinungsformen sprachlicher Performanz umfassen kann, diese Auffassung ... blieb vorerst ohne Konsequenz" (a.a.O., 55, Hervorhebungen von mir).

Hier sind bereits die beiden Begriffe genannt, nämlich "Grundgesamtheit" und "Stichprobe", welche die weitere Diskussion der Repräsentativitäts-Problematik bestimmen sollten.

a) Die *Grundgesamtheit* ist die *Menge aller Elemente* (Gesamtmenge), aus der das Korpus eine Teilmenge darstellt. Verstehen wir unter einem sprachlichen Element der Einfachheit halber ein Wort, dann ist die Grundgesamtheit einer Sprache die Menge aller Wörter. Für die Sprache der Erwachsenen ist diese Menge sicher sehr groß, und die Frage nach der Grundgesamtheit ist schwierig zu beantworten. Die Kindersprache hat es da etwas besser. Am Anfang des Spracherwerbs, bei den 1-2jährigen Kindern, enthält eine Tagesaufnahme spontaner Sprechsprache in der Regel die Grundgesamtheit aller Wörter (vgl. Wagner 1992b). Mütter von Kindern in diesem Alter haben eine ganze Reihe von Listen vorgelegt, die den Wortschatz ihrer Sprößlinge lückenlos (?) aufzeichnen (vgl. Stern/Stern 1928, 226ff.; Richter-Feldmann 1955; Schwarze 1975; Wahner 1975; Kadatz 1976; Brekau 1978, im Besitz des Autors). Aber bald, mit Überschreiten der Zwei-Jahres-Grenze, nimmt der Wortschatz dermaßen zu, daß nicht mehr alle Wörter, die das Kind aktiv beherrscht, an einem Tage geäußert werden. Das Problem der Stichprobe entsteht.

b) Eine *Stichprobe* ist eine Auswahl aus der Grundgesamtheit, die bestimmte Kriterien erfüllen muß:

- Sie soll *repräsentativ* sein. Darunter wird verstanden, daß die Häufigkeit der Elemente in der Grundgesamtheit auch in der Stichprobe "anteilsmäßig zutreffend" vorkommt (Rieger 1979, 64f.). Um das beurteilen zu können, müßte man aber die Häufigkeit der Elemente in der Grundgesamtheit bereits kennen, wodurch sich die Ziehung einer Stichprobe erübrigen würde. So stellt sich der Begriff Repräsentativität im Zusammenhang mit einer Stichprobe als irreführend, als eine "self fulfilling prophecy" heraus. Das Adjektiv "repräsentativ" schreibt der Stichprobe bereits die Qualität zu, die durch die Stichprobe allererst erkundet werden sollte.
- Eine Stichprobe soll zufällig sein. Was zunächst wie eine Verlegenheitslösung aussieht - leider kann man nur Zufallsstichproben ziehen -, stellt sich vor dem Hintergrund der mathematischen Wahrscheinlichkeitstheorie als absolute Notwendigkeit heraus. Damit eine Stichprobe überhaupt nach statistischen Modellen analysiert werden kann, muß sie strikt zufällig sein. Zufälligkeit erweist sich so nicht als notwendiges Übel, sondern als notwendige Voraussetzung, damit Repräsentativität überhaupt statistisch ermittelt werden kann.

c) Als dritter Bereich kommen jetzt *statistische Modelle* ins Spiel, mit denen die Zufallsstichproben geprüft werden (können). "So lassen sich etwa trotz aller Abweichungen, die sich beim Ziehen von Stichproben aus einer Grundgesamtheit 'rein zufällig' ergeben, doch bestimmte Arten solcher Zufallsabweichungen (Typen der Stichprobenvariabilität) von Stichprobenparametern wie Mittelwert, Varianz etc. unterscheiden, die einzig von den Grundgesamtheiten abhängen" (Rieger a.a.O., 67). Die Repräsentativität eines Korpus ist folglich ein Resultat, das sich aus Zufallsstichproben mit Hilfe der mathematischen Wahrscheinlichkeitstheorie statistisch ermitteln läßt.

6.3. Computereinsatz bei der Korpusanalyse

In der "distributionalistisch-deskriptiven Phase" der Linguistik "mit den zunehmend größeren Datenmengen in den Korpora" war der Computereinsatz "zu einer Notwendigkeit geworden angesichts der immer umfänglicheren Vergleichs-, Sortier- und Zählverfahren, die mit der Segmentierung und Klassifizierung der zu belegenden linguistischen Einheiten verbunden waren." Diese *"maschinelle Sprachanalyse"* operierte "fast ausschließlich auf *phonologisch-morphologischer* Ebene" (Rieger, a.a.O., 56).

Neuere Ansätze dagegen gehen "eher *funktionssimulierend*" vor. Sie stellen "im weitesten Sinne semantische und auch pragmatische Aspekte in den Vordergrund ihrer Untersuchung" und setzen "das Instrument des elektronischen Rechners im Rahmen seiner systemtheoretischen und prozeßsimulierenden Möglichkeiten ein ... Diese unter dem Sammelbegriff der *'künstlichen Intelligenz'* (KI) unternommenen Forschungen beschäftigen sich mit simulativer Repräsentation von sprachlichem und außersprachlichem Wissen, Modellentwicklung des natürlich-sprachlichen Verstehens, Folgerns und Schließens, Organisation von Datenstrukturen in Netzwerken oder Entwicklung und Erprobung von Frage-Antwort-Systemen" (a.a.O., 57).

Was am Anfang des Computereinsatzes ein simples Vergleichen und Identifizieren von Elementen sowie ein stures Zählen der Einheiten war, bei dem der Computer mit seinen begrenzten Fähigkeiten den Rahmen des Machbaren vorgab, wird nun langsam zur Simulation von natürlichen und menschlichen Vorgängen. Die Fähigkeiten des Computers spielen zwar auch weiterhin eine wichtige Rolle, aber der Schwerpunkt der Aufgabenstellung beginnt, sich zu verlagern. Die Computerlinguisten machen nicht mehr nur das, was der Computer kann, sie widmen sich auch zunehmend Problemen, die sie als Linguisten interessieren, weil die Möglichkeiten des Computers größer geworden sind.

Exemplarisch ist dieser Umschwung am *Begriff des "fuzzy"* (="verschwommen") festzumachen, wie er heute in Termini wie "fuzzy logic" und "fuzzy semantics" auftaucht (vgl. z.B. Carabine 1991). Galt früher für den Computer nur die klare Ja/Nein-Entscheidung (plus/minus), so sind mit der "fuzzy logic" auch unscharfe Mehr- oder Weniger-Entscheidungen möglich. Jedem, der sich mit Sprachanalyse beschäftigt, leuchtet unmittelbar ein, daß die Möglichkeit der fuzzy-Kategorie natürlichen Sprachen wie auf den Leib geschneidert erscheint.

7. Zur Theorie der Spracherzeugungssituation

Der Grundgedanke ist in der Kindersprachforschung bekannt: Die kindliche Sprachproduktion ist abhängig von der *Spracherzeugungssituation* (Wagner 1974, 81-87 und passim). Sie steckt den Rahmen ab, sie strukturiert das Umfeld, in dem dann bestimmte konkrete Sprechsituationen auftauchen können oder nicht mehr möglich sind. Die Spracherzeugungssituation kann also bildlich als ein Passepartout, als ein Wechselrahmen für *Sprechsituationen* angesehen werden, die ein solches Format haben, daß sie in den Rahmen passen. Zwei Beispiele sollen das Abhängigkeitsverhältnis von Spracherzeugungssituation und Sprachproduktion belegen und veranschaulichen.

Beispiel: Interview vs. Spontansprache

Die Theorie des alltäglichen Erzählens wurde lange Zeit ausschließlich vom Höhepunkttyp beherrscht, den Labov/Waletzky (1967/73) ausführlich beschrieben haben. Das Korpus jedoch, aus dem die Autoren ihre Theorie abgeleitet haben, besteht aus etwa 600 Interviews, in denen der Gesprächspartner durch die folgende standardisierte Frage zum Erzählen aufgefordert wurde: "Waren Sie schon einmal in einer Situation, in der Sie meinten, in ernster Gefahr zu sein, getötet zu werden?" (a.a.O., 81). Die Rahmenbedingungen der Spracherzeugungssituation (z.B. Asymmetrie zwischen Interviewer und Interviewtem, standardisierte Frage) kanalisieren die Sprechsituation Interview derart, daß nur *Höhepunkt-Erzählungen* vorkommen können. Ein zweiter Erzählungstyp in Alltagsgeschichten wurde erst durch die Analyse des DORTMUNDER KORPUS der spontanen Kindersprache entdeckt, nämlich die *Geflecht-Erzählung* (für eine genauere Charakterisierung vgl. Wagner 1986).

Beispiel: Erzählen als Aufgabe vs. spontanes Erzählen

Um die Strukturen kindlichen Erzählens und den Erzähl-Erwerb zu erforschen, hat man Kindern Aufgaben gestellt, die zum Erzählen verlocken sollen:

- Sie sollen eine angefangene Geschichte weiter erzählen (Obrig 1934).
- Sie sollen eine Geschichte nach 4 vorgegebenen Themen dem fremden Vl. in einem Nebenraum der Klasse ins Mikrofon erzählen (Pregel/Rickheit 1975, 15f.).
- Sie sollen 4 Bilder in eine Reihenfolge bringen und die zugehörige Geschichte erzählen (Boueke 1990, weitere Beispiele in Wagner/Steinsträter 1989, 113ff.).

Allen diesen Versuchen ist gemeinsam, daß die Spracherzeugungssituation folgende Zulassungsbedingungen vorschreibt: Erzählen kommt nur als Aufgabe-lösen vor, d.h. die kindlichen Vpp. wissen nur so ungefähr, was die "richtige" Lösung ist, Bescheid weiß dagegen nur der Vl. Das Erzählen geschieht emotional abgehängt, eben wie man als Schüler eine Schulaufgabe erledigt.

Dieser künstlichen "Versuchsanordnung ist die Spracherzeugungssituation beim spontanen Erzählen deutlich und diametral entgegengesetzt: Das erzählende Kind weiß genau, was es erzählen will, und es steht unter emotionalem Hochdruck" (vgl. Wagner/Steinsträter 1989, 115ff.).

Nach diesen beiden Beispielen sollen charakteristische Komponenten der Spracherzeugungssituation hier zusammengestellt werden:

a) *Symmetrie vs. Asymmetrie*
Eine symmetrische Kommunikationssituation besteht in der Regel zwischen gleichaltrigen Kindern, eine asymmetrische zwischen Erwachsenen und Kindern (Wagner 1978a, 169ff.).

b) *Bekanntheit vs. Unbekanntheit*
Für die Sprachproduktion von Kindern spielt eine entscheidende Rolle, ob der Sprechpartner ihnen bekannt oder unbekannt ist. Versuchsleiter, die den kindlichen Vpp. fremd sind, wappnen sich zwar mit der unerschütterlichen Zuversicht, daß es ihnen gelingt, die Fremdheit durch überwältigende Freundlichkeit wettzumachen, aber dem ist nicht so!

c) *Spontaneität vs. Lenkung*
Welchen Einfluß dieser Gegensatz auf die kindliche Sprachproduktion hat, läßt sich am DORTMUNDER und am BRAUNSCHWEIGER KORPUS studieren. Durch das Design der Spracherzeugungssituation (Geschichten nach vorgegebenen Themen ins Mikrofon erzählen) sind im BRAUNSCHWEIGER KORPUS keine spontanen mündlichen Erzählungen, sondern "gesprochene Aufsätzchen" gesammelt worden (vgl. Wagner 1992a).

d) *Mündlichkeit vs. Schriftlichkeit*
Schriftliche Kindersprachkorpora sind leichter auszuwerten als mündliche, die erst noch mühevoll transkribiert werden müssen (vgl. das schriftliche Witze-Korpus in Helmers 1965, 16f.). Dennoch steckt "Schriftlichkeit" deutlich andere Rahmenbedingungen ab als "Mündlichkeit", was etwa unter dem Begriff "doppelte Kodierung" gefaßt wird und was sich gerade bei Kinderwitzen klar auswirken muß. Welche Witze erzählen Kinder mündlich untereinander, welche Witze schreiben sie mit welchen Ausdrücken einem fremden Erwachsenen auf?

Zum *Abschluß* möchte ich die *Tabelle von Aitchison* (1976, 80, in der Fassung von Szagun 1983, 11) durch eigene Forschungsergebnisse ergänzen und dadurch betonen, daß für eine umfassende Beschreibung des Spracherwerbs noch manches zu tun bleibt.

Tab. 2: Spracherwerb und Sprachentwicklung nach Aitchison.
Stufen der Entwicklung nach Aitchison mit Ergänzungen von Wagner

	ALTER	AITCHISON	ERGÄNZUNG
1.	Geburt	Schreien	Emotive
2.	6 Wochen	Gurren	
3.	0;6	Lallen	
4.	0;8	Intonationsmuster	Direktive
5.	1;0	Einwortäußerungen	Deklarative, Akkompagnemente
6.	1;6	Zweiwortäußerungen	
7.	2;0	Flexionen	
8.	2;3	Fragesätze, Negativsätze	Assertive
9.	2;6		Sprecherstrategien Witze
10.	3;6		Erzählen (Höhepunkt) Texterwerb
11.	5;0	komplexe und seltene Konstruktionen	
12.	10;0	ausgereifte Sprache	Schüler-, dann Studentensprache, Fachsprachen, lebenslanges Lernen

Literatur

Aitchison, J. (1976) The articulate mammal: An introduction to psycholinguistics. London: Hutchinson

Boueke, D. (1990) Wie lernen Kinder eine Geschichte zu erzählen? In: Dinkelacker, W. (Hg.) "Ja muz ich sunder riuwe sin". Festschrift für Karl Stackmann. Göttingen, 232-252

Braine, M. (1963) The ontogeny of English phrase structure: The first phase. In: Language 39, 1-14

Bruner, J.S. (1979) Von der Kommunikation zur Sprache. In: Martens, K. (Hg.) Kindliche Kommunikation. Frankfurt/Main: Suhrkamp, 9-60

Carabine, B. (1991) Fuzzy boundaries and the extension of object-words. In: Journal of Child Language 18, 355-372

Chomsky, N. (1959) Review of Skinner's "Verbal Behavior". In: Language 35, 26-58

Chomsky, N. (1980) On cognitive structures and their development: A reply to Piaget. In: Piattelli-Palmarini, M. (ed.) Language and learning. Cambridge, Mass.: Harvard University Press

Clahsen, H. (1986) Die Profilanalyse. Ein linguistisches Verfahren für die Sprachdiagnose im Vorschulalter. Berlin: Marhold. (=Logotherapia 3)

Clahsen, H. (1988) Normale und gestörte Kindersprache. Linguistische Untersuchungen zum Erwerb von Syntax und Morphologie. Amsterdam u.a.: J. Benjamins Publ. Comp.

Ebert, H. (1989) Bemerkungen zur Metaphorik in kognitionswissenschaftlicher Spracherwerbsforschung. Vortragsmanuskript. Universität Bonn.

Ehlich, K.; Wagner, K.R. (Hgg.) (1989) Erzähl-Erwerb. Bern u.a.: Lang (=Arbeiten zur Sprachanalyse Bd. 8)

Füssenich, I. (1987) Gestörte Kindersprache aus interaktionistischer Sicht. Heidelberg: Schindele

Häussermann, I. (1990) Teilkorpus FREDERIK (8;7) im DORTMUNDER KORPUS der spontanen Kindersprache hgg. v. Wagner, K.R.; Schulz, R. Reihe: Kindersprache, Bd. 1. Essen: Die Blaue Eule

Helmers, H. (1965) Sprache und Humor des Kindes. Stuttgart: Klett

Hums, L. (1988) Zur Problematik metaphorischer Benennungen in Wissenschaft und Technik. In: Zeitschrift für Germanistik, 43-56

Jäger, L. (1990) Die Evolution der Sprache. Die biologischen Grundlagen des sozialen Wandels der Sprache und ihre Erörterung in der modernen Linguistik. In: Kerner, M. (Hg.) Evolution und Prognose. (Alma Mater Aquensis). Aachen: RWTH, 185-124

Kadatz, O. (1976) Teilkorpus NICOLE (1;8) im DORTMUNDER KORPUS der spontanen Kindersprache hgg. v. Wagner, K.R.; Wiese, S. (Publikation auf Diskette Dortmund 1988)

Kegel, G. (1986) Zur Operationalisierung des Menschen. Die psycholinguistische Sicht der kognitiven Wissenschaften. In: Kegel, G. u.a. (Hgg.) Sprechwissenschaft und Psycholinguistik. Opladen: Westdeutscher Verlag, 9-38

Kohlberg, L.; Turiel, E. (1978) Moralische Entwicklung und Moralerziehung. In: Portele, G. (Hg.) Sozialisation und Moral. Weinheim u.a.: Beltz, 13-80

Labov, W.; Waletzky, J. (1967/73) Erzählanalyse: Mündliche Versionen persönlicher Erfahrung. In: Ihwe, J. (Hg.) Literaturwissenschaft und Linguistik Bd. 2 (Taschenbuchausgabe). Frankfurt/Main: Fischer-Athenäum, 78-126

Lenneberg, E.H. (1972) Biologische Grundlagen der Sprache. Frankfurt/Main: Suhrkamp

Miller, M.H. (1972) Zur Ontogenese der Sprache. In: Leuninger, H.; Miller, M.H.; Müller, F. (Hgg.) Psycholinguistik. Ein Forschungsbericht. Frankfurt/Main: Athenäum Fischer Taschenbuchverlag, 129-223

Mills, A.E. (1985) The acquisition of German. In: Slobin, D. (ed.) The cross-linguistic study of language acquisition. Vol. 1. Hillsdale, N.J.: Erlbaum, 141-254

Müller, F. (1977) Erstspracherwerb: Theoretische Ansätze, Methoden, Untersuchungen. In: Studium Linguistik 3/4, 1-24

Obrig, I. (1934) Kinder erzählen angefangene Geschichten weiter. In: Krüger, F. (Hg.) Arbeiten zur Entwicklungspsychologie XIII, München: Beck, 3-69

Piattelli-Palmarini, M. (ed.) (1980) Language and learning. The debate between Jean Piaget and Noam Chomsky. Cambridge, Mass.: Harvard University Press

Pinker, S. (1984) Language learnability and language development. Cambridge, Mass.: Harvard University Press

Pregel, D.; Rickheit, G. (1975) Kindliche Redetexte. Düsseldorf: Schwann

Richter-Feldmann, E. (1955) Der Wortschatz eines anderthalbjährigen Kindes. In: Muttersprache 65, 410-418

Rieger, B. (1979) Repräsentativität: von der Unangemessenheit eines Begriffs zur Kennzeichnung eines Problems linguistischer Korpusbildung. In: Bergenholtz, H.; Schaeder, B. (Hgg.) Empirische Textwissenschaft. Königstein/Ts: Scriptor, 52-70

Saussure, F. de (1967) Grundfragen der Allgemeinen Sprachwissenschaft. Berlin: de Gruyter

Schwarze, A. (1975) Teilkorpus KATRIN (1;5) im DORTMUNDER KORPUS der spontanen Kindersprache hgg. v. Wagner, K.R.; Wiese, S. (Publikation auf Diskette Dortmund 1988)

Slobin, D. (ed.) (1985) The cross-linguistic study of language acquisition. Hillsdale, N.J.: Erlbaum

Steinsträter, Ch. (1990) Zur kindlichen Sprechhandlungsfähigkeit. Analyse eines Korpus spontaner Sprechsprache einer Fünfjährigen. Frankfurt/Main u.a.: Lang (=Europäische Hochschulschriften: Reihe 21, Bd. 82)

Stern, C.; Stern, W. (1928) Die Kindersprache. (Nachdruck Wiss. Buchges. 1965) Darmstadt

Szagun, G. (1983) Sprachentwicklung beim Kind. 2. Aufl. München u.a.: Urban & Schwarzenberg

Wagner, K.R. (1974) Die Sprechsprache des Kindes. Teil 1: Theorie und Analyse. Düsseldorf: Schwann (=Sprache und Lernen Bd. 37)

Wagner, K.R. (1975) Die Sprechsprache des Kindes. Teil 2: Korpus und Lexikon. Düsseldorf: Schwann (=Sprache und Lernen Bd. 38)

Wagner, K.R. (1978a) Sprechplanung. Empirie, Theorie und Didaktik der Sprecherstrategien. Frankfurt/Main: Hirschgraben-Verlag

Wagner, K.R. (1978b) Der Erwerb von Sprecherstrategien im Kindesalter. In: Augst, G. (Hg.) Spracherwerb von 6 - 16. Düsseldorf: Schwann, 267-284

Wagner, K.R. (1984) Sprechstrategien in einer illokutiven Grammatik. In: Rosengren, I. (Hg.) Sprache und Pragmatik, Lunder Symposium 1984. Stockholm: Almqvist & Wiksell Internat., 41-73

Wagner, K.R. (1986) Erzähl-Erwerb und Erzählungs-Typen. In: Wirkendes Wort 36, 142-156

Wagner, K.R. (1988) Die Rolle der Linguistik in der Pragmatik. In: Wirkendes Wort 38, 112-125

Wagner, K.R. (1992a) Die großen deutschen Kindersprachkorpora und die internationale Datenbank CHILDES. In: ders. (Hg.) Kindersprachstatistik. Essen: Die Blaue Eule, 81-125

Wagner, K.R. (1992b) Tagesaufnahmen und Gänseblümchenmodell. In: ders. (Hg.) Kindersprachstatistik. Essen: Die Blaue Eule, 172-183

Wagner, K.R.; Steinsträter, Ch. (1989) Der Einfluß der Erzählsituation auf die Erzählproduktion. In: Ehlich, K.; Wagner, K.R. (Hgg.) Erzähl-Erwerb. Bern u.a.: Lang (=Arbeiten zur Sprachanalyse 8), 113-122

Wahner, A. (1975) Teilkorpus ANDREAS (2;1) im DORTMUNDER KORPUS der spontanen Kindersprache hgg. v. Wagner, K.R.; Wiese, S. (Publikation auf Diskette Dortmund 1988)

Weydt, H. (1986) Wissen-Sprechen-Metaphern. In: LiLi 64, Zeitschrift für Literaturwissenschaft und Linguistik, 87-97

Wood, D.; Bruner, J.S.; Ross, G. (1976) The role of tutoring in problem solving. In: Journal of Child Psychology and Psychiatry 17, 89-100

Was kann die Spracherwerbsforschung aus der Sprachpathologieforschung lernen? - Das Beispiel der Zeitverarbeitung

Gerd Kegel

Einführung

Zwei grundsätzlich zu unterscheidende Ziele können die Sprachpathologieforschung leiten: einerseits der Wunsch, die menschliche Sprache besser zu verstehen; andererseits das Bedürfnis, sprachkranke Menschen besser begreifen und ihnen helfen zu können. Viele Linguisten und Psycholinguisten, die sich ab Anfang der 70er Jahre in Deutschland der Erforschung von Aphasien und Sprachentwicklungsstörungen zuwandten, hatten zunächst das erste Ziel vor Augen. Doch trat im Verlauf der Arbeit bei den meisten das zweite Ziel in den Vordergrund.

Auch meine Einstellung hat sich ähnlich entwickelt, so daß ich heute anmerken muß: Aussagen über den normalen Spracherwerbsverlauf sind nicht mein Ziel, wenn ich Sprachpathologieforschung betreibe. Ich habe mit zuviel sprachkranken Kindern und Erwachsenen gearbeitet, um sie noch als Mittel zum Zweck betrachten zu können. Kann man nun aus den Ergebnissen einer so verstandenen Sprachpathologieforschung noch relevante Erkenntnisse über den gesunden Spracherwerb gewinnen? Selbstverständlich. Nur sollte man, meine ich, der Sprachpathologieforschung in dieser Hinsicht keine Aufgabe stellen oder dezidierte Erwartungen an sie richten.

Was lernen wir grundsätzlich von der Sprachpathologieforschung für die Spracherwerbsforschung? Die Sprachpathologieforschung weist uns auf Phänomene, Prozesse und Zusammenhänge hin, die uns aufgrund ihrer Selbstverständlichkeit, Unauffälligkeit und Automatisierung normalerweise nicht bewußt werden. Diese Aspekte der Sprache und des Spracherwerbs werden in der Forschung übergangen, was notwendig zu unvollständigen oder falschen Modellierungen von Spracherwerbsprozessen führt.

Ein Beispiel zu einem "selbstverständlichen" Entwicklungsaspekt, in den unauffällige und automatisierte Leistungen einfließen: Artikulation setzt die feinmotorische Steuerung des Artikulationstraktes voraus. Nun wird die Entwicklung des Lautinventars von Linguisten meist als Aufbau eines phonologischen Systems betrachtet. Daß die Entwicklung auf diesem Gebiet nicht von der Entwicklung der Feinmotorik zu trennen ist, wurde erst über die Arbeit mit artikulationsgeschädigten Kindern deutlich.

In den folgenden Ausführungen geht es ebenfalls um ein Beispiel bisher übersehener Aspekte der Entwicklung. Ich will zeigen, daß sich die Entwicklung der Sprachverarbeitung nicht von der Entwicklung der Zeitverarbeitung trennen läßt. Mit anderen Worten: Läßt man die Zeitverarbeitung außer acht, kann man den Spracherwerb nicht angemessen erklären.

1. Erste Hinweise auf Störungen der Zeitverarbeitung bei sprachgestörten Kindern

Mit mehreren Arbeiten haben Tallal und Mitarbeiter auf Zeitverarbeitungsprobleme bei sprachgestörten Kindern aufmerksam gemacht (vgl. u. a. Tallal/ Piercy 1974, 1975, 1978, Tallal 1980). Diese Kinder hatten u. a. Schwierigkeiten bei der Identifizierung von Plosiven. Das soll an einem Beispiel erläutert werden. Abbildung 1 zeigt die oszillographische Darstellung eines Sprachsignals. Es handelt sich um den Beginn des Wortes "Kamm". Brächte man diesen Signalteil zu Gehör, würden gesunde ältere Kinder und Erwachsene *ka* wahrnehmen. Viele sprachgestörte Kinder zeigen keine stabile Wahrnehmungsleistung. Sie reagieren unsicher und hören statt *ka* manchmal *ta* oder *pa*. Das gilt im übrigen auch für sehr junge Kinder.

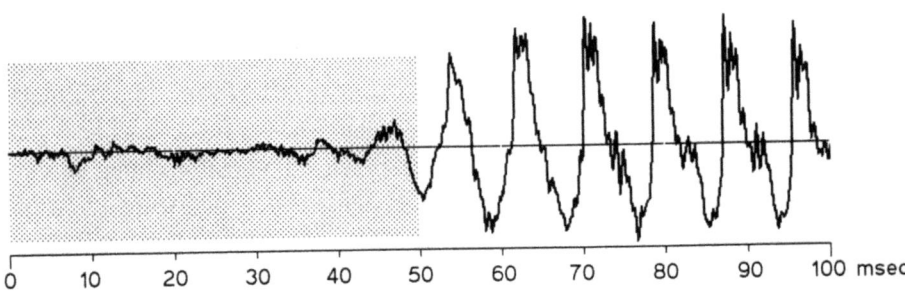

Abb. 1: Beginn des Wortes "Kamm" - Kennzeichnung des Bereichs der Formanttransition des Plosivs in der oszillographischen Darstellung

Der kritische Teil des Signals ist in Abbildung 1 grau unterlegt. Für einen korrekten Höreindruck muß die in diesem nur 50 msec dauernden Abschnitt enthaltene Information ausreichend genau verarbeitet werden. Was für Informationen finden wir nun in einem Sprachsignal vor?

Wie man in Abbildung 1 sieht, haben wir es mit einem komplexen Schwingungsverlauf zu tun. Mit signalphonetischen Analyseverfahren zerlegt man dieses Signal in eine Vielzahl einfacherer Schwingungsverläufe und erhält so das Spektrum des Signals. Die einfachen Schwingungsverläufe sind durch die Wiederkehr von Einzelschwingungen (Perioden) gekennzeichnet. Ist die Schwingungsperiode kurz, dann hat der Schwingungsverlauf eine hohe Frequenz, und wir hören bei isolierter Darbietung einen hohen Klang. Ist die Schwingungsperiode lang, kommt es zum entgegengesetzten Effekt. Die Frequenz wird in Hertz (Hz) gemessen. Man berechnet die Anzahl der Perioden pro Sekunde. Neben der Frequenz wird auch die Amplitude jeder Schwingung gemessen. Das ist das Ausmaß der Auslenkung jeder Schwingung. Je größer die Amplitude ausfällt, umso lauter ist der Klang der Schwingung. - Im zweiten Teil der Abbildung 1, der das *a* wiedergibt, sind mit bloßem Auge zwei Schwingungsverläufe gut erkennbar: eine niedrigfrequente Schwingung mit größerer Amplitude und eine höherfrequente Schwingung mit kleinerer Amplitude.

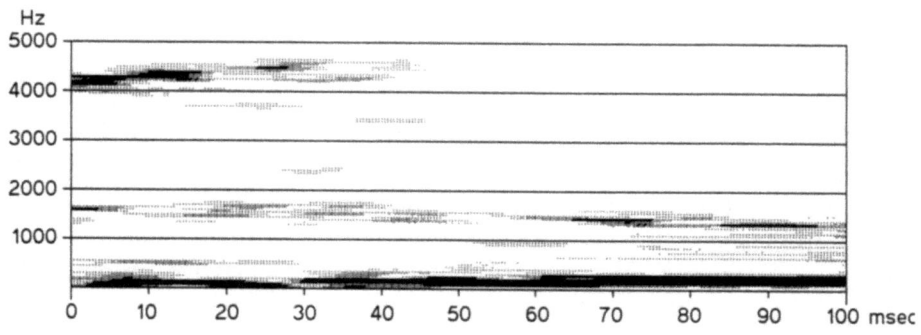

Abb. 2: Beginn des Wortes "Kamm" - Kennzeichnung der Formanten in der spektrographischen Darstellung

Im Sprachsignal treten nun Energiedichten auf. Gruppen von Schwingungen, die in der Frequenz benachbart sind, zeigen überdurchschnittlich hohe Amplituden. Diese Energiedichten werden Formanten genannt. Während des Signalverlaufs verändern sie immer wieder ihre Lage im Spektrum; man spricht von Formanttransitionen. Der Mensch hört hauptsächlich die Formanten und ihre Transitionen, die aber gerade bei Plosiven sehr schnell verlaufen. Die spektrale Analyse in Abbildung 2 zeigt die Formanten und ihre Transitionen für unser Beispiel. Auf den ersten Blick erkennt man einen deutlichen Unterschied zwischen dem Plosiv- und dem Vokalteil des Signals. Bei genauerem Hinschauen kann man auch Formanttransitionen identifizieren; insbesondere bei dem zwischen 4000 und 5000 Hz liegenden Formanten.

Tallal stellte nun spezielle Signale her, in denen die für den Plosiv kritische Signalstrecke deutlich verlängert war. Bei diesen Signalen verbesserte sich die Identifizierungsleistung der sprachgestörten Kinder wesentlich. Man kann daraus schließen, daß solche Kinder ein Zeitproblem haben. Die natürlichen Transitionen verlaufen für sie zu schnell, als daß sie noch verarbeitet werden können.

Tallals Untersuchungen wurden später meist aus methodischer Sicht kritisiert (vgl. u.a. Pompino-Marschall/Tillmann 1984, Riegel/Studdert-Kennedy 1985). Wir wollen uns mit dieser berechtigten Kritik hier nicht weiter befassen, sondern nur festhalten: Tallal hat einen entscheidenden Hinweis auf den Zusammenhang von Sprach- und Zeitverarbeitung gegeben. Doch ist hieraus bereits ein konkreter Beitrag zur Spracherwerbsforschung abzuleiten? Bevor sich diese Frage beantworten läßt, muß zunächst die menschliche Zeitverarbeitung eingehender betrachtet werden.

2. Die inneren Uhren

Mit Uhren verschiedenster Bauart messen wir die physikalische Zeit und unterteilen sie meist in Stunden, Minuten und Sekunden. Daneben verfügen wir über ein subjektives Zeitempfinden, das mit der physikalischen Zeit nicht immer in Einklang steht. Wenn im weiteren von inneren Uhren oder Zeitverarbeitungsebenen die Rede ist, so ist damit nicht das subjektive, in unser Bewußtsein tretende Zeitempfinden gemeint. Gemeint sind körpereigene Zeitgeber verschiedenster Natur.

Von inneren Uhren und menschlicher Zeitverarbeitung spricht man in der Chronobiologie und der Zeitpsychologie (vgl. u.a. Fraisse 1985, Michon/Jackson 1985). Die Taktdauer dieser inneren Uhren, von denen bereits mehrere hundert bekannt sind, reicht von wenigen Millisekunden bis zu vielen Monaten. Einige dieser Uhren scheinen, sobald sie im Organismus eingerichtet worden sind, rein endogen gesteuert zu werden. Sie bedürfen keiner Signale von außen, um nachjustiert zu werden. Sie funktionieren dann im Prinzip wie eine batteriebetriebene Quarzuhr von höchster Qualität, die nicht von Zeit zu Zeit manuell korrigiert werden muß. Kaufe ich mir eine der modernen funkgesteuerten Uhren, dann habe ich es mit einem endogen und exogen gesteuerten Zeitgeber zu tun. Diese Uhr hat eine interne, also endogene Taktgabe, wird aber in regelmäßigen Abständen durch ein Funksignal, also exogen korrigiert.

Vergleichbar bedarf jene innere Uhr, die unseren Tagesrhythmus lenkt, gewisser Signale von außen - sie ist also auch exogen gesteuert. In der Chronobiologie wird dieser Tagesrhythmus in sogenannten Bunkerexperimenten erforscht. Ein Mensch lebt Wochen oder gar Monate in einem Bunker unter der Erde, zwar mit Sprechverbindung zu seinen Beobachtern, aber abgeschnitten von jeder Zeitinformation. Er hat keine Uhr dabei, auch kein Radio und kein Fernsehen. Der Wechsel zwischen Tag und Nacht bleibt ihm verborgen. Bei den meisten Menschen spielt sich in den ersten Tagen ein individueller, aber zunächst stabiler Wechsel von Wach- und Schlafphase ein, der nicht unbedingt unserem 24-Stundentag entspricht. Doch nach einigen Wochen wird dieser Rhythmus chaotisch, jede Gleichmäßigkeit geht verloren. Diesem Zeitverarbeitungsmechanismus fehlt dann die Korrektur durch Informationen von außen.

Kommen wir nun zu den speziellen inneren Uhren oder Zeitverarbeitungsebenen, die jeder Sprachverarbeitung zugrundeliegen. Hier wirken drei Ebenen zusammen: die Ordnungs-, die Basiseinheiten- und die Integrationsebene. Jede Ebene ist für eine bestimmte zeitliche Auflösung und hier zuzuordnende Eigenschaften des Sprachsignals zuständig (vgl. Abbildung 3).

Ebenen	Zeittakt	Sprache	Prosodie	Steuerung
Integration	2-5 Sekunden	Intonationsmuster	A: kontinuierliche Klangveränderung	endogen /exogen
Basiseinheiten	100-500 msec	Sprechsilben	B: rhythmische Schläge	endogen /exogen
Ordnung	20-40 msec	Lautmerkmale	C: "Triller"	endogen

Abb. 3: Die auf die Sprachverarbeitung einwirkenden Zeitverarbeitungsebenen

In der Phonetik spricht man von der A-, B- und C-Prosodie (vgl. Tillmann/Mansell 1980). Im Bereich von 2 - 5 Sekunden erfaßt man die Veränderung des Sprachklanges als Intonationsmuster - man erkennt eine Gestalt. Die Dauer von Sprechsilben liegt etwa zwischen 100 und 500 msec. Sprechsilben sind als rhythmische Schläge bewußt wahrnehmbar und zählbar. Werden die

Ereignisse im Signal wesentlich kürzer, wie etwa die Schwingungen in Abbildung 1, dann sind diese Ereignisse nicht mehr isoliert hörbar, sondern verschmelzen zu einer eigenen Klangcharakteristik, dem Triller.

Sobald sich die Ordnungsebene in der Entwicklung des Kindes herausgebildet hat, scheint sie endogen gesteuert zu sein und vollständig mechanisch zu funktionieren. Sie arbeitet also ganz unabhängig vom jeweiligen Sprachsignal. Hingegen unterliegen die Basiseinheiten- und die Integrationsebene einer zusätzlichen exogenen Feinsteuerung, für die vor allem die Sprechgeschwindigkeit zuständig ist.

Wir können jetzt zu einer Einordnung der Tallalschen Ergebnisse kommen. Der hier zeitlich interessierende Bereich des Signals betrifft zweifellos die Ordnungsebene. Wir müssen folgern, daß die von Tallal untersuchten Kinder hinsichtlich der Zeitverarbeitung auf der Ordnungsebene gestört waren. Der Zeittakt ihrer Ordnungsuhr war größer als normal oder unregelmäßig eingestellt, so daß sie die Formanttransitionen nicht korrekt verarbeiten konnten. Für die Spracherwerbsforschung liefert diese Erkenntnis eine wichtige Frage: Haben wir es hier mit einem isolierten sprachpathologischen Problem zu tun, oder gilt Vergleichbares auch für jüngere Kinder? Wäre letzteres der Fall, dann müßte jede Spracherwerbstheorie auch eine Theorie zur Entwicklung der Zeitverarbeitung umfassen.

3. Zur Ordnungsebene

Die Zeitverarbeitung auf der Ordnungsebene wird über die Bestimmung der Ordnungsschwelle gemessen. Die Versuchsperson hört über einen Kopfhörer auf dem linken und auf dem rechten Ohr zeitversetzt je ein kurzes Klickgeräusch. Die Versuchsperson soll mitteilen, mit welchem Ohr der erste Klick zu hören war. Ist der zeitliche Abstand zwischen den Klicks (das Interstimulusintervall) sehr kurz, gelingt das nicht. Die zeitliche Ordnung der Klicks wird nicht wahrgenommen. Durch systematische Variation des Interstimulusintervalls wird nun festgestellt, bei welcher Mindestdauer die Versuchsperson korrekt reagiert. Dieser Wert, bei Erwachsenen meist zwischen 20 und 40 msec, kennzeichnet die Ordnungsschwelle.

Zur Klärung des Zusammenhangs von Zeitverarbeitung auf der Ordnungsebene, Sprachstörungen und Sprachentwicklung wurden 80 Kinder untersucht (vgl. Kegel/Dames/Veit 1988). Die Kinder wurden nach den Faktoren Alter (kurz vor Schuleintritt, 2./3. Klasse) und Sprache (auffällig, unauffällig) in vier Gruppen eingeteilt. Unter einer Vielzahl von Messungen wurde auch die Ordnungsschwelle erhoben. Es stellte sich heraus, daß die beiden Gruppen der sprachauffälligen Kinder eine höhere Ordnungsschwelle aufwiesen als die jeweiligen Vergleichsgruppen der sprachunauffälligen Kinder. Das gleiche zeigte sich bei den beiden Gruppen der jüngeren Kinder. Das Ergebnis stützt zunächst einmal Tallals Darlegungen. Darüber hinaus wird hier nachgewiesen, daß die Zeitverarbeitung auf der Ordnungsebene einer Entwicklung unterworfen ist, die etwa zwischen acht und zehn Jahren zu einem Abschluß gelangt. In diesem Alter erreichen die meisten Kinder die Werte der Erwachsenen.

Wendet man das Konzept der Ordnungsschwelle auf das Sprachsignal an, gelangt man zu sehr konkreten Schlüssen. Danach muß, wie oben bereits angemerkt, die Ordnungsebene das Signal mechanisch im festgelegten Zeittakt segmentieren. Der Mensch kann die Zeitinformation innerhalb der Segmente nicht mehr wahrnehmen; jede Segmentinformation ist für ihn lediglich eine zeitlich ungeordnete Menge von Merkmalen. Die Zeitlichkeit des Signals wird nur noch über die Abfolge der Segmente erfaßt.

Diese Schlüsse lassen sich durch eine Signalmanipulation prüfen. Man muß nur die Zeitinformation innerhalb der Segmente zerstören. Das gelingt am einfachsten durch Invertierung der Signalstrecke eines jeden Segments unter Beibehaltung der ursprünglichen Abfolge der Segmente. Abbildung 4 zeigt das Resultat dieser Manipulation für unser Beispiel. Hier wurde im Takt von 20 msec segmentiert und invertiert. Das resultierende Signal weist Störgeräusche auf. Das muß notwendig auftreten, da die Segmente an den Grenzen meist nicht recht zusammenpassen. Davon abgesehen ist das resultierende Signal unauffällig und gut verständlich. Verlängert man schrittweise die Segmentdauer, stellt sich bald ein anderes Hörbild ein. Sobald die Ordnungsschwelle des Hörers mit zunehmender Segmentdauer überschritten wird, klingt das Signal eigenartig, und ab 60 bis 80 msec wird das Signal unverständlich.

Für die Spracherwerbsforschung ergibt sich aus den Untersuchungen zur Ordungsebene folgende Erkenntnis: Da jüngere Kinder eine höhere Ordnungsschwelle als ältere Kinder und Erwachsene aufweisen, erhalten sie durch das Sprachsignal weniger Information. Mit anderen Worten, jüngere Kinder können nicht die Laute hören, die Erwachsene hören. Das heißt auch, daß sie in der Kommunikation verstärkt auf körpersprachliche und situative Informationen angewiesen sind.

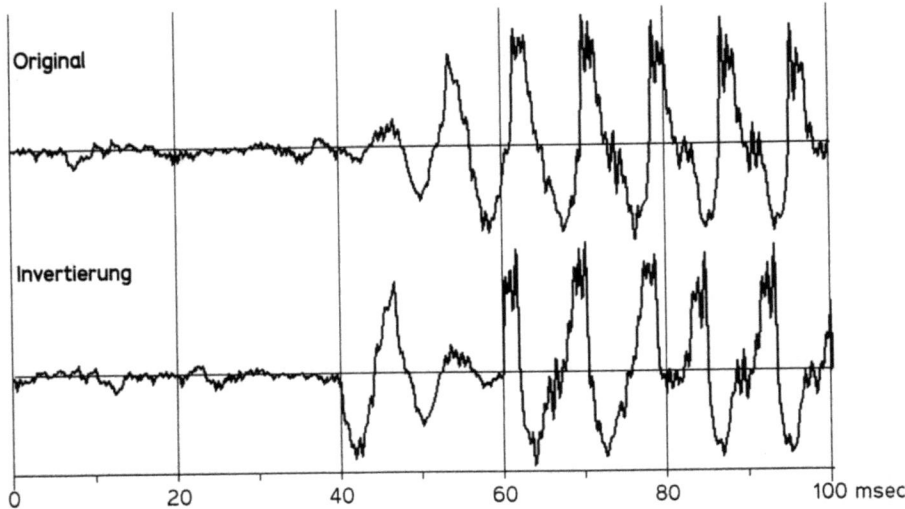

Abb. 4: Segmentale Invertierung des Wortbeginns von "Kamm"

4. Zur Basiseinheitenebene

In einer Untersuchung mit gleichem Gruppenaufbau wie bei der Erhebung der Ordnungsschwelle wurden Rhythmusreproduktionen und Nachsprechleistungen geprüft (vgl. Kegel 1990). Rhythmusvorgaben vom Tonband mußten auf einem Klangkörper nachgeklopft werden. Abbildung 5 veranschaulicht die Vorgaben. Diese Items setzten sich aus Schlägen mit festerem und schwächerem Druck zusammen, wobei die Pause nach einem festeren Schlag länger ausfiel. Die 18 Items waren in drei Gruppen mit im Schnitt steigendem Schwierigkeitsgrad aufgeteilt. Zwischen den Item-Gruppen gab es kurze Erholungspausen.

Die Übernahme der Schlaganzahl kennzeichnet die Leistung der Basiseinheitenebene. Hier stellte sich heraus, daß sprachauffällige wie jüngere Kinder vergleichsweise schlechter abschnitten. Zudem gab es eine hohe Korrelation zwischen der Übernahme der Schlaganzahl und der Übernahme der Silbenanzahl bei den Nachsprechleistungen. Das bedeutet zunächst, daß bei den untersuchten sprachauffälligen Kindern auch die Zeitverarbeitung auf der Basiseinheitenebene gestört ist. Für die Spracherwerbsforschung ist festzuhalten, daß jüngere Kinder nicht alle Sprechsilben registrieren, die Erwachsene wahrnehmen.

Gruppe 1:   **Gruppe 2:**   **Gruppe 3:**


```
Gruppe 1:     Gruppe 2:     Gruppe 3:

| |           | | |         | | | | |
| | |         | | | |       | | | | | |
| | | |       | | |         | | | |
| | |         | | | | |     | | | | | |
| |           | | | |       | | | | | |
| | |         | | | | |     | | | | | |
```

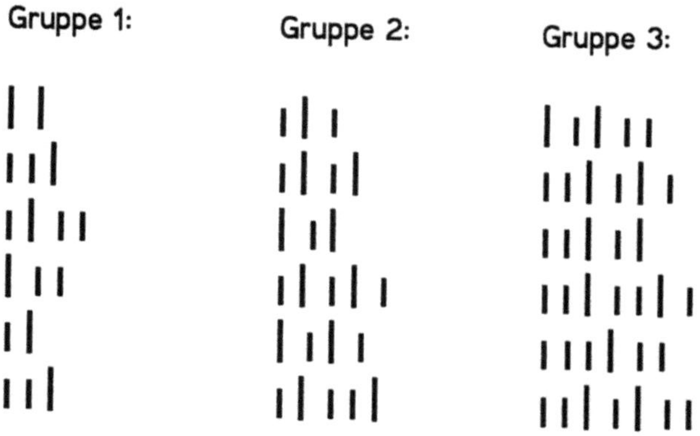

Abb. 5: Die Items des Rhythmus-Experiments

5. Zur Integrationsebene

Bei dem Rhythmusexperiment wurde auch die Übernahme des Schlagdrucks und der Zeitverhältnisse, also der Pausen nach den Schlägen, ausgewertet. Diese Werte betreffen die "Intonationsmuster" der Rhythmus-Items und kennzeichnen die Zeitverarbeitung auf der Integrationsebene. Die sprachauffälligen wie die jüngeren Kinder schnitten wiederum schlechter ab. Zusätzlich zeigte sich eine hohe Korrelation zwischen der Übernahme von Druck wie Zeit und der Korrektheit der Nachsprechleistungen. Also waren die untersuchten sprachauffälligen Kinder auch in der Zeitverarbeitung auf der Integrationsebene gestört. Für die Spracherwerbsforschung ist festzuhalten, daß jüngere Kinder nicht genau jene Intonationsmuster erfassen, die Erwachsene wahrnehmen.

6. Die Rolle der Automatisierung

Wir haben nun festgestellt, daß die Zeitverarbeitung bei sprachunauffälligen Kindern einer Entwicklung unterliegt, die etwa im Alter von acht bis zehn Jahren zu einem Abschluß gelangt. Und bei vielen sprachgestörten Kindern ist diese Entwicklung gestört oder läuft verzögert ab. Nun ist zu fragen, ob diese Entwicklung als ein automatisch ablaufender Reifungsprozeß oder als ein Lernprozeß zu verstehen ist. Einige Beobachtungen bei der Therapie eines schwer sprachgestörten Kindes können hier jedenfalls bezüglich der Ordnungsebene weiterhelfen (vgl. Kegel/Tramitz 1991).

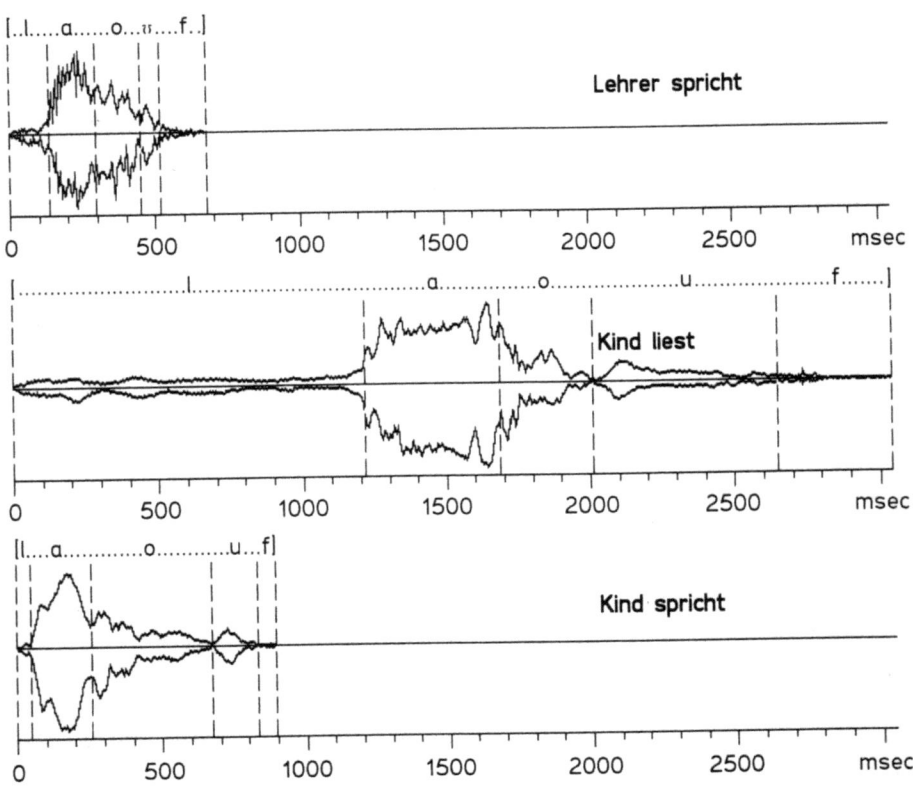

Abb. 6: Vergleich der Artikulation beim Wort "lauf"

Das Kind, das mit etwa neun Jahren nur einige wenige Wörter artikulieren konnte, wies zu Beginn der Therapie eine drastisch erhöhte Ordnungsschwelle auf. Als sich nach mehr als einem Jahr die Sprachtherapie auch positiv auf die Spontansprache auswirkte, kam es zu einem Absinken der Ordnungsschwelle auf den altersgemäßen Wert. Dieser Vorgang läßt nur eine Interpretation zu: Die Taktzeit der Ordnungsschwelle wurde gelernt. Bleibt zu fragen, was diesen Lernvorgang bewirkt hat. Dazu muß kurz auf die Art der Sprachtherapie eingegangen werden.

Aufgrund der hohen Ordnungsschwelle konnte das Kind auch sorgfältig vorgesprochene Wörter nur höchst rudimentär wahrnehmen. Alleiniges Vorartikulieren hätte also nie zu einer erfolgreichen Sprachanbahnung führen können. Die in Anlehnung an McGinnis konzipierte Therapie (vgl. Gebhard 1992) umging dieses Problem. Beginnend mit einzelnen Laut- / Buchstabenkombinationen lernte das Kind gleichzeitig hören, artikulieren, lesen und schreiben. Lange Zeit war das Kind deutlich an der Schriftsprache orientiert. Es hatte wesentlich weniger Probleme mit vorgeschriebenen als mit vorgesprochenen Wörtern und gelangte erst über das Lesen zur selbständigen Artikulation.

In Abbildung 6 wird dieser Vorgang an einem Beispiel verdeutlicht. Der Lehrer spricht das Wort "lauf" sehr viele Male sorgfältig vor, doch dem Kind gelingt keine angemessene Artikulation. Dann erhält das Kind eine Schriftkarte und liest das Wort mehrfach. Schließlich fordert der Lehrer das Kind auf, sich selbst laut den Befehl "lauf" zu geben und anschließend zu laufen. Das wird von dem Kind mit erkennbarem Spaß wiederholt ausgeführt.

Zunächst ist zu erkennen, daß das gelesene "lauf" wesentlich länger als das vom Lehrer vorgesprochene Wort ausfällt und daß das vom Kind später ohne Schriftvorlage artikulierte "lauf" von wesentlich kürzerer Dauer ist. Eine genauere Betrachtung der Konturoszillogramme zeigt, daß diese Veränderung auf Teilautomatisationen zurückzuführen ist. Beim Lesen lautiert das Kind die Buchstaben der Reihe nach. Der im Diphthong zwischen *a* und *u* auftretende Übergangslaut wird vom Kind nicht angestrebt, sondern ergibt sich zwangsläufig aus der Veränderung des Artikulationstraktes. Beim freien Sprechen sind die Verbindungen *la* und *uf* bereits eingeschliffen, also als artikulatorische Einheiten abrufbar. Hingegen zeigt das Kind beim Übergang von *a* nach *u* ein Suchverhalten, daß über vier praktisch stationäre Stadien läuft. Diese Verbindung ist also noch nicht automatisiert.

Es ist anzunehmen, daß diese Automatisierungsvorgänge den Zeitverarbeitungsmechanismus anstoßen und zu einem schnelleren Zeittakt veranlassen. Wirklich wirksam wird dieser Vorgang erst, wenn die Spontansprache bereits auf der Basis größerer automatisierter Artikulationseinheiten aufgebaut wird. Für die Spracherwerbsforschung folgt aus dieser Betrachtung die Notwendigkeit, sich stärker mit dem Sprechen und den hier zugrundeliegenden automatisierten Einheiten zu befassen.

7. Fazit

Die Entwicklung der Zeitverarbeitung und der Sprachverarbeitung sind unlösbar miteinander verflochten. Viele Erscheinungen während des Spracherwerbs sind nur unter Bezug auf den Stand der Zeitverarbeitung befriedigend zu erläutern. Auch zentrale Merkmale des "baby talk", also der Sprache von Erwachsenen gegenüber kleinen Kindern, erklären sich aus der vergleichsweise groben Zeitverarbeitung der kleinen Kinder. Weil das Kind eine höhere Ordnungsschwelle hat, kommt ihm langsame, klare und wiederholte Artikulation entgegen. Weil die Basiseinheiten- und die Integrationsebene noch rudimentär ausgebildet sind, führen deutlichere Betonungen, extremere Intonationsmuster, Expansionen, Paraphrasen und Korrekturen zu einer Absicherung der Kommunikation.

Literatur

Fraisse, P. (1985) Psychologie der Zeit. München: Reinhardt

Gebhard, W. (1992) Die Assoziationsmethode nach McGinnis - Eine therapeutische Alternative bei schweren Sprachentwicklungsstörungen. In: Kegel, G.; Arnhold, T.; Dahlmeier, K.; Schmid, G.; Tischer, B. (Hgg.) Sprechwissenschaft & Psycholinguistik 5. Opladen: Westdeutscher Verlag, 207-231

Kegel, G. (1990) Sprach- und Zeitverarbeitung bei sprachauffälligen und sprachunauffälligen Kindern. In: Kegel, G.; Arnhold, T.; Dahlmeier, K.; Schmid, G.; Tischer, B. (Hgg.) Sprechwissenschaft & Psycholinguistik 4. Opladen: Westdeutscher Verlag, 229-255

Kegel, G.; Dames, K.; Veit, S. (1988) Die zeitliche Organisation sprachlicher Strukturen als Sprachentwicklungsfaktor. In: Kegel, G.; Arnhold, T.; Dahlmeier, K.; Schmid, G.; Tischer, B. (Hgg.) Sprechwissenschaft & Psycholinguistik 2. Opladen: Westdeutscher Verlag, 311-335

Kegel, G.; Tramitz, Ch. (1991) Olaf - Kind ohne Sprache. Opladen: Westdeutscher Verlag

Michon, J.A.; Jackson, J.L. (eds.) (1985) Time, mind and behavior. Heidelberg: Springer

Pompino-Marschall, B.; Tillmann, H.G. (1984) Dyslexia and developmental dysphasia; A deficit in processing rapid spectral changes? In: Broecke, M.P.R. van den; Cohen, A. (eds.) Proceedings of the Tenth International Congress of Phonetic Sciences. Dordrecht/Cinnaminson: Foris Publications, 782

Riegel, K.; Studdert-Kennedy, M. (1985) Extending formant transitions may not improve aphasics' perception of stop consonant place of articulation. In: Brain and Language 24, 223-232

Tallal, P.; Piercy, M. (1974) Developmental aphasia; Rate of auditory processing and selective impairment of consonant perception. In: Neuropsychologica 12, 83-93

Tallal, P.; Piercy, M. (1975) Developmental aphasia; The perception of brief vowels and extended stop consonants. In: Neuropsychologica 13, 69-74

Tallal, P.; Piercy, M. (1978) Defects of auditory perception in children with developmental dysphasia. In: Wyke, M.A. (ed.) Developmental dysphasia. London: Academic Press, 63-84

Tallal, P. (1980) Auditory temporal perception, phonics and reading dysabilities in children. In: Brain and Language 9, 182-198

Tillmann, H.G.; Mansell, P. (1980) Phonetik. Stuttgart: Klett

Sprachprobleme bei älteren blinden Kindern: Syntax oder Pragmatik?

Anne E. Mills/Barbara Wegener-Sleeswijk

1. Einleitung

Aus der Spracherwerbsforschung ist bekannt, daß blinde Kinder in verschiedenen Sprachbereichen eine andere Entwicklung aufweisen (Übersichten bei Mills 1988, Mills 1992). Beim Phonologieerwerb etwa lernen blinde Kinder die Produktion visuell distinktiver Konsonanten (/b/, /f/ usw.) später als sehende Kinder. In den meisten Fällen ist eine etwaige andere Entwicklung nicht als eine Sprachentwicklungsstörung, sondern als eine vorläufige Verzögerung in der Sprachentwicklung zu bezeichnen. Im Syntaxerwerb sind in den meisten Stadien keine wesentlichen Abweichungen festgestellt worden, mit ein paar Ausnahmen (etwa Burlingham 1961, Reynell 1978, Elstner 1983). Allerdings beschreiben die diesbezüglichen Arbeiten die Versuchspersonen nicht eindeutig, so daß Mehrfachbehinderung nicht grundsätzlich ausgeschlossen werden kann (siehe hierzu Mills 1992). In diesem Fall ließen sich Probleme beim Syntaxerwerb nicht auf Blindheit allein zurückführen.

Eine Untersuchung von Landau und Gleitman (1985) zeigt, daß englischsprachige blinde Kinder im Alter von drei Jahren eine Verzögerung beim Erwerb der Hilfsverben aufweisen. Sie erwerben *do*, *be* und *have* später als sehende Kinder. Diese Verzögerung ist jedoch Folge einer Abweichung im sprachlichen Input, also keine direkte Konsequenz der Blindheit. Diese Verzögerung hängt unter anderem von der Struktur der englischen Sprache ab: Im sprachlichen Input werden an blinde Kinder weniger Fragen gestellt als an gleichaltrige sehende Kinder (ein interaktionsabhängiges Phänomen). Im Englischen stehen die Hilfsverben bei Fragen in erster Satzposition und werden stärker betont. Diese stärkere Betonung scheint den Erwerb der Hilfsverben zu beschleunigen, vielleicht weil sie erst in betonter Form für das Kind als Struktur wahrnehmbar sind. Bei sehenden Kindern ist der Zusammenhang zwischen der Anzahl der Fragen im Input und dem Erwerb der Hilfsverben schon hinreichend belegt (Newport et al. 1977). Der oben erwähnte Befund bei blinden Kindern ist daher nicht erstaunlich. Ein solches Ergebnis fügt sich in eine Interaktionstheorie des Spracherwerbs ein, wobei Eigenschaften der Interaktion und des sprachlichen Inputs einen Einfluß auf das Tempo und die Reihenfolge des Erwerbs bestimmter Strukturen ausüben können.

Aus anderen Spracherwerbstheorien lassen sich keine Voraussagen zu Problemen beim Syntaxerwerb blinder Kinder ableiten. Die kognitive Theorie ist in ihren Aussagen unspezifisch, was den Zusammenhang zwischen der Entwicklung kognitiver Fähigkeiten und der Entwicklung syntaktischer Strukturen betrifft. Es wird nur vorausgesagt, daß eine kognitive Verzögerung eine Verzögerung in der Sprachentwicklung im allgemeinen verursachen soll. In der generativen Theorie wird ein Zusammenhang zwischen dem Erwerb der Syntax und externen Faktoren explizit abgelehnt (Chomsky 1965). Nach dieser Theorie soll Blindheit keinen Einfluß auf die Sprachentwicklung insgesamt ausüben und sogar eine Beschleunigung des Erwerbs bestimmter Strukturen hervorrufen (Chomsky in Piattelli-Palmarini 1980, 172).

Nach einer weiteren Studie zu sehgeschädigten (blinden und schlechtsehenden) Kindern weist jedoch die Mehrheit der Kinder Probleme in der Morphologie und Syntax auf (Wegener-Sleeswijk 1986). Die Kinder sind ausführlich beschrieben, so daß Mehrfachbehinderung ausgeschlossen werden kann. Die Probleme im formalen Bereich der Sprache sind mittels einer Analyse der spontanen Sprache der Kinder beschrieben; hierfür wurde ein Profilinstrument, STAP, benutzt (van Ierland et al. 1992, siehe Anhang 1). Im vorliegenden Artikel werden diese Daten noch einmal aufgegriffen und weiter analysiert, um präzisere Gründe für diese Abweichungen zu suchen.

2. Das allgemeine Niveau der Syntax der Kinder

In der oben erwähnten Studie (Wegener-Sleeswijk 1986) wurden 19 sehgeschädigte Kinder im Alter von 5;11 bis 10;8 untersucht. Alle Kinder wiesen eine ernstliche Sehbehinderung auf: Neun der Kinder besuchten eine Blindenschule, zehn eine Schule für Schlechtsehende (siehe Tabelle 1). Im Sprachprofil unterscheiden sich die zwei Gruppen nicht, so daß es nicht notwendig ist, die Ergebnisse getrennt nach der Schule zu diskutieren.

Tab. 1: Alter und Schule der sehgeschädigten Kinder

Altersgruppe	Blinden-schule	Schlechtsehenden-schule
5;0 - 5;11	0	1
6;0 - 6;11	2	3
7;0 - 7;11	3	2
8;0 - 8;11	3	3
9;0 - 9;11	0	0
10;0 - 10;11	1	1
Total	9	10

Wie oben erwähnt, wurde die Sprache der Kinder mit einem Profilinstrument gemessen; das Instrument verfügt über Normen von Kindern, die bis zu acht Jahren alt sind. Die blinden und schlechtsehenden Kinder in dieser Gruppe, die älter waren als 8;0, insgesamt acht Kinder, sind daher schwierig einzuschätzen. Bei diesen kann eine Aussage über ihr Sprachentwicklungsniveau nur getroffen werden, wenn sie eine Abweichung aufweisen. Wenn ein Kind keine Abweichung zeigt, dann kann dies nicht immer als ein Indiz einer 'normalen' Entwicklung interpretiert werden. Dieses Problem wird in der Besprechung der Daten weiterverfolgt. Im Profilinstrument sind verschiedene Variablen enthalten, die die Komplexität der Sprache messen (siehe Anhang 1). Zwei dieser Variablen sind allgemein (z.B. Äußerungslänge); andere messen spezifische Strukturen wie z.B. die Anzahl der Nebensätze. Tabelle 2 zeigt die Standardabweichung (Abkürzung: s.d.) der Kinder bei der allgemeinen Variable Äußerungslänge.

Tab. 2: Standardabweichung in der Komplexität der spontanen Sprache der sehgeschädigten Kinder, gemessen an der Äußerungslänge

	Anzahl der Kinder
< -2 s.d.	0
> -2 s.d.	3
> -1 s.d.	4
> 0 s.d.	4
> +1 s.d.	4
> +2 s.d.	4

Aus dieser Tabelle geht hervor, daß kein Kind eine eindeutige Abweichung (kleiner als -2 s.d.) zeigt. Drei Kinder liegen im Bereich zwischen -2 und -1 s.d., was in der Praxis oft als Indiz für ein leichtes Problem interpretiert wird, obwohl dies nicht statistisch begründet ist. Vier Kinder liegen über +2 s.d., aber nur zwei dieser Kinder sind älter als 8;0. Bei den einzelnen Variablen für Komplexität lagen die meisten Ergebnisse im normalen Bereich. Es scheint, daß Komplexität für diese Kinder kein Problem bedeutet.

Bei den Variablen, die Grammatikalität messen, wurden andere Befunde festgestellt (siehe Tabelle 3).

Tab. 3: Standardabweichung in der Grammatikalität der spontanen Sprache der sehgeschädigten Kinder, gemessen an der Anzahl der grammatikalen Fehler

	Anzahl der Kinder
< -2 s.d.	9
> -2 s.d.	5
> -1 s.d.	3
> 0 s.d.	2
> +1 s.d.	0
> +2 s.d.	0

Neun der 19 Kinder zeigen deutliche Probleme (≤ -2 s.d.) in der Anzahl grammatikaler Fehler. Unter diesen neun Kindern sind vier der älteren Kinder (älter als acht Jahre). Weil man annehmen muß, daß die Anzahl der grammatikalen Fehler nach acht Jahren noch weiter abnimmt, sind die grammatikalen Probleme dieser vier Kinder noch größer als durch die Standardabweichung angegeben.

Im allgemeinen sehen wir bei den sehgeschädigten Kindern eine Diskrepanz zwischen der Komplexität der Sprache und der Fähigkeit, syntaktische und morphologische Regeln korrekt anzuwenden. Diese Diskrepanz ist auch bei primär sprachgestörten Kindern auffällig (Clahsen 1991). Bei den sehgeschädigten Kindern entspricht die Komplexität jedoch dem Niveau Gleichaltriger; bei sprachgestörten Kindern ist die Komplexität noch verzögert. Bei primär sprachgestörten (dysgrammatischen) Kindern, die mit demselben Instrument gemessen werden, liegen die Standardabweichungen oft weit unter -2 s.d. (Groeneweg-Bruckman/Tso-Verbeek 1979, Mills et al. 1992). Bei der sehgeschädigten Gruppe sind die Standardabweichungen gerade unter -2 s.d.

Die Analyse der individuellen Variablen ergab keine konsistente Abweichung. Keine der Variablen schien für die größere Abweichung verantwortlich zu sein. Auch wenn man die einzelnen Variablen in Kategorien zusammenfaßt - Auslassungen (3 Variablen), falsche Form (5 Variablen) und Restkategorie (1 Variable) -, findet man keine auffällig große Kategorie. In Tabelle 4 wird die Verteilung der Fehler gezeigt, auch im Vergleich mit der Verteilung, die man bei normalen 4jährigen und 7jährigen findet.

Tab. 4: Einteilung der Fehler (%) der sehgeschädigten Kinder über drei Kategorien im Vergleich mit sehenden Kindern

	sehende 4J.	7J.	sehgesch. 5-10 J.
- Auslassungen*	42	39	39
- falsche Form**	21	10	19
- Restkategorie	37	51	42

* NP, Artikel, Verb
** Flexion, Artikel, Vergangenheit, Partizipium, Wortfolge

Es besteht kein signifikanter Unterschied zwischen der Verteilung der sehenden und der der sehgeschädigten Kinder. Die Restkategorie der STAP-Analyse besteht auch aus Auslassungen und aus falschen Formen, doch sind diese in Verbindung mit einer bestimmten Form nicht so häufig, daß sie als einzelne Variablen ins Profil aufgenommen werden könnten. Von dieser Restkategorie wird eine genauere Analyse der Fehler zusammen mit den Fehlern aus den anderen Kategorien vorgenommen, um eine mögliche Systematik zu entdecken.

3. Implizite Argumente

Bei der Analyse der Auslassungen in der Restkategorie findet man eine höhere Prozentzahl Auslassungen als bei den sehenden Kindern (46% gegenüber 30%). Von allen Auslassungen kann man ungefähr die Hälfte als Fälle klassifizieren, wo das Kind eine elliptische Äußerung produziert, wo aber Ellipse im Kontext nicht zugelassen ist, oder als Fälle, wo falsche implizite Argumente interpretiert werden. Einige Beispiele sollen dies erläutern.

Das erste Beispiel liefert Marina, ein achtjähriges Mädchen. Sie macht insgesamt 20 Fehler, was nach den Normen der ältesten STAP-Gruppe (7;6-7;11) eine Standardabweichung von -2,2 s.d. bedeutet. (In den Beispielen sind die urspünglichen Äußerungen im Niederländischen und die deutschen Übersetzungen wiedergegeben. Die fehlenden Wörter werden in Klammern gesetzt. E = Erwachsene; K = Kind.)

Marina (8;5)
(20 gramm. Fehler = -2,2 s.d.)

1. I: en wat heb je dit weekend gedaan? ben je weer
      naar het nieuwe huis geweest?
      *und was hast du am Wochenende gemacht? bist du
      wieder zum neuen Haus gegangen?*
   C: ja
      ja
   I: ja vertel's, is't er leuk?
      ja, erzähl mal, ist's schön da?
   C: (ik heb) gespeeld, en buiten gespeeld, dat ook,
      en orgel gespeeld
      *(ich habe) gespielt, und draußen gespielt, das
      auch, und Orgel gespielt*

Der letzte Satz ist nicht korrekt, weil Subjekt und Verb fehlen, obwohl im Grunde genommen die Äußerung eine korrekte elliptische Antwort auf die Frage "Was hast du am Wochenende gemacht?" ist. Wegen der dazwischen vorkommenden Äußerungen ist aber die Anwendung von Ellipse nicht mehr zugelassen. Die syntaktische Regel von Ellipse ist im Satz richtig angewendet, doch nicht auf dem Diskursniveau. Dieser Fehler ist daher eher als ein Indiz fehlenden Wissens in der Pragmatik als in der Syntax zu interpretieren.

Ein weiteres Beispiel des siebenjährigen Mädchens Pamela deutet ebenfalls darauf hin, daß die Probleme nicht so sehr in der Grammatik selbst als vielmehr in der Anwendung syntaktischer Regeln liegen. Sie macht insgesamt 35 Fehler in der Grammatik, was in ihrer Altersgruppe eine Standardabweichung von -2,5 s.d. bedeutet.

Pamela (7;1)
(35 gramm. Fehler = -2,5 s.d.)

2. E: die heeft gezellig met jou gespeeld?
      die hat schön mit dir gespielt?
   K: ja we hadden 'n snoepje gekocht
      ja wir hatten Bonbons gekauft
   E: wanneer?
      wann?
   K: zondag in een patatzaak, en vandaag (gaan we)
      ergens anders heen (naar het) melkboertje
      misschien
      *Sonntag in einer Frittenbude, und heute (gehen
      wir) irgendwo anders hin (zu dem) Milchladen
      vielleicht*

In der letzten Äußerung ist der erste Teil "*zondag in een patatzaak*" eine korrekte elliptische Antwort auf die vorige Frage, wobei Subjekt, Objekt und Verb implizit bleiben. Im zweiten Teil läßt Pamela das gleiche Subjekt "*we*" auch weg. Das Verb "*gaan*" (gehen) wird ebenfalls weggelassen, was in diesem Kontext nicht möglich ist. "*Gaan*" ist schon ein Verb, das in bestimmten Kontexten, nämlich mit der Partikel "*heen*", auch implizit bleiben kann, z.B. "*waar wil je heen?*" (wo willst du hin?). Möglicherweise weiß Pamela noch nicht, in welchen Kontexten dies zugelassen ist. Weil hier ein anderes Verb stehen muß, muß auch das Subjekt wiederholt werden. Der eine Fehler verursacht den anderen. In der zweiten Nominalphrase "*melkboertje*" fehlen Präposition und Artikel. Hier wäre es auch möglich, diese Elemente wegzulassen, wenn es sich hierbei um eine geographische Ortsbezeichnung handeln würde, z.B. "*we gaan ergens anders heen, Rotterdam mischien*" (wir gehen irgendwo anders hin, Rotterdam vielleicht). Dies ist auch möglich mit anderen Substantiven, die keine solchen Ortsbezeichnungen sind, doch einen Ort angeben, z.B. "*Staatsoper*". Diese Auslassungen von Pamela finden also nicht in unmöglichen Kontexten statt; sie scheint jedoch die Einschränkungen, die zu den Regeln gehören, noch nicht zu beherrschen.

Ein weiteres Beispiel von Pamela zeigt, wie die Anwendung einer komplexeren Struktur (Koordination) zu einem Fehler führen kann.

3. E: waarom mag je niet voor buiten je boterhammen opeten?
       warum darfst du nicht vorne draußen deine Brote aufessen?
    K: omdat dat niet gezellig is joh. d'r mogen alleen maar auto's en en kinderen lopen.
       weil es nicht gemütlich ist. da dürfen aber nur Autos und und Kinder laufen.

Wenn Pamela bei dem ersten Teil des Satzes geblieben wäre, wäre die Äußerung korrekt; das Verb "*rijden*" (fahren) darf bei dem Modalverb "*mogen*" (dürfen) implizit bleiben. Mit der Zufügung des zweiten Teils mit dem Infinitiv wird das Verb "*lopen*" (laufen) nicht nur auf das Argument "Kinder", sondern aufgrund der syntaktischen Regel auch auf das Argument "Autos" bezogen. Dies macht die ganze Äußerung inkorrekt. Es wäre vielleicht möglich, daß Pamela einen semantischen Fehler macht, indem sie annimmt, daß das Substantiv "*auto's*" als Subjekt vom Verb "*lopen*" auftreten darf. Wahrscheinlicher ist dies aber ein syntaktischer Fehler, der seinen Ursprung in den komplizierten Tilgungsregeln bei Koordination hat.

Einen weiteren Aspekt zeigt das Beispiel des achtjährigen Maarten:

Maarten (8;10)
(23 gramm. Fehler = -2,8 s.d.)

4. K: ja mijn poesje heet Beertje, hier (heeft hij)
een wit vlekje en daar overal grijze haren
{gebaart}
*ja meine Katze heißt Bärle, hier (hat er) einen
weißen Fleck und da überall graue Haare*
{gestikuliert}

Im Kontext einer Beschreibung ist es oft nicht notwendig, ein Verb mit dem dazugehörenden Subjekt zuzufügen, z.B. "Ich habe ein neues Haus gekauft, (es hat) drei Stockwerke, (es liegt) am Meer und (es war) gar nicht so teuer". Bei Beschreibungen lebender Wesen scheint eine solche Auslassung nicht üblich zu sein. Die folgende Beschreibung klingt sehr unpersönlich: "Ich habe einen neuen Mann kennengelernt, (er ist) 1 Meter 90 groß, (er hat) blondes Haar und (er ist) noch reich dazu". Eine Aneinanderkettung von Eigenschaften (ohne Verb) scheint eine Distanz zum Beschriebenen herzustellen, was bei lebenden Wesen nur in bestimmten stilistischen Kontexten (z.B. im Zeitungsstil) möglich ist. In diesem Artikel kann die linguistische Analyse dieses Aspektes der Sprache nicht weitergeführt werden. Nur so viel sei gesagt, daß es sich um die Anwendung einer syntaktischen Regel handelt, die von pragmatischen Faktoren abhängig ist. Die falsche Anwendung der Regel (Ellipse) führt zu einem Satz, der als ungrammatisch eingestuft wird. Das fehlende Wissen beim Kind scheint jedoch eher auf dem Gebiet der Pragmatik zu liegen.

4. Die pragmatischen Fähigkeiten der Kinder

Die oben aufgeführte Analyse deutet darauf hin, daß die sehgeschädigten Kinder Probleme mit bestimmten Aspekten der Pragmatik haben, nämlich in der Anwendung von Regeln, nach denen Elemente ausgelassen werden dürfen. Im allgemeinen lassen die Kinder zu viel aus; sie zeigen die Tendenz, zu implizit zu bleiben.

Im STAP-Profil wird neben der grammatikalen Analyse auch die Anzahl der pragmatischen Fehler registriert (siehe Anhang 1). Ein Vergleich der Standardabweichungen in der Anzahl grammatikaler Fehler und pragmatischer Fehler ergab eine starke Korrelation (Wegener-Sleeswijk 1986, 44). Die Analyse der pragmatischen Fehler zeigte auch, daß die sehgeschädigten Kinder die meisten pragmatischen Fehler aufgrund der Implizitheit machten, d.h. daß sie das Vorwissen des Gesprächspartners nicht gut einschätzten. Es bleibt die weitere Frage, inwiefern diese beiden Befunde in den syntaktischen und pragmatischen Bereichen zusammenhängen.

5. Diskussion

Durch eine genauere Analyse der Art der grammatikalen Fehler muß man sich fragen, inwieweit die sehgeschädigten Kinder gravierende Probleme mit der Syntax haben. Viele Fehler liegen im Bereich zwischen Syntax und Pragmatik, dort wo Diskursaspekte die Bedingungen für die korrekte Anwendung einer syntaktischen Regel bestimmen. Diese kurze Besprechung zeigt, wie komplex die Interaktion hier ist. Aus der Spracherwerbsforschung mit normal sich entwickelnden sehenden Kindern ist sehr wenig über den Erwerb dieser Aspekte bekannt. Es ist zu vermuten, daß der Erwerb hier auch später in der Entwicklung (nach 5 Jahren) stattfindet, was allerdings wenig untersucht wird (Karmiloff-Smith 1986).

In der Forschung zu Sprachentwicklungsstörungen haben pragmatische Probleme in den letzten Jahren mehr Aufmerksamkeit gefunden (Fey/Leonard 1983, Rapin/Allen 1983, Mogford-Bevan/Sadler 1991, McTear/Conti-Ramsden 1992, Rae-Smith/Leinonen 1992). Dies liegt an der Entdeckung primär sprachgestörter Kinder (z.B. Adams/Bishop 1989) und anderer Gruppen sprachgestörter Kinder (z.B. psychisch gestörter Kinder, Mills/Tso 1991) mit Problemen, die vor allem in der Pragmatik liegen. Auffällig an dieser Literatur ist aber das Fehlen adäquater Modelle für die Beschreibung dieser Probleme - vor allem dort, wo es um die Schnittfläche zwischen Pragmatik und anderen Bereichen der Sprache wie Semantik oder Syntax geht. Kategorisierungsmodelle für pragmatische Fehler sind nicht differenziert genug, um die Interaktion zwischen Pragmatik und anderen Bereichen gut zu umfassen (Prutting/Kirchner 1987, Bishop/Adams 1989). Solche Modelle haben eine globale Kategorie für Äußerungen, die wegen semantischer oder syntaktischer Aspekte pragmatisch auffällig sind. Es ist notwendig, aus theoretischer Sicht Hypothesen über Zusammenhänge zwischen Pragmatik und z.B. Syntax zu bilden und diese im normalen Spracherwerb und bei sprachgestörten Kindern zu untersuchen (Mills et al. 1992).

Die Ergebnisse der sehgeschädigten Kinder deuten ferner auf ein methodologisches Problem beim Gebrauch eines Profilinstruments hin. Ein Profil kann durch die quantitativen Ergebnisse einen Hinweis darauf geben, daß ein Problem besteht. Notwendigerweise muß ein Profilinstrument Kategorien von Fehlern aufstellen; diese Fehler, z.B. die Auslassung eines Verbs, können aber ganz verschiedene Ursachen haben, so daß eine weitere qualitative Analyse der Fehler erforderlich ist, um die Probleme des Kindes gut zu erfassen. Vor allem sind die Schnittflächen zwischen Sprachbereichen in einem Profil schwierig zu beschreiben, ohne daß das Profil als Instrument zu schwerfällig wird. Das heißt aber nicht, daß man vergessen darf, daß diese Art Probleme existieren. Zusammenfassend macht unsere Analyse deutlich, daß Probleme der sehgeschädigten Kinder in ihrem spontanen Sprachgebrauch, die ursprünglich grammatikale Probleme zu sein scheinen, zumindest teilweise als Probleme mit der Anwendung syntaktischer Regeln im Diskurs beschrieben werden müßten. Es bleibt die Frage, warum sehgeschädigte Kinder hierbei mehr Probleme haben als sehende Kinder.

Eine Hypothese wäre, daß die nicht-verbale Reaktion des Gesprächspartners dem Sprecher Information über die pragmatische Adäquatheit einer Äußerung gibt. Sehgeschädigten Kindern ist diese nicht-verbale Information nicht zugänglich, was zu einer Verzögerung im Erwerb dieser Aspekte führen könnte. Blinde Erwachsene scheinen solche Probleme nicht mehr zu haben; dies deutet auf eine spätere Entwicklung hin. Um diese Hypothese weiter zu untersuchen, müßte man die nicht-verbalen und verbalen Reaktionen des Gesprächspartners auf solche inadäquaten Äußerungen bei sehenden und sehgeschädigten Kindern vergleichen. Voraussetzung hierfür ist, wie oben erläutert, das Vorhandensein einer besseren theoretischen Beschreibung der sprachlichen Phänomene an der Schnittstelle Syntax-Pragmatik.

Anhang

Anhang 1: Englischsprachige Beschreibung des Profilinstruments STAP (spontane taal analyse procedure) von van Ierland/Verbeek/van den Dungen (1992)

Procedure based on spontaneous conversation with an unfamiliar adult; conversation to be directed to topics not in the here-and-now. Interviewer to ask open questions as much as possible. Conversation is recorded.

Analysis based on 50 utterances which exclude elliptical answers.
Also excluded are repetitions, false starts, self-corrections.

morpho-syntax:
    complexity on the basis of two general variables:

1. words per utterance
2. average length of 5 longest utterances,

and 13 specific variables:

3. coordination
4. subordination
5. finite verb
6. infinitival construction
7. simple past correct
8. past participle correct
9. number of nouns
10. number of adjectives
11. third person pronouns
12. total adverbial expressions
13. adverbial expressions of place
14. adverbial expressions of time
15. other adverbial expressions

grammaticality on the basis of two general measures:

1. number of ungrammatical utterances
2. total of grammatical errors

and 9 specific variables:

3. main verb deleted
4. agreement incorrect
5. simple past tense incorrect
6. past participle incorrect
7. noun phrase deleted
8. determiner deleted
9. wrong determiner
10. word order error
11. other grammatical errors

semantics: two variables:

1. semantically deviant utterance moderate severity
2. semantically deviant utterance severe (no paraphrase possible)

pragmatics: three variables:

1. implicit reference in use of pronouns
2. pragmatically deviant utterance moderate severity
3. pragmatically deviant utterance severe

Norms exist for every six-month group between the ages of 4;0 and 7;11 giving the mean and 2 s.d.

Literatur

Adams, C; Bishop, D.V.M. (1989) Conversational characteristics of children with semantic-pragmatic disorder: Exchange structure, turntaking, repairs and cohesion. In: British Journal of Disorders of Communication 24, 3, 211-239

Bishop, D.V.M.; Adams, C. (1989) Conversational characteristics of children with semantic-pragmatic disorder II: What features lead to judgements of inappropriacy? In: British Journal of Disorders of Communication 24, 3, 241-263

Burlingham, D. (1961) Some notes on the development of the blind. In: Psychoanalytic Studies of the Child 19, 121-145

Chomsky, N. (1965) Aspects of the theory of syntax. Cambridge: MIT Press

Chomsky, N. (1980) On cognitive structures and their development. A reply to Piaget. In: Piattelli-Palmarini, M. Language and learning. Cambridge: Harvard University Press

Clahsen, H. (1991) Child language and developmental dysphasia. Amsterdam: Benjamins

Elstner, W. (1983) Abnormalities in the verbal communication of visually-impaired children. In: Mills, A.E. (ed.) Language acquisition in the blind child: Normal and deficient. London: Croom Helm, 18-41

Fey, M.E.; Leonard, L.B. (1983) Pragmatic skills of children with Specific Language Impairment. In: Gallagher, T.; Prutting, C. (eds.) Pragmatic assessment and intervention issues in language. San Diego: College Hill Press, 65-82

Groeneweg-Bruckman, L.; Tso-Verbeek, J. (1979) Vergelijkend onderzoek naar het taalgebruik van taalgestoorde en niet-taalgestoorde kinderen. Magisterarbeit, Allgemeine Sprachwissenschaft. Amsterdam: Universität von Amsterdam

Karmiloff-Smith, A. (1986) Some fundamental aspects of language development after age 5. In: Fletcher, P.; Garman, M. (eds.) Language acquisition. Cambridge: Cambridge University Press, 455-474

Landau, B.; Gleitman, L.R. (1985) Language and experience: Evidence from the blind child. Cambridge: Harvard University Press

McTear, M.; Conti-Ramsden, G. (1992) Pragmatic disability in children. London: Whurr

Mills, A.E. (1988) Visual impairment. In: Bishop, D.; Mogford, K. (eds.) Language acquisition under exceptional circumstances. Edinburgh: Churchill Macmillan, 150-164

Mills, A.E. (1992) Acquisition and development with sensory impairment: Blind children. In: Blanken, G.; Dittman, J.; Grimm, H.; Marshall, J.; Wallesch, C. (eds.) Linguistic disorders and pathologies. An international handbook. Berlin: de Gruyter, 679-687

Mills, A.; Pulles, A.; Witten, F. (1992) Semantic and pragmatic problems in specifically language impaired children: One or two problems? In: Scandinavian Journal of Logopedics and Phoniatrics 17/1, 51-57

Mills, A.E.; Tso, Y. (1991) Language development in psychiatrically disturbed children. In: Feilberg, J.; Hagtvedt, B.; Mjaavatn, P. (eds.) Child language disorders: Proceedings of the Roros Conference. Trondheim: University of Trondheim, 81-103

Mogford-Bevan, K.; Sadler, J. (1991) Child language disability. Vol.II: Semantic and pragmatic difficulties. Philadelphia: Multilingual Matters

Newport, E.L.; Gleitman, H.; Gleitman, L.R. (1977) Mother, I'd rather do it myself: Some effects and non-effects of maternal speech style. In: Snow, C.E.; Ferguson, C.A. (eds.) Talking to children: Language input and acquisition. Cambridge: Cambridge University Press

Piattelli-Palmarini, M. (1980) Language and learning. Cambridge: Harvard University Press

Prutting, C.; Kirchner, D. (1987) Pragmatic assessment and intervention issues in language. In: Gallagher, T.; Prutting, C.A. (eds.) Applied pragmatics. San Diego: College Hill Press, 29-64

Rae-Smith, B.; Leinonen, E. (1992) Clinical pragmatics: Unravelling the complexities of communicative failure. London: Chapman & Hall

Rapin, I.; Allen, D. (1983) Developmental language disorders: Nosologic considerations. In: Kirk, U. (ed.) Neuropsychology of language, reading and spelling. New York: Academic Press, 45-63

Reynell, J. (1978) Developmental patterns of visually-handicapped children. In: Child Care, Health and Development 4, 5, 291-303

van Ierland, M.; Verbeek, J.; van den Dungen, L. (1992) Spontane Taal Analyse: een normeringsonderzoek voor kinderen tussen 4 en 8 jaar. Amsterdam: Universität von Amsterdam (in Vorb.)

Wegener-Sleeswijk, B. (1986) Ik voel wat geks, wat roods. Magisterarbeit, Allgemeine Sprachwissenschaft. Amsterdam: Universität von Amsterdam

Wissenschaftstheoretische Überlegungen zu Untersuchungen über gestörte Kindersprache

Iris Füssenich

Vorwort

Obwohl sich verschiedene Disziplinen mit Sprachstörungen beschäftigen, gibt es kaum wissenschaftstheoretische Überlegungen zu diesem Arbeitsgebiet. Dies werde ich mit meiner Kritik an ausgewählten Untersuchungen über kindliche Sprachstörungen zeigen. Genauso erstaunlich ist die Tatsache, daß diagnostische und therapeutische Überlegungen auf einer Basis von äußerst wenigen empirischen Untersuchungen und Fallstudien vorgenommen werden. Die durch die Pragmatisierung der Linguistik veränderte Sicht vom Spracherwerb und von Sprachstörungen hat sich weitgehend ohne empirische Basis vollzogen. Die erst in letzter Zeit vermehrt veröffentlichten Beispiele aus der Praxis betonen zwar einerseits die Individualität des Spracherwerbs und zeigen die individuellen Varianten von kindlichen Sprachstörungen auf, betonen andererseits aber auch Gemeinsamkeiten in Entwicklungsprozessen und -verläufen. Anhand von Beispielen aus unterschiedlichen Therapien wird in diesem Aufsatz dargestellt, daß zu den Gemeinsamkeiten von Entwicklungsverläufen die Fähigkeit der Kinder gehört, Korrekturen zu äußern. Sie gelten als ein Indiz dafür, daß Kinder sich mit ihrer Sprache und mit der sprachlichen Strukturierung durch die Therapie auseinandersetzen.

1. Wissenschaftstheoretische Überlegungen zu Untersuchungen von sprachentwicklungsgestörten Kindern

Mehr als in anderen Disziplinen trauen sich im Bereich der Sprachtherapie auch Nichtfachleute kompetente Urteile zu, etwa nach dem Motto "Sprechen kann jeder". Zu denken wäre dabei etwa an die vielfältigen Ratschläge für Stotterer und die sehr vordergründigen Vorstellungen darüber, was eine Sprachstörung ist; ein Sigmatismus zum Beispiel wird eher wahrgenommen als die Probleme eines Kindes, das keinerlei oder kaum Ansätze semantischen Lernens zeigt.

Von der Thematik her ist die Auseinandersetzung mit Sprachstörungen ein Gebiet verschiedenster Disziplinen. So beschäftigen sich MedizinerInnen, PsychologInnen, LinguistInnen, LogopädInnen etc. neben SprachtherapeutInnen mit Sprachstörungen. Die unterschiedlichen Fragestellungen und Vorgehensweisen dieser verschiedenen Disziplinen müßten eigentlich eine Vielzahl von wissenschaftstheoretischen Auseinandersetzungen zur Folge haben. Doch zeigt sich im deutschsprachigen Raum ein anderes Bild.

Zunächst fällt die Kluft zwischen Theoretikern und Praktikern auf. Die KollegInnen, die praktisch mit sprachgestörten Kindern arbeiten, haben in der Regel nicht die gesellschaftliche Rolle und somit auch nicht die finanziellen Mittel (z.B. im Rahmen der DFG), um zusätzlich über Sprachstörungen zu forschen. Andererseits zeigen selbst "anerkannte" Forscher nur wenig Reflexion über ihre Vorgehensweise. Dies möchte ich am Beispiel von drei Forschungsprojekten über sprachentwicklungsgestörte Kinder aufzeigen.

Clahsen hat 1986 in Anlehnung an den Profilansatz von Crystal 1982 das Ziel verfolgt, einen Profilbogen für das Deutsche zu erarbeiten. Der Profilbogen von Crystal ist aus psycholinguistischen Untersuchungen zum Spracherwerb entstanden. Die einzelnen Analysekategorien sind entwicklungsorientiert angeordnet.

Crystal 1982, 2, nennt als Zielsetzung für den Einsatz von Profilen:

- die sprachliche Stufe, auf der sich ein Sprachgestörter befindet, herauszufinden und in Beziehung zu setzen zu der Stufe, die als nächste erreicht werden soll;
- eine Orientierung für das therapeutische Vorgehen zu schaffen.

Im Unterschied zu Crystals 10jähriger Forschungstätigkeit, deren empirische Basis Daten von sprachgestörten Kindern sind, besteht für den Profilbogen von Clahsen die Grundlage ausschließlich aus Daten von normalentwickelten Kindern (zur Kritik vgl. Füssenich 1992b). Er soll als Diagnoseverfahren zur Erfassung von grammatischen Störungen dienen.

Wissenschaftstheoretisch ist ein zweiter Punkt auffällig: War der Profilansatz 1986 ein Diagnoseverfahren, so wird er in der Arbeit "Normale und gestörte Kindersprache", 1988, zu einem Forschungsinstrumentarium, um über die grammatische Entwicklung von sprachentwicklungsgestörten Kindern Aussagen treffen zu können.

"Die Untersuchung ist als vergleichende Spracherwerbsstudie konzipiert: Die grammatischen Regelsysteme, Entwicklungsprinzipien und Erwerbsmechanismen dysgrammatisch sprechender Kinder sollen im Vergleich zu denen sprachunauffälliger Kinder untersucht werden" (Clahsen 1988, 110).

Auch wenn Clahsen darauf hinweist, daß es noch umstritten ist, ob dysgrammatisch sprechende Kinder über die gleichen Erwerbs- und Verarbeitungsmechanismen verfügen wie normalentwickelte, entscheidet er sich für die Parallelitätsannahme, die "(...) zumindest aus heuristischen Gründen vorzuziehen (...)" (Clahsen 1988, 119) ist. (Zur Kritik an dieser Annahme vgl. Collings/Puschmann/Rothweiler 1989).

In die Untersuchung wurden Daten von elf sprachentwicklungsgestörten Kindern einbezogen, "(...) bei denen aufgrund einer unabhängig durchgeführten logopädischen oder sprachheilpädagogischen Diagnose ein Dysgrammatismus als Zentrum der Sprachentwicklungsauffälligkeit festgestellt wurde" (Clahsen 1988, 125). Bei der Auswahl der Kinder orientierte er sich an den von Grimm und Kaltenbacher 1982 aufgeführten Merkmalen, die den im englischen Sprachraum gängigen Begriff "developmental dysphasia" (vgl. Wyke 1978) übernehmen:

- Die Sprachentwicklung verläuft deutlich verzögert.
- Die Schädigung betrifft vorwiegend den strukturellen Sprachbereich; zusätzlich findet man oft Stammelfehler.
- Die Intelligenz liegt im Normalbereich.
- Hörschädigungen oder massive emotionale Störungen treten nicht auf.

Diese Merkmale werden bei den untersuchten Kindern ausgeschlossen, obwohl keine spezielle Diagnostik erfolgt.

Auch bei der Auswahl der Kinder zeigt sich, daß Clahsen die von Crystal mit der Entwicklung des Profilansatzes verfolgte Intention, nämlich eine linguistisch fundierte Diagnose durchzuführen, aus der sich therapeutische Schritte ableiten lassen, nicht weiter verfolgt. Täte er dies, würde er zwangsläufig feststellen, daß bei einigen der von ihm ausgewählten Kinder (vgl. z.B. das Kind Anja) eine isolierte Beschreibung von grammatischen Fähigkeiten kaum möglich ist (zur Kritik vgl. Füssenich 1992b), weil eine viel zu geringe Anzahl von Äußerungen vorliegt. Eine grammatische Analyse ist nur dann möglich, wenn Kinder bereits über elementare Sprachstrukturen (ab Phase III) verfügen und sich auch in einem angemessenen Umfang äußern.

Auch Grimm 1986 übernimmt unhinterfragt in ihrem Forschungsprojekt "Vergleich der Sprachentwicklung von acht dysphasischen Kindern mit acht Kindern ohne Sprachprobleme" die Diagnosen aus der Praxis. Die ausgewählten Kinder zwischen 3;9 und 4;8 Jahren - laut Definition von Dysphasie liegen in einer bestimmten Entwicklungsstufe primär Probleme beim Erwerb der Grammatik vor - haben nach Aussage von SprachtherapeutInnen außerdem "nur" Probleme mit der Aussprache (vgl. Abb. 1). Die mit hoher Wahrscheinlichkeit ebenfalls auftretenden Störungen im Bereich der Pragmatik und Semantik werden ignoriert. Falls wirklich bei allen ausgewählten Kindern solche Störungen nicht zu erkennen waren, ist gerade dieser Umstand eklatant und deshalb erwähnenswert. Wie unzureichend diese Form der Diagnose ist, zeigt sich auch an den Angaben zu den Artikulationsstörungen, die nur in "leicht", "mittel" und "schwer" klassifiziert werden.

Aus dieser Klassifizierung schließt Grimm, daß bei den ausgewählten Kindern ein Dysgrammatismus im Zentrum der Störung liegt, was so nicht nachzuvollziehen ist.

Merkmale	Kinder	1	2	3	4	5	6	7	8
Alter		4;0	4;7	4;1	4;2	3;11	4;8	3;11	3;9
Geschlecht		m	m	m	w	m	w	m	m
IQ (S.O.N.)[1]		100	137	112	107	100	77	145	125
DAWS[2]		3.98	3.70	3.22	3.49	4.10	4.41	3.56	4.04
Artikulationsstörung		mittel	leicht	leicht	schwer	schwer	leicht	mittel	leicht
Beginn von Zweiwortäußerungen[3]		2½J	2½J	3J	3J	3J	2½J	3J	2½J

[1] S.O.N. = Snijders Oomen - Nichtverbale Intelligenzreihe
[2] DAWS = durchschnittliche Anzahl der Wörter pro Satz
[3] von Müttern berichtet

Abb. 1: Beschreibung der dysphasischen Stichprobe (Grimm 1986, 96)

Schöler und MitarbeiterInnen untersuchen in ihrem Forschungsprojekt "Dysgrammatismus" u.a. "Mündliche Erzählungen sprachauffälliger und sprachunauffälliger Erst- bis Viertkläßler". Zur Auswahl der Kinder schreiben die Projektmitglieder: "An der Untersuchung haben insgesamt 100 Kinder aus den ersten vier Schuljahren teilgenommen. Davon besuchten 57 Kinder eine Schule für Sprachbehinderte und waren als dysgrammatisch sprechend (nach Aktenlage und Lehrerurteil) diagnostiziert worden" (Kany et al. 1990, 7).

Obwohl die Verfasser in einer Anmerkung darauf hinweisen, daß sich die Auswahlkriterien 'Aktenlage' und 'Lehrerurteil' als "invalide" erwiesen haben, sprechen sie bei diesen Kindern im folgenden weiter von Dysgrammatikern (vgl. Abb. 2) und stellen Relationen über Fähigkeiten und Schwierigkeiten von Dysgrammatikern und der Vergleichsgruppe her.

Allen drei Forschungsprojekten ist gemeinsam, daß die Angaben über die speziellen sprachlichen Probleme der ausgewählten sprachentwicklungsgestörten Kinder gering sind. Die vorhandenen Diagnosen werden unhinterfragt übernommen und stimmen auf keinen Fall mit einer am Spracherwerb orientierten

Vorgehensweise überein (vgl. Baumgartner und Füsenich 1992). Ausführlicher sind die Angaben über den Intelligenzquotienten, durchschnittliche Äußerungslänge (MLU) der Kinder, die neben dem Alter unreflektiert als Vergleichsnormen herangezogen werden (zur Kritik an diesem Vorgehen vgl. Füsenich 1987a). Es fehlen auch Angaben über therapeutische Ansätze. "Wert bzw. Möglichkeit einer Therapie werden entweder kategorisch oder doch implizit in Abrede gestellt oder die Verantwortlichkeit für die Sprachtherapie wird in den sogenannten nichtwissenschaftlichen Bereich abgeschoben" (Hüttemann 1986, 56).

Klasse	Dysgrammatiker			Vergleichsgruppe			
	m	w	Σ	m	w	Σ	
1	16	7	23	6	6	12	
2	10	5	15	7	4	11	
3	9	1	10	5	3	8	
4	6	3	9	5	7	12	
Gesamt	41	16	57	23	20	43	ΣΣ 100

Abb. 2: Klassenzugehörigkeit und Geschlecht der untersuchten Kinder (Kany et al. 1990, S.7)

2. Überblick über Fallstudien

In den erwähnten Projekten wird die Zuschreibung 'sprachgestört' übernommen, obwohl empirische Untersuchungen über die ausgewählten Sprachstörungen weitgehend fehlen. Genauso gering sind auch die empirischen Daten über konkrete Therapieverläufe.
   "Es gibt keine Untersuchungen, die differenziert erfassen, wie Sprachheilpädagogen tatsächlich mit diesen (sprachentwicklungsgestörten Kindern, I.F.) arbeiten, von welchen Kriterien sie sich bei der Organisation sprachlicher Lernprozesse leiten lassen, wie sie Voraussetzungen und Ziele bestimmen und welche Vermittlungsstrategien sie anwenden" (Dannenbauer 1985, 143). Diese Aussage trifft auch heute noch weitgehend zu. So taucht im Stichwortverzeichnis in den von Grohnfeldt herausgegebenen ersten drei Bänden des Handbuchs der Sprachtherapie (1989, 1990, 1991) nur einmal das Stichwort

'Empirie' auf, und zwar im Zusammenhang mit 'empirischer Sozialforschung' (Grohnfeldt 1989, 351).

Das Stichwort 'Fallanalyse' ist einmal vorhanden, und das Stichwort 'Therapieverlauf' fehlt. Im Unterschied hierzu wird bereits im ersten Band sechzehn Mal auf 'Ganzheitlichkeit' verwiesen.

In der Literatur lassen sich vereinzelt Darstellungen von Therapiesequenzen nachlesen. Lurija und Judowitsch 1982 berichten über eine Therapie, die nach der Trennung von Zwillingen, die nicht sprechen wollten, durchgeführt wurde. Auch wenn die Form nicht mehr unseren heutigen Vorstellungen von Sprachtherapie entspricht, ist der Therapieverlauf gut nachvollziehbar.

Veröffentlichungen neueren Datums sind zum Beispiel folgende: Dannenbauer und Kotten-Sederqvist 1990 stellen dar, wie im Rahmen eines Zauberspiels die Vermittlung der Verbzweitstellung über das gehäufte Angebot an Modalverben gelang. Hacker 1990a, 1992b referiert Ausschnitte von Therapien, die zeigen, wie Kinder sich langsam dem phonologischen System ihrer Muttersprache nähern. Ausschnitte aus der Therapie mit einem sprachlosen Kind hat Füssenich 1990 veröffentlicht. Schlenker-Schulte und Schulte 1990 berichten von einem aussprachegestörten Kind, das durch kommunikative Notwendigkeit sein System der Aussprache verändert hat. Füssenich 1992a beschreibt Fähigkeiten und Schwierigkeiten eines dysgrammatisch sprechenden Kindes und zeigt Konsequenzen für die Therapie auf.

Diese wenigen Berichte aus der therapeutischen Praxis lassen sich sicherlich durch weitere und auch eine große Anzahl von Abschlußarbeiten von Studierenden ergänzen. Letztere sind meist nicht einer breiten Öffentlichkeit zugänglich.

Ebenfalls gering sind die Studien, die gestörte Kindersprache *beschreiben*. Ein historisches Dokument ist sicherlich der Aufsatz von Liebmann 1901, "Agrammatismus infantilis". Bei der Einteilung der drei Arten des Agrammatismus, nämlich ersten, zweiten und dritten Grades, orientiert er sich an den Kriterien "Beobachtung der spontanen Rede" und den Ergebnissen von "Nachsprechproben". Zur Illustration führt er Beispiele auf, allerdings fehlen Angaben, von welchen Kindern sie in welcher Situation geäußert wurden.

Zuckrigls 1964 empirische Basis stellen Äußerungen von 180 Hilfsschülern dar. Er zeigte den SchülerInnen einen Film und zeichnete ihren Kommentar im Umfang von 30 Sekunden mit Tonband auf. Die so erhaltenen Daten stellen die Grundlage für das Feststellen von grammatischen Störungen, der Verteilung bei Mädchen und Jungen sowie der Ausprägung in verschiedenen Klassenstufen dar.

Die umfangreichste empirische Arbeit im deutschsprachigen Raum wurde von Hacker und Weiß 1986 durchgeführt. Untersucht wurden fünfzehn sprachentwicklungsgestörte Kinder im Alter zwischen 56 und 81 Monaten. Aus der für jedes Kind differenzierten Darstellung seines phonologischen Systems werden wichtige Konsequenzen für die Sicht von Aussprachestörungen gezogen.

Die geringe Anzahl von Veröffentlichungen zu Fallstudien bei der Beschäftigung mit gestörter Sprache steht im Gegensatz zu den täglichen Therapieerfahrungen vieler Kinder. Füssenich und Schoor 1989 berichten von einem siebenjährigen Kind, das von fünfzehn (!) Fachvertretern innerhalb von drei Jahren diagnostiziert wurde. Dannenbauer 1985, 1991 und Füssenich 1987b kritisieren den situativen Rahmen, in dem Sprachtherapie stattfindet. In vielen Fällen wird die Situation nicht als Kommunikationsrahmen betrachtet, in der das Kind die Möglichkeit erhält, sprachliche Regeln zu entdecken, sondern es steht vor allem ein isoliertes Sprachtraining im Vordergrund.

3. Zur veränderten Sicht von Sprachstörungen

Wie gezeigt, ist die empirische Basis über sprachentwicklungsgestörte Kinder ausgesprochen gering. Trotzdem läßt sich ein Paradigmenwechsel in der Sicht von Sprachstörungen feststellen.

Stand früher vor allem die Frage nach den Ursachen von Sprachstörungen im Vordergrund (vgl. z.B. Luchsinger und Arnold 1970), so hat heute der Einfluß von Sprachtheorie und die Berücksichtigung von Spracherwerbsprozessen bei der Beschreibung und Klassifizierung von kindlichen Sprachstörungen zugenommen.

Daß Spracherwerb ein individueller Prozeß ist, der bei jedem Kind - trotz Gemeinsamkeiten zu anderen Kindern - individuell verläuft, setzt sich bei der Beschreibung von Sprachstörungen immer mehr durch. Dies hat zur Folge, daß von jedem einzelnen Kind die Fähigkeiten und Schwierigkeiten diagnostiziert werden müssen.

Genau wie die nichtsprachgestörten Kinder durchlaufen Kinder mit Sprachproblemen einzelne Phasen in ihrer Sprachentwicklung, bis sie sich der Norm angeglichen haben. Auch das sprachgestörte Kind lernt nicht sprachliche Regeln um ihrer selbst willen, sondern es lernt sie, weil es sich in Kommunikation mit anderen Menschen befindet und weil es auftretende Kommunikationsprobleme lösen möchte.

Aus diesem Grund erhalten die lange Zeit vernachlässigten Sprachebenen (vgl. Führing et al. 1982) Semantik und Pragmatik mehr an Gewicht.

Gab man sich früher (und leider manche Theoretiker und Praktiker auch heute noch) mit den sehr oberflächlichen Diagnosen, wie z.B. Dysgrammatismus ersten, zweiten oder dritten Grades oder multiple und universelle Dyslalie, zufrieden, so hat die Berücksichtigung von sprachwissenschaftlichen Grundlagen dazu geführt, daß Diagnosen das Sprachsystem von jedem einzelnen Kind nun genauer beschreiben (vgl. Baumgartner und Füssenich 1992).

Auf diesem Hintergrund erhält die Diagnostik einen anderen Stellenwert. Wurde früher die Diagnose als notwendiges Übel betrachtet und konzentrierten sich SprachtherapeutInnen vor allem auf die Therapie, hat sich nun die Ansicht durchgesetzt, daß eine fundierte Diagnostik zwar Fachwissen verlangt und zeitintensiv ist, daß sie aber auch eine wesentliche Komponente für den Erfolg einer Therapie darstellt.

Die Therapie hat sich sowohl nach den diagnostischen Daten als auch nach den Interessen und Wünschen des Kindes und der Therapeutin zu richten. Dabei lernt das Kind in der Therapie nicht einzelne Äußerungen, sondern bildet Hypothesen über sprachliche Gesetzmäßigkeiten. Aus diesem Grund wird abgelehnt, Äußerungen von Kindern mit den Normen der (Schrift)sprache der Erwachsenen zu vergleichen, wie dies allerdings immer noch einzelne Diagnose- und Therapiematerialien vermitteln.

Die Planung der Therapie hat abzuwägen, an welchen Bereichen begonnen werden soll und inwiefern die Therapie einzelne Sprachebenen miteinander verbinden kann. Ortwein 1991 zeigt, daß bei der Planung der Therapie für ein sechsjähriges Kind sowohl Probleme mit der Semantik als auch mit der Grammatik berücksichtigt werden können. Den Zusammenhang von Schwierigkeiten bei der Aussprache und der Grammatik und die sich hieraus ergebenden therapeutischen Konsequenzen zeigt Füssenich 1992a.

Sprachgestörte Kinder sind auch aktive Lerner, die Sprache nicht über "pattern-drill" lernen. Wird die Sprachentwicklung als interaktionales Geschehen gesehen, so muß auch die Sprachtherapie als Kommunikationsprozeß betrachtet werden. Die Orientierung an realen Handlungssituationen und am Alltag des Kindes ist Grundlage für das gemeinsame Handeln zwischen Kind und Therapeutin. Dabei ist es wichtig, das Kind in seinem Kommunikationsalltag zu fördern. Die Sprachtherapie muß sich an der Entwicklung des Kindes orientieren und Sprache als Verständigungsmittel in das Zentrum der Arbeit setzen. Der Dialog und das gemeinsame Handeln bilden den Ausgangspunkt für den Aufbau von Äußerungen.

Da sprachgestörte Kinder aus den alltäglichen Interaktionen mit ihren Bezugspersonen nicht die wesentlichen Sprachelemente übernehmen, haben TherapeutInnen die Aufgabe, Handlungskontexte und Situationen so zu strukturieren, daß Kinder in die Lage versetzt werden, ihren Fähigkeiten entsprechend Sprache aufzunehmen. Für Dannenbauer ist Sprachtherapie 'inszenierter Spracherwerb'. Die therapeutischen Zielsetzungen orientieren sich an dem kindlichen Entwicklungsniveau und -tempo, sie wollen Aufbau und Entfaltung kindlichen Sprachhandelns fördern. Das Kind soll die Fähigkeit entwickeln können, Sprache nach Inhalt und Form eigenständig handlungsbegleitend und handlungsleitend aufnehmen und äußern zu können.

Trotz der Betonung von Individualität beim Spracherwerb, bei der Beschreibung von gestörter Kindersprache, bei der Diagnose sowie beim therapeutischen Vorgehen gibt es auch Gemeinsamkeiten zwischen einzelnen (sprachentwicklungsgestörten) Kindern, auf die ich im folgenden eingehen möchte.

4. Zur Bedeutung von Korrekturen für die Sprachentwicklung

Die funktionalistische Sicht vom Spracherwerb geht davon aus, daß Sprache gelernt wird, weil Kinder Kommunikationsprobleme lösen müssen und hierbei sprachliche Regeln entdecken. Es muß in ausreichendem Maße das eigene Verstehen von Partneräußerungen sowie die Verständlichkeit eigener Äußerungen für den Zuhörer gesichert werden (vgl. Bates und MacWhinney 1982). Kinder müssen lernen, sich mit ihren sprachlichen Äußerungen auf den Zuhörer einzustellen und seine Perspektive beim Sprechen zu berücksichtigen. Bei jedem Sprechen wird ein gemeinsames Wissen vorausgesetzt (präsupponiert). In der Entwicklung von kommunikativen Fähigkeiten besteht die Hauptaufgabe für Kinder darin, zu lernen, wann sie, statt Präsuppositionen zu machen, dem Zuhörer explizite Hinweise über die Information geben müssen, die als Hintergrund für die Äußerung gilt. Wenn das Kind weiß, daß es einen Unterschied zwischen seinem eigenen Standpunkt und dem des Zuhörers gibt, wird es schrittweise erkennen, daß seine eigenen Präsuppositionen dem Zuhörer nicht unbedingt zur Verfügung stehen.

Die Berücksichtigung der Perspektive des Zuhörers zeigt sich vor allem in Äußerungen, die korrigiert werden. Untersuchungen über normalentwickelte Kinder haben die Bedeutung von Korrekturen für die Sprachentwicklung aufgezeigt (Clark und Andersen 1979, Gallagher 1980 und Garvey 1977). Das Auftreten von Korrekturen ist Indiz dafür, daß Kinder sich mit Sprache - und vor allem auch mit ihrer Form - auseinandersetzen. Deshalb werden Korrekturen auch als Ausdruck von sich entwickelnder Sprachbewußtheit angesehen (vgl. Andresen 1985). Clark und Andersen 1979 geben einen Überblick über die Entwicklung von Korrekturhandlungen bei Kindern. Dabei gehen sie auf Korrekturen ein, die vom Sprecher selbst vorgenommen werden. Sie unterscheiden zwischen elizitierten und spontanen Korrekturen. Erstere werden vom Gesprächspartner aufgrund von Nichtverstehenssituationen elizitiert.

Spontane Korrekturen werden während eines Gesprächs von einem Sprecher selbst vorgenommen, und zwar dann, wenn ein Sprecher sein Wissen über Sprache mit den sprachlichen Angeboten der Umwelt vergleicht. Wenn er eine Diskrepanz feststellt, äußert er eine spontane Korrektur. In der kindlichen Sprachentwicklung treten sie oft in einer Phase auf, in der der Zuhörer gar nicht erwartet, daß die Sprache des Kindes mit der des Erwachsenen übereinstimmt. Das Bewußtwerden des Auseinanderklaffens zwischen seiner Sprache und der des Zuhörers ist die eigentliche Motivation der Kinder, ihre sprachlichen Fähigkeiten zu verbessern. Clark und Andersen 1979 haben gezeigt, daß Kinder gerade die Elemente korrigieren, an denen sie zur Zeit arbeiten.

Bei den elizitierten Korrekturen, die der Sprecher selbst vornimmt, hat ihm der Kommunikationspartner die Notwendigkeit zur Korrektur mitgeteilt. Der Sprecher hat dann zu prüfen, was an seiner Äußerung korrekturwürdig ist.

Eine dritte Form von Korrekturen besteht darin, daß der Zuhörer eine Äußerung des Sprechers korrigiert. Diese letztgenannte sowie die elizitierten Korrekturen treten vor allem in Nichtverstehenssituationen auf.

5. Zur Bedeutung von Korrekturen für die Therapie mit sprachentwicklungsgestörten Kindern

Therapieplanung heißt nicht länger, für alle Kinder gleiche Übungsprogramme einzusetzen, sondern für jedes Kind bedeutsame Handlungskontexte zu finden, in denen eine Handlungsbasis für Therapeutin und Kind entstehen kann. Sprachtherapie ist ein dialogisches Geschehen, an dem die Therapeutin einen ebenso wichtigen Anteil hat wie das Kind.

Hieraus folgt, daß dem Erwachsenen eine aktivere Rolle bei der Unterstützung des kindlichen Spracherwerbs zukommt, als nur Modell zu sein. Er soll dem Kind als Kommunikationspartner zur Verfügung stehen. Die Kommunikation dient dem Ziel, die sprachlich vermittelten Absichten des Kindes an die Bedingungen der Sprachgemeinschaft anzupassen. Von Bedeutung ist die Feinabstimmung der Therapeutin an die Fähigkeiten des Kindes. Die Therapeutin spricht auf einem Niveau, auf dem das Kind sie verstehen kann, und stellt sich auf die zunehmenden Fähigkeiten des Kindes ein. Durch die Konzentration auf vertraute Kontexte können TherapeutInnen jene Merkmale betonen, die das Kind schon wahrnehmen kann. Es gibt "Formate" (Bruner 1987), die im Rahmen von Spielen stattfinden, in denen die wiederkehrenden sprachlichen Formen geeignet sind, den Kindern die Verbindung zwischen Ereignissen und Sprachäußerungen zu vermitteln.

Hilfen liefern dabei ein gemeinsam gestalteter und mit der Zeit vertrauter Handlungskontext, eine auf die Fähigkeiten und Schwierigkeiten des Kindes abgestimmte Strukturierung des Handlungsrahmens und der Einsatz von Modelliertechniken (vgl. Weber 1987).

Standen bei der traditionellen Sicht von Sprachstörungen vor allem Defizite einzelner Sprachebenen im Vordergrund, so geht es nun aus pragmatischer Sicht um die Fragen:
- Ist das Kind in der Lage, im aktuellen Handlungsgeschehen seine sprachlich-kognitiven Fähigkeiten zu erweitern?
- Kann es (sprachliche) Handlungen imitieren?
- Äußert es Korrekturen?

Dabei ist nicht davon auszugehen, daß ein Kind sofort die sprachlichen Angebote aufgreift und in sein Repertoire aufnimmt. In der Regel konzentriert sich das Kind erst einmal auf den Handlungsrahmen, der ihm vertraut werden muß, bis es seine Aufmerksamkeit auf die sprachlichen Angebote richten kann. Ziel ist es nicht, das Kind mit den "richtigen" Äußerungen zu überhäufen, sondern in Ruhe abzuwarten, bis das Kind die Regeln, die mit seinem System nicht übereinstimmen, selbst entdeckt. Ein Indiz dafür, ob sich ein Kind mit der angebotenen Sprache auseinandersetzt, sind sprachliche Handlungen, in denen Korrekturen vorkommen.

Dannenbauer und Kotten-Sederqvist 1987 verweisen im Zusammenhang mit phonologischen Störungen auf die 'Hypothese der doppelten Repräsentation' hin, die meines Erachtens auch bei Störungen anderer sprachlicher Bereiche wie in der Semantik und in der Grammatik eine Rolle spielen. Unter Rückgriff auf Untersuchungen aus dem anglo-amerikanischen Raum gehen die Autoren davon aus, daß der konkreten Produktion von Lautstrukturen eine innere Repräsentation des Auszusprechenden zugrunde liegt, die nicht immer mit der tatsächlichen Produktion übereinstimmt. Unter Repräsentationen sind innere, kodierte Formen sprachlichen Wissens zu verstehen. Unabhängig davon, wie ein Kind und ein Erwachsener ein bestimmtes Wort äußern, gehen beide von einer vergleichbaren zugrundeliegenden Vorstellung aus. Die Autoren nehmen an, daß Kinder sowohl erwachsenenartige zugrundeliegende Repräsentationen als auch individuell-kindliche zentrale Repräsentationen von Wortformen speichern, wobei erstere die Perzeption und letztere die Produktion bestimmen. Beide sind jeweils einer Bedeutung zugeordnet. Sie werden im Laufe der Entwicklung immer mehr koordiniert, bis sie nahezu identische Strukturen sind (vgl. Dannenbauer und Kotten-Sederqvist 1987). Mit zunehmenden kindlichen Fähigkeiten des Vergleichens, Hypothesentestens, metasprachlichen Reflektierens usw. gleichen sie sich immer stärker an. Dieser Prozeß läßt sich zum Beispiel am Auftreten von Korrekturen in der kindlichen

Entwicklung beobachten. Diese Aussage möchte ich am Beispiel von Störungen in der Aussprache, der Bedeutung und der Grammatik belegen.

6. Das Auftreten von Korrekturen in Therapieverläufen

Die viereinhalbjährige Jutta sprach zu Beginn der Therapie weitgehend unverständlich. Die Analyse ihres phonologischen Systems (Hacker 1992) ergab insgesamt neun phonologische Prozesse, von denen vor allem die Velarisierung von sieben Zielkonsonanten p,t,d,z,ts,s,ç, die in fast allen Wortpositionen auftrat, zur Unverständlichkeit führte. So äußerte sie z.B. für Tasche [kakə], für Dusche [kʊkə], für Schere [kɛrɐ] und für Bett [bek] (Diesmar 1991, 79).

Als gemeinsamer Handlungsrahmen wurde eine Tiergeschichte gewählt. Der Affe 'Tatzi', der Elefant 'Toto', das Pferd 'Tom', der Löwe 'Tim' und der Hund 'Kim' waren mit ihrem Gefangenendasein im Zoo nicht mehr zufrieden, und so beschlossen sie, gemeinsam mit dem Zug nach Afrika zu fliehen. Der Therapeut und das Kind halfen den Tieren, indem sie ihnen einen Zug bastelten, die Fahrkarten besorgten und ihnen auf ihrer langen Fahrt bei Problemen halfen.

Die Überwindung der Velarisierung wurde durch die Bewußtmachung des Unterschieds zwischen den Phonemen /k/ und /t/ begonnen. Aus diesem Grund wurden Tim und Kim als Namen für zwei Tiere gewählt. Durch den Einsatz des Minimalpaares sollte dem Kind der vorhandene semantische Unterschied auch auf der lautlichen Ebene bewußt gemacht werden. Weiterhin wurde das Phonem /t/ initial und medial durch die Wahl der anderen Tiernamen gehäuft angeboten.

Innerhalb dieses Rahmens konnte die Therapie so strukturiert werden, daß Jutta einem natürlichen Druck ausgesetzt war, durch den ihr ihre Aussprache bewußt wurde. Im Laufe der Therapie traten immer wieder Situationen auf, in denen es durch ihre Aussprache zum Nichtverstehen kam, Situationen, die sie zunehmend durch den Einsatz von Korrekturen zu lösen versuchte. Bei einem Quartettspiel z.B., das die Tiere auf der Fahrt nach Afrika spielten und auf dem die reisenden Tiere abgebildet waren, verlangte sie von einer Mitspielerin ein 'falsches' Tier. Durch die Rückmeldung korrigierte Jutta ihre eigene Äußerung, wie folgendes Beispiel (B 1) einer elizitierten Selbstkorrektur zeigt:

(B 1) J: Ich möchte von der Sabrina den gelben **Koko**.   Den gelben **Toto**.
        S: Hä?

Durch diese Rückmeldungen setzte sich das Kind mit seiner eigenen Sprache auseinander, und es wurde ihm die Diskrepanz zwischen den eigenen sprachlichen Fähigkeiten und der gültigen Norm deutlich. Die elizitierten Korrekturen, die im Verlauf der Therapie regelmäßig beobachtet wurden (vgl. Diesmar 1991), zeigen die Fähigkeit des Kindes, seine eigenen Äußerungen zu überprüfen und sie entsprechend dem Modell der perzeptionsbestimmenden Repräsentation anzugleichen.

Gleichzeitig traten auch spontane Korrekturen auf. Dabei unterbrach das Kind seinen Redeakt (vgl. B 2), schien sich mit der Form seiner Äußerung auseinanderzusetzen und glich dann seine produktionsbestimmende Repräsentation des Wortes der der perzeptionsbestimmenden an.

(B 2)   J: Ka/ Tanne ...

Auch bei der Therapie von Problemen im semantischen Bereich spielen Korrekturen eine Rolle. Von dem fünfjährigen Paul nahm man als erstes sein aktives Handeln wahr (Füssenich 1992c). Er wußte immer, was er spielen wollte, und war dann schnell dabei, Regeln und Reihenfolgen zu bestimmen und zu verändern. Erst bei genauerer Betrachtung fiel auf, daß er massive Probleme in der Semantik hatte. In Situationen, in denen ihm semantisches Wissen fehlte, fragte er nie nach Begriffen und teilte auch nie mit, daß ihm etwas nicht bekannt war, sondern überspielte seine mangelnden Fähigkeiten recht geschickt, so daß sie oft nicht auffielen. Therapeutin und Kind einigten sich auf die Spielhandlungen 'Obst- und Gemüse-Verkauf' und 'Gärtnerei'. Beide Spielsituationen bereiteten ihm viel Spaß.

Zu Beginn der Therapie hatte das Kind größte Schwierigkeiten, sich die Begriffe zu merken. Da die Therapeutin mittlerweile seine Vermeidungsstrategien kannte und durchschaute, bestand sie auf Präzisierung. Da er Spaß am Spiel hatte, mußte er sich zwangsläufig verständlicher machen. Die Gegenstandsbezogenheit entwickelte sich bei ihm langsam und durch die Rückmeldung der Erwachsenen, daß eine Zuordnung nicht stimmte. Er lernte, seine Zuordnungen noch einmal zu überdenken und die normgerechte Referenz herzustellen, wie (B 3) zeigt.

(B 3)   K: Zuerst die **Zitrone.   Orange.**
         E: Nein.   Ja.

Diese hörerinitiierte Korrektur zeigt, daß Paul sich mit seiner Sprache und der seiner Umgebung aktiv auseinandersetzte, wobei er in Situationen wie der oben dargestellten noch die Unterstützung des Kommunikationspartners benötigte, um seine Sprache der Norm anzupassen. Im Verlauf dieser Therapiephase traten auch langsam zunehmend spontane Selbstkorrekturen auf. Ihm schien nun aufzufallen, wenn die vorgenommene Gegenstandsbezogenheit nicht korrekt war.

(B 4)   K: Das ist **gelb**. Nein **grün**.

Daß Korrekturen auch beim Erwerb des grammatischen Regelsystems eine Rolle spielen, zeigt der Verlauf der Therapie bei dem sechsjährigen Mirco (Füssenich 1992a). Im Rahmen eines Quartettspiels sollte er durch das gehäufte Angebot von Aussagesätzen und Fragen erkennen, daß die Stellung des Verbs sich ändert und daß es eine Kongruenz zwischen Subjekt und Verb gibt. Zu Beginn des Spiels fragte er regelmäßig mit folgender Satzstruktur

(B 5)   Du haben Ampel Nr.4?

nach der nächsten Karte. Gab man ihm nach einiger Zeit die Rückmeldung, daß er nicht "verstanden" wurde, veränderte er nicht nur die Verbstellung, sondern nahm auch gleichzeitig eine Subjekt-Verb-Kongruenz vor, wie folgendes Beispiel zeigt:

(B 6)   K: **Du hab** Ampel Nr. 4?   **Hast Du** Ampel Nr. 4?
         E: Wie?

Mit der Zeit war es gar nicht mehr nötig, ihn auf eine Korrektur "hinzuweisen", er äußerte sie von alleine, er äußerte zunehmend spontane Selbstkorrekturen.

(B 7)   K: **Du hab/ hast du** Ampel Nr. 2?

Hierbei nahm er auch nicht nur die Inversion bei der Frage vor, sondern gleichzeitig die Subjekt-Verb-Kongruenz.

Korrekturen haben in der Sprachtherapie schon immer eine Rolle gespielt, ohne daß sie bisher theoretisch aufgearbeitet wurden. Lurija und Judowitsch 1982 referieren über einen Therapieausschnitt, in dem einer der Zwillinge eine elizitierte Korrektur vornimmt:

(B 8)   L: Was tut der Mann?
         K: Er liest **ein Buch**.
         L: Ein Buch?
         K: **Eine Zeitung**.

Zuckrigl klassifizierte in seiner Untersuchung dysgrammatische Sprache als Versprecher, wenn die Kinder ihre Äußerungen selbst korrigieren konnten. "Es galt die Frage zu klären, ob die VP's nach Abklären ihrer Sprachleistungen imstande waren, grammatische Fehler zu korrigieren. Gelang dies nicht, dann wurde eine zentrale Sprachschwäche als Ursache des Dysgrammatismus angenommen. War jedoch die Korrektur möglich, dann wurde der Dysgrammatismus als bloße Störung der Rede registriert" (Zuckrigl 1964, 177).

Schlenker-Schulte und Schulte berichten von einem Kind, das sich bemühte, "koko komm" zu sagen. Wenn es nicht beim ersten Mal klappte, versuchte es es erneut: "Rick (das Kind) konnte sich jetzt selbst helfen, korrigierte sich teilweise, indem es erneut versuchte, 'seiner Zungenspitze zu helfen' wie er sagte (...)" (Schlenker-Schulte und Schulte 1990, 53).

7. Anstelle einer Schlußbemerkung

"Die Erziehungsziele ändern sich aus vielerlei Gründen, und die Methoden ändern sich auch, ebenfalls aus vielerlei Gründen; die Methoden haben mit den Zielen eventuell nicht viel zu tun, aber das stört fast niemanden: bei so komplexen Prozessen sind ohnehin nicht alle Variablen zu kontrollieren, nicht von der Wissenschaft im Modell oder im Labor, und von den Eltern und anderen Sozialisationsagenturen auch nicht; und es ist die Wissenschaft, die die Entwicklung verfolgt und versucht, zu dem, was ohnehin abläuft, Begründungen abzugeben oder im besten Falle einige ergänzende Vorschläge zu machen" (Auwärter 1985, 88).

Literatur

Andresen, H. (1985) Schriftspracherwerb und die Entstehung von Sprachbewußtheit. Opladen: Westdeutscher Verlag

Auwärter, M. (1985) Erziehungsratschläge. Über die Schwierigkeiten der Wissenschaft mit dem Kind. In: Kursbuch 80, 87-100

Bates, E.; MacWhinney, B. (1982) Functionalist approaches to grammar. In: Wanner, E.; Gleitman, L.R. (eds.) Language acquisition. The state of the art. Cambridge: Press Syndicate of the University of Cambridge, 173-218

Baumgartner, S.; Füssenich, I. (Hgg.) (1992) Sprachtherapie mit Kindern - Grundlagen und Verfahren. München: UTB

Bruner, J.S. (1987) Wie das Kind sprechen lernt. Bern/Stuttgart/Toronto: Huber

Clark, E.V.; Andersen, E.S. (1979) Spontaneous repairs: Awareness in the process of acquiring language. In: Papers and Reports on Child Language Development 16, 1-12

Clahsen, H. (1986) Die Profilanalyse - Ein linguistisches Verfahren für die Sprachdiagnose im Vorschulalter. Berlin: Marhold

Clahsen, H. (1988) Normale und gestörte Kindersprache. Amsterdam/Philadelphia: Benjamins Publishing Company

Collings, A.; Puschmann, B.; Rothweiler, M. (1989) Dysgrammatismus. Ein Defizit der grammatischen Kongruenz. In: Neurolinguistik 2, 127-143

Crystal, D. (1982) Profiling linguistic disability. London: Arnold Ltd.

Dannenbauer, F.M. (1985) Anmerkungen zu Fragen der Sprachtherapie mit dysgrammatisch sprechenden Kindern. In: Füssenich, I.; Gläß, B. (Hgg.) Dysgrammatismus - Theoretische und praktische Probleme bei der interdisziplinären Beschreibung gestörter Kindersprache. Heidelberg: Edition Schindele Verlag, 142-164

Dannenbauer, F.M. (1991) Vom Unsinn der Satzmusterübungen in der Dysgrammatismustherapie. In: Die Sprachheilarbeit 5, 202-209

Dannenbauer, F.M.; Kotten-Sederqvist, A. (1987) "Kasperl" oder "Dafe"? Zum Problem der Repräsentation in der phonologischen Prozeßanalyse. In: Die Sprachheilarbeit 32, 77-85

Dannenbauer, F.M.; Kotten-Sederqvist, A. (1990) Sebastian lernt Subj+Mod+XY+V(inf): Bericht von einer entwicklungsproximalen Sprachtherapie mit einem dysgrammatisch sprechenden Kind. In: Vierteljahres-Zeitschrift für Heilpädagogik und ihre Nachbargebiete 59, 27-45

Diesmar, K. (1991) Zur Therapie von Aussprachestörungen, unveröffentl. Hausarbeit. Reutlingen

Führing, M.; Lettmayer, O.; Elstner, W.; Lang, H. (1982) Die Sprachfehler des Kindes und ihre Beseitigung. Wien: Österreichischer Bundesverlag

Füssenich, I. (1987a) Gestörte Kindersprache aus interaktionistischer Sicht. Heidelberg: Edition Schindele Verlag

Füssenich, I. (1987b) Zur (Mit)wirkung von Sprachtherapeuten bei der Rehabilitation von sprachentwicklungsgestörten Kindern. In: Der Sprachheilpädagoge 4, 20-30

Füssenich, I. (1990) "Ich weiß nicht, was soll es bedeuten!" - Analyse kindlicher Äußerungen in der Interaktion. In: Die Sprachheilarbeit 2, 56-63

Füssenich, I. (1992a) Wider den schlechten Ruf von Sprachtherapie. Mirco erwirbt grammatische Strukturen des Deutschen. In: Die Grundschule 1, 36-38

Füssenich, I. (1992b) "Du hab zwei Mal mir gefragt!" (Andreas 5;10 Jahre) - Zum Zusammenhang von Kognition, Pragmatik und Grammatik bei der Beschreibung gestörter Kindersprache. In: Der Sprachheilpädagoge 24/3, 1-11

Füssenich, I. (1992c) Semantik. In: Baumgartner, S.; Füssenich, I. (Hgg.) Sprachtherapie mit Kindern - Grundlagen und Verfahren. München: UTB, 80-122

Füssenich, I.; Schoor, U. (1989) Interdisziplinäre Sprachbehindertenpädagogik - vom Kinde her gesehen. In: Lotzmann, G. (Hg.) Verbale und nonverbale Kommunikationsstörungen. Interdisziplinärität bei Diagnose und Therapie. Weinheim: Deutscher Studien Verlag, 100-120

Garvey, C. (1977) The contingent query: A dependent act in conversation. In: Lewis, M.; Rosenblum, L.A. (eds.) Interaction, conversation, and the development of language. New York: Wiley, 63-93

Gallagher, T.M. (1980) Contingent query sentences within adult-child-discourse. In: Journal of Child Language 8, 51-62

Grimm, H. (1986) Entwicklungsdysphasie: Verlaufsanalyse gestörter Sprachentwicklung. In: Narr, B.; Wittje, H. (Hgg.) Spracherwerb und Mehrsprachigkeit. Tübingen: Narr, 93-114

Grimm, H.; Kaltenbacher, E. (1982) Die Dysphasie als noch wenig verstandene Entwicklungsstörung: Sprach- und kognitionspsychologische Überlegungen und erste empirische Ergebnisse. In: Frühförderung interdisziplinär, 97-112

Grohnfeldt, M. (Hg.) (1989) Handbuch der Sprachtherapie, Bd. 1: Grundlagen der Sprachtherapie. Berlin: Wissenschaftsverlag Volker Spiess

Grohnfeldt, M. (Hg.) (1990) Handbuch der Sprachtherapie, Bd. 2: Störungen der Aussprache. Berlin: Wissenschaftsverlag Volker Spiess

Grohnfeldt, M. (Hg.) (1991) Handbuch der Sprachtherapie, Bd. 3: Störungen der Semantik. Berlin: Wissenschaftsverlag Volker Spiess

Hacker, D. (1990a) Fallbericht: Phonologische Störungen. In: Grohnfeldt, M. (Hg.), 75-92

Hacker, D. (1990b) Eine Entdeckungsreise nach L 1 oder: Wie M. sich der Phonologie des Deutschen nähert. In: Die Sprachheilarbeit 2, 64-72

Hacker, D. (1992) Phonologie. In: Baumgartner, S.; Füssenich, I. (Hgg.) Sprachtherapie mit Kindern - Grundlagen und Verfahren. München: UTB, 15-79

Hacker, D.; Weiß, K.-H. (1986) Zur phonemischen Struktur funktioneller Dyslalien. Oldenburg: Verlag Arbeiterwohlfahrt Bezirksverband Weser-Ems e.V.

Hüttemann, J. (1986) Methodologische Probleme der Patholinguistik. In: Mellies, R.; Ostermann, F.; Vauth, F. (Hgg.) Erschwerte Kommunikation und ihre Analyse. Hamburg: Buske, 47-76

Kany, W.; Fromm, W.; Schöler, H.; Stahl, J. (1990) Mündliche Erzählungen sprachauffälliger und sprachunauffälliger Erst- und Viertkläßler, 5. Arbeitsbericht aus dem Forschungsprojekt "Dysgrammatismus" am Fachbereich VI (Sonderpädagogik). Heidelberg: PH Heidelberg

Liebmann, A. (1901) Agrammatismus infantilis. In: Archiv für Psychiatrie und Nervenkrankheiten 34, 240-252

Luchsinger, R.; Arnold, G.E. (1970) Handbuch der Stimm- und Sprachheilkunde. Die Sprache und ihre Störungen, Bd. 2. Wien/New York: Springer

Lurija, A.R. (1982) Sprache und Bewußtsein. Köln: Pahl-Rugenstein

Ortwein, S. (1991) Semantische Fähigkeiten sprachentwicklungsgestörter Kinder, unveröffentl. Hausarbeit. Reutlingen

Schlenker-Schulte, M.C.; Schulte, K. (1990) Stammlertherapie auf phonetischer Grundlage. In: Grohnfeldt, M. (Hg.), 21-61

Weber, H. (1987) Überlegungen zur therapeutischen Betreuung dysgrammatisch sprechender Kinder unter besonderer Berücksichtigung methodischer Fragestellungen. In: Der Sprachheilpädagoge 19, 26-38

Wyke, M.A. (ed.) (1978) Developmental dysphasia. London: Academic Press

Zuckrigl, A. (1964) Sprachschwächen. Villingen: Neckar Verlag

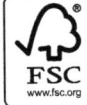

MIX
Papier aus verantwortungsvollen Quellen
Paper from responsible sources
FSC® C105338

If you have any concerns about our products,
you can contact us on
ProductSafety@springernature.com

In case Publisher is established outside the EU,
the EU authorized representative is:
**Springer Nature Customer Service Center GmbH
Europaplatz 3, 69115 Heidelberg, Germany**

Printed by Libri Plureos GmbH
in Hamburg, Germany